U0010804

椰子 The Coconut Ketogenic Diet

生酮飲食
代謝法

促進新陳代謝、減掉多餘脂肪
提高甲狀腺功能

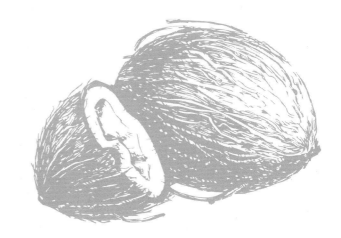

布魯斯‧菲佛◎著

謝嚴谷◎編審　　郭珍琪◎譯

晨星出版

椰子生酮飲食法

　　認識布魯斯・菲佛博士是從推薦及體驗他的椰子油書籍開始，2013年《油漱療法的奇蹟》、2014年《椰子油的妙用》（以上均為晨星出版），進而訂閱他的電子報、電子書，成為他的忠實粉絲。兩年多來實踐力行，講課、分享，直至最近的體檢，獲得下列成果，實在忍不住想跟各位讀者朋友分享：

1）骨質疏鬆控制得很好，不再流失。
2）肝、腎、血液檢測（中性脂肪、膽固醇比例、糖化血色素）數據正常。
3）基礎代謝超標準、不畏冷（含冷氣及冷食），最明顯的效果是從未打疫苗，也未曾感冒。
4）最近在日本做腦內年齡測試，居然才65歲。

　　迷上布魯斯・菲佛博士之後，把他視為貴人，認真實踐他的椰子油健康法，就好像當年推薦享譽美日的名醫新谷弘實醫師一系列腸胃道名著後，每日勵行腸道淨化，徹底執行他一再的叮嚀及提示一樣。本人有幸認識這兩位貴人，剛好融合椰子油及腸道淨化，發揮了兩位貴人的相乘效果，繼續過著不吃藥、不退休的樂齡生活。

　　本書集作者多年來研究椰子油妙用所累積的心得及成果，發揮了椰子油最高的境界及效用，與另一位椰子油專家——瑪莉・紐波特醫師（著有《阿茲海默症有救了！》，2015年晨星出版）共同推廣椰子油的生酮飲食法。由於他倆的努力及貢獻，近至日本、遠至歐洲的養生專家們，紛紛都在討論和體驗椰子油中所含的中鏈脂肪所產生的生酮奇妙效果。

現代人不喜歡吃油，卻在不知不覺間從加工食品吃入很多壞油，而且醣類吃得太多，看街上滿是林立的麵包店、便利商店，以及超市架上的食品陳列就知道了，所以糖尿病從生活習慣病提升為流行病，進而延伸到心血管疾病及其他後遺症。生酮飲食的重點在於減少醣類、增加代謝，椰子油並不多餘殘留在體內；少吃容易氧化的omega 6系列油、魚肉照常，但是不拘泥於沒有油的瘦肉，所以不會影響口感、執行容易，還能夠提高基礎代謝、強化甲狀腺功能，應該有助於改善糖化血色素偏高，以及糖尿病後遺症與過胖問題等現代人心中永遠的痛。

　　書後附錄詳細列舉了常見食材的營養成分及熱量，讓讀者可以輕易規劃自己的生酮飲食，作者推薦的食譜雖較偏向西式，但讀者仍可自行選用喜歡的食材，創作出喜愛的料理。此外，也可從書中溫故知新一些基本且實用的生理、生化常識，如體溫會影響基礎代謝與酵素功能運作方式，以及如何從食物中攝取平衡的營養素等等。

　　作者希望生酮飲食法是透過人體整體的運作來執行，但仍有偏重的三大營養素比重順序：脂肪＞蛋白質＞醣量。前者以椰子油為主，蛋白質是為了迎合口慾，後者則要盡量減少，高升糖指數的醣類也需盡可能避免；整個過程因為沒有影響口感，同時作法也不困難，讀者不妨一試。

自然派藥師

王康裕

目錄 contents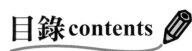

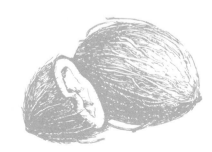

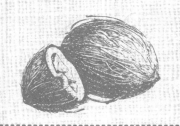

1

Chapter

節食不必挨餓

The Undiet Diet

吃油減肥：可能嗎？

莉亞，42歲，來找我時自訴她有許多狀況：經常性偏頭痛、便祕、情緒不穩、煩躁、抑鬱、月經不順、疲勞和不斷復發的酵母菌感染。雖然她沒有提到，不過其實莉亞還超重，她身高5呎5英吋（165公分），體重180磅（82公斤），是現代許多中年婦女的典型。

由於對醫生和藥物不滿，因此她決定向有替代或自然醫學經驗的人求助，身為一位營養師和自然療法醫師，我的焦點是運用飲食和營養，透過安全自然的方法克服健康上的問題。

莉亞表示她吃很多精緻白麵粉製品（如麵包、捲餅、糕點、餅乾等）、早餐麥片和冷凍調理食品，以及一些甜食與薯片。她向我保證她吃得很健康，因為她會避開脂肪、喝脫脂牛奶、選擇低脂食物和瘦肉，並且去除所有明顯的肥油，她迴避動物性奶油如同瘟疫一般，改用植物性奶油代替，並且用她所謂的「健康」植物油來做菜。雖然她經常使用的方便調理包通常含有少量蔬菜，不過她很少吃新鮮農產品，莉亞的飲食是現代社會大多數人的代表——營養不足和助長體重增加。

我做的第一件事情就是改變她的飲食。我告訴她：「**不要吃任何標示低脂或低卡路里的食物，並且斷絕甜食澱粉和垃圾食物。要吃全食物加奶油和椰子油，不要害怕肉類中的肥油，要吃全脂乳酪、奶油和其他乳製品，只要不過量就好。盡可能多吃新鮮水果和蔬菜，好好享受你的新飲食。**」

她非常驚訝地問：「難道這些油脂和大量食物不會讓我變胖嗎？」

「不會」，我回答：「你無須擔心你的體重。」

「這個嘛！我很難不擔心，我一直很留意我的卡路里和限制脂肪

攝取量。」

「我給妳的飲食法是改善妳的健康，提供身體所需的營養素，好讓妳可以克服妳所提到的健康問題，當妳變得更健康後，體內過多的脂肪也會一併消除。」

「你的意思是說我可以享受美食，同時又可以讓身體變得更健康和減肥？」

「沒錯」，我回答她。

她回去後在接下來幾個月的回診過程中，每次都告訴我她愈來愈習慣新的飲食方式，而且體重減輕不少。她簡直不敢相信，吃比以往更多高脂肪的食物，體重反而下降，同時之前說的所有症狀都改善不少，更令她驚喜的是，**她減掉了45磅（20公斤）**，回到苗條的135磅（61公斤）。現在，即使過了幾年，她一直遵循我給她的飲食建議，至今依然保持苗條的身材。

當人們來找我時，他們往往有慢性健康的問題，例如克隆氏症、糖尿病和關節炎等。雖然每個人的治療方法不同，不過我推薦的飲食計畫基本上都是低碳水化合物和大量新鮮食物與豐富的健康油脂。這個飲食法的效果非常成功，特別是我的**糖尿病患者**，他們因此得以過正常的生活，不需要再依賴藥物和每天注射胰島素。

患者們經常開心地發表評論，說我的飲食計畫讓他們減重，然而我主要的重點是協助人們恢復健康，減重只不過是這個過程中自然產生的結果。不過，對許多人來說，體內多餘的脂肪才是他們最關注的問題，所以我的健康計畫是量身訂做，專門用來解決他們關切的問題，而這本書就是精心的成果。

劣脂或低脂飲食害你一輩子

「我討厭節食，我試過的方法沒有一樣對我有效！我控制飲食，刪除所有我喜愛的食物和減少卡路里攝取量，我覺得自己被剝奪，我痛恨這種感覺，一整天都在飢餓中度過非常難受，更慘的是我才瘦下幾磅而已，真不值得我這樣受苦，況且一旦我停止節食，體重就馬上迅速回升。」

這聽起來是否很熟悉？想必也是。大多數人在生活中至少都曾經嘗試過節食，為什麼？因為多數的人體重都超重，目前大約有**60%的美國人超重，30%的人患有肥胖症**，當今我們有三分之一的孩童處於超重狀態，而且這些數字還在直線上升。五十年前，這個問題只出現在少部分的人身上，現在它卻成為一種流行病。此外，我們並不孤單，同樣的狀況也發生在加拿大、歐洲和其他地方。

為何我們的體重激增？我們吃得並沒有比前人多啊！事實上，現在我們吃的脂肪比以前還少，在我們祖父母的年代，大約有40%的每日熱量是來自脂肪，而今日我們的平均數字大約為32%，很明顯的下降。當你去賣場時，到處充斥著「低脂」、「脫脂」和「低熱量」的標籤；去餐館用餐時，你可以選擇無糖汽水和低熱量或低脂膳食。現在一切似乎都是低脂或脫脂，飽和脂肪已被**反式脂肪和人工脂肪取代，糖則被人工甜味劑取代。現今我們比以往吃更多低脂、低熱量的食物，然而我們卻比以往更肥胖**，為什麼會這樣？

答案很簡單，就在於低脂飲食無效！這種非常態的方法不健康，長遠來看，反而造成體重增加，無益於減肥。

研究證實了這項事實。關於飲食與健康之間關聯性的研究，有史以來以**佛雷明翰研究**（Framingham study）的追蹤時間最長，該研究始於1948年，當時的目標設定為追蹤自願者的整個生命週期，至今

仍然在進行，其中人數幾乎包含整個麻薩諸塞州佛雷明翰市的人口（5,127人）。在經過**四十多年**的研究，該研究負責人威廉·卡斯泰利（William Castelli）博士承認：「在麻州佛雷明翰市，**吃下越多飽和脂肪、膽固醇和卡路里的人，他們體內的血清膽固醇越低**。我們發現吃最多膽固醇、飽和脂肪和卡路里的人，他們的**體重增加最少**。」[註1]你以為吃最少飽和脂肪、膽固醇和卡路里的人體重會增加最少，根據佛雷明翰的研究，結果並非如此。

結果似乎顯示，如果想要減肥，就要避免低脂飲食。靠低脂飲食減肥簡直就是一場不足與飢餓的噩夢，許多人寧願死也不想經歷這樣的痛苦，其實我們還有更好的方式。

椰子油生酮飲食

你屬於下列哪一種食客？挑食、習慣、休閒或行家？從我們的腰圍看來，我們大多數人正邁向行家的隊伍。

一開始我指導人們如何透過飲食和營養改善健康時，我推崇低脂的理念，認為限制熱量是減重唯一的途徑，盡可能從飲食中刪除所有脂肪是最好的辦法，肉類和脂肪要盡量避免，這些都是在學校學到的知識。飽和脂肪和膽固醇幾乎被視為是造成所有疾病的膳食惡棍，從心臟病到肥胖，從足癬到肉刺，比比皆是。也許因此飽和脂肪備受批評，所以我們被引導去相信植物油和人造奶油可以讓我們更健康。

我奉行自己認為健康的飲食法，並且推薦給我的患者，許多人透過我推薦的低脂飲食改善了健康問題，不過，對大多數人而言，成效非常緩慢，有時結果讓人很沮喪，有些人甚至毫無進展，或者有些人的情況時好時壞。

在出席一個營養師的會議後，完全顛覆了我對飽和脂肪的看法。

在會議期間，一位成員指出椰子油對健康有益，鼓勵我們應該都要使用，對此評論我們非常傻眼，椰子油富含飽和脂肪，而飽和脂肪被認為是增加血液中膽固醇的禍首，也就是會促進心臟疾病。

我們尊重團體中這位成員，所以我們豎起耳朵聽聽她怎麼說，她列舉幾項發表在醫學期刊的研究來支持她的論點，這些研究指出，**餵食椰子油的實驗室動物比那些餵食大豆油、玉米油和其他蔬菜油的動物更為長壽且疾病較少**，我還瞭解到，就某種形式來說，椰子油已成功被運用在治療重病住院患者，並且加快復原的速度。此外，椰子油具有優異的營養價值，遠遠超過其他油脂，因此被添加到嬰兒配方奶粉中，以提高早產兒的存活率。基於這些原因，它**廣泛被用於醫院的靜脈注射液和商業嬰兒配方奶粉中**。

當我離開那次會議後，我很好奇，不只如此，其實還有股更強大的力量——我決定找出真相。或許我對脂肪，特別是飽和脂肪的認知全都錯了，光在這點上，我決心找出答案。我開始研究醫學文獻，閱讀所有我能找到的椰子油、飽和脂肪、膽固醇和植物油的資料，而我的發現非常驚人，徹底改變我對脂肪和油脂的全部觀點。

在接下來的幾年中，我開始將飽和脂肪加到我的膳食計畫中，尤其是椰子油，並且逐漸減少植物油的使用量。我開始看到一些被別人放棄的患者有明顯地轉變，其中最大的改善是體重下降，人們在飲食中加入更多脂肪，特別是來自椰子油的飽和脂肪，反而因此達到減重的效果。我看到正如佛雷明翰研究顯示，**飲食含有足量的脂肪，包括飽和脂肪，其產生的效果比低脂飲食更好，這裡我所指的「更好」是指整體的改善，不單指體重，而是膽固醇指數、血糖值、血壓和體力**。他們的整體健康情況獲得改善，之前的健康問題也減輕不少。

人們可在不費吹灰之力下減重。對一些人來說，他們只是用椰子油取代一直以來所使用的其他油脂，然而身體上的肥油卻因此慢慢地

融化，他們基本上吃和以前相同的食物，只不過做了一個簡單的換油選擇，這也正是我的親身體驗。

像大多數人一樣，多年來我的體重增加不少，我一直採取所謂的健康均衡飲食法，用人造奶油和多元不飽和脂肪來取代奶油和天然飽和脂肪。

我有一點過胖，也試過節食，但過程令人沮喪，我甚至放棄減肥的希望，只好接受我就是過重這個事實，而且再怎麼樣也瘦不下來。那些穿不下的衣服我都留下來，期望等到變瘦的一天，但是最後全都丟掉，「我再也穿不下這些衣服了！」我對自己說。

但那是在我尚未瞭解椰子油之前，當我開始用椰子油取代我之前一直使用的所有植物油後，我的體重開始下降。體重下降的速度很緩慢，但一直有進展，前後大約六個月，我減了將近20磅！我沒有改變飲食習慣，只有改變使用的油品，體重就因此下降，至今過了這麼多年，就我的身高和骨骼比例而言，我的體重仍然保持在最佳的理想狀態，而我的作法則是吃比以往更多的油脂。

我指示患者吃肉類脂肪和全脂乳製品，減少碳水化合物穀類的攝取量，並且多吃蔬菜。當人們吃健康的食物，並且使用正確的油品後，他們多餘的脂肪似乎都融化掉了，於是我開始專注研發可以協助人們減重，同時又可以改善整體健康的飲食計畫，本書就是我的研發成果。

這個減重方法有別於其他方法，我稱之為椰子酮體新生飲食法，簡稱為椰子生酮飲，我並不喜歡用「減肥飲食法」這個詞，因為它遠不止於此，它不是一個只讓你減掉幾磅的臨時飲食法，而是一種生活方式的改變。

事實上，有些人根本不認為這是減肥飲食法，至少不像典型的限制卡路里與低脂飲食法，這個計畫中的飲食指南是讓你吃到飽，而且

也不全然是兔子類的食物，你可以享受多種美食，例如牛排、蝦子、豬肉、雞蛋、奶油、乳酪、奶油醬和肉汁，當然還有椰子油，這個計畫最大的優勢之一，是你不會挨餓，你不僅可以吃飽，還可以讓你在下一頓飯前擁有飽足感，這就好像是一種「不忌口」的飲食法，讓你可以享受美食並且減重！因此，你可以稱之為不忌口飲食法。

這個計畫有三個階段：（一）誘導期、（二）減重期和（三）維持期。誘導期是開始低碳水化合物飲食，並且準備迎接你和身體即將發生的顯著變化；第二階段或酮體新生期（ketosis），這時可減掉大部分的多餘體重，改善整體健康；第三階段是將你的飲食習慣轉變成一種長期健康、低碳水化合物的飲食法，讓你可以永久保持新體重與身體健康。

許多減肥計畫都不健康，它們或許能幫助你減肥，但營養不均衡反而造成未來的健康問題，這種風險實在太高。然而，透過這個計畫，你可以享受美食又能減重，同時身體也會更健康。這個計畫成功舒緩人們各種疾病，例如糖尿病、各種消化道症狀、皮膚問題、慢性疲勞、復發性念珠菌（黴菌）感染、穩定血糖等等。

椰子生酮飲不只是一種減肥計畫，同時也是一種健康的修復計畫，所以你要有心理準備，留意生活中一些顯著的變化。

這個計畫可以協助你以下的症狀：

過敏／關節炎／氣喘／記憶力衰退／念珠菌／慢性發炎／便祕／糖尿病／消化道問題／疲勞／經常性感染／痛風／牙齦疾病／心臟疾病／循環系統問題／高血壓／低血糖／甲狀腺功能衰退／失眠／腎臟疾病／偏頭痛／月經不規則／緊張易怒／骨質疏鬆症／超重過胖／生殖問題／皮膚疾病

最能促進酮體新生的椰子油

　　這個計畫為什麼包含椰子油？因為椰子是世界上最健康的食物之一，是超級食物。千年以來，亞洲、非洲、中美洲和太平洋島嶼的人依賴椰子作為主要食物來源，特別是太平洋島嶼，因為其他食物很稀少，在一些島嶼上，居民唯一的食物是椰子、芋頭和魚。當時早期探險家登陸這些島嶼時，他們指出島上居民的**身材曲線玲瓏**、非常健美，遠遠優於他們自己，然而在**歐洲殖民引進西方食物後，他們開始出現肥胖、癌症、心臟病、糖尿病、關節炎**和其他症狀。

　　椰子之所以一枝獨秀成為神奇的健康食品，最主要的營養成分是它的油脂，這種油脂就是**減去多餘脂肪，同時改善健康**的祕訣，**椰子油已被形容為「世界上最健康的食用油」**，而且有無數的歷史證據和科學研究證實這項事實。我在另一本書《椰子油的妙用》（The Coconut Oil Miracle）中總結了和椰子油相關營養與藥用方面的歷史、流行病學以及醫學研究說明，同時也駁斥那些孤陋寡聞作家們蔓延的負面宣傳。

　　現代膳食針對孤島人口研究，發現那些仍然保持傳統椰子飲食為主的居民完全沒有退化性疾病，有些島上居民攝取大量的椰子和椰子油，但健康情況卻非常良好^{（註2）}，事實上，許多地域文化將椰子油當成良藥，並且視椰子樹為「生命之樹」。

　　椰子油曾經被認為有害心臟，因為其飽和脂肪含量，現在我們知道椰子油屬於一種特殊類型油脂，稱為**中鏈三酸甘油脂**（MCTs），實際上有助於預防心臟病（這些在我的書《椰子療效》（Coconut Cures）中有詳細說明，在此不另外補充）。如果你不相信我所說的，你可以自己觀察那些非常依賴椰子的國家，如泰國、斐濟、菲律賓和許多太平洋島嶼，只要是每日使用椰子油烹調的地區，你會發現他們

的心臟病比例遠比美國還要低。

在印度那些種植椰子的區域，心臟病幾乎是前所未聞，然而在當地人被告知椰子油對身體有害，進而改用大豆油和其他植物油後，結果十年內，他們的心臟病罹患率上升**三倍**！同樣地，肥胖症和糖尿病也隨之上升。當人們保持原有以傳統椰子為主的飲食時，他們並未受到許多所謂「現代文明病」的威脅。

研究人員在兩個偏遠的**太平洋群島普卡普卡**（Pukapuka）**和托克勞**（Tokelau）進行一個大型研究，該群島的人口全部參與這項研究。一直以來椰子是他們主要的食物來源，他們每日的熱量有**60%來自脂肪**，其中最多來自椰子油，而美國心臟協會建議來自**脂肪的熱量最多不要超過30%，其中飽和脂肪不要超過10%**，然而這些人口的每日熱量有卻有一半以上是來自椰子中的飽和脂肪。儘管吃下這些脂肪，他們依舊沒有西方社會常見的心臟病、糖尿病、癌症和任何退化性疾病。唯有當島民捨棄他們的傳統椰子主食改為西方飲食後，他們才開始產生現代的社會疾病。

如果你停下來想一想，你會發現認為椰子油不健康是多麼愚蠢的一件事，人們使用椰子油作為主要食用油已經好幾千年，如果它會造成心臟病或任何其他疾病，那麼這些症狀應該會明顯存在於這些人群之中，不過事實並非如此。因此，常識告訴我們，椰子油不會危害人體健康。

不幸地是，因為過去有大量關於椰子油的負面宣傳，一些被誤導的作家和醫療專業人員仍然愚昧地批評它，認為其含有阻塞動脈的飽和脂肪。這樣的人遠遠跟不上時代，只是人云亦云仿效其他誤傳作家的訊息，他們需要好好研讀近幾年來最新的研究資料。如果今日你聽到有人聲稱椰子油不健康（確實有些人仍然如此），你就會知道他們

仍處於營養知識的黑暗時代。你可以介紹他們閱讀《椰子油的妙用》或《椰子療效》，這兩本書詳細記載且引用醫學文獻，毫無疑問地證明了這個神奇食物對健康的許多益處。

椰子油的特點之一是它不像其他油脂，它不會儲存在體內形成脂肪，不同於動物脂肪和植物油，它會完全代謝。當我們食用椰子油時，它不會儲存在體內成為脂肪，我們的身體會將之轉換成能量。椰子油可以增加你的能量，**提高新陳代謝**，加速體內熱量燃燒的速度。是的！椰子油有助於減重，因為它可以**促進卡路里燃燒**，它不僅會燃燒掉它本身的卡路里，同時還可以燃燒其他食物的卡路里，基於這個原因，椰子油還能**增強甲狀腺功能**，許多人超重是因為**甲狀腺功能低下**——它控制了我們的代謝和體溫。當人們開始食用椰子油時，新陳代謝和甲狀腺功能會改善，體溫也會升高，變得更為正常，因此**減肥**變得比往常更加容易。

現在研究已經證實，椰子油無庸置疑是最有營養和健康價值的食物之一，這也是為何我會指示患者將椰子油納入飲食之因，我見證過其非凡的效果，不僅僅在減肥方面，同時還克服了許多健康問題。

以下是一些評論，來自那些只是將椰子油納入飲食中就體驗到健康狀況驚人變化的使用者：

「過去二十多年，我的體重一直逐年增加，雖然還稱不上胖子，但晃動的肥肉就是長在不對的地方，今年我終於決定要有所作為，於是我嘗試水果節食，結果什麼也沒發生；後來我又試了高麗菜湯節食法（不加肉），結果還是什麼也沒發生；於是我又禁食一個星期，結果仍然一如往常，沒有任何變化！

那是在這本書進入我的生命之前——它來得正是時候。之後我停

止禁食，開始吃東西，但改用椰子油。幾天後，我的體重減少5磅！從那時候起，我總共減掉了24磅，並且每個星期持續穩定地減少1磅，而且享受三餐。」

——**Sharon**

「我是一名糖尿病患者，我已經自行停用醫生開給我的藥了，因為我覺得長期服用這些藥對我並不好。昨晚睡前，我縱容自己喝下一整瓶椰奶，雖然碳水化合物含量不高，但這是一種放縱，因此我預期早上醒來血糖值會偏高。然而，出乎我意料之外的是，我的血糖值比我平常時還要低許多，平常我的空腹血糖約在110-120之間，不過最近大約在140左右，但今天早上，我的空腹血糖是109，對此我感到萬分地驚喜。」

——**Alobar**

「過去兩個月以來，我一直在服用初榨椰子油（每日四湯匙），感覺上身體比以往都還要好！我的精神大為提升，體重也減輕許多，不再有飢餓感，加上每日健身，我已經瘦下20磅左右。」

——**Paula Yfraimov**

「最近我瘦很多（五個月瘦36磅），在只用椰子油和橄欖油下，我的飲食改為低碳水化合物（只吃肉類、雞蛋、海鮮、非澱粉類蔬菜、水果、堅果類和任何來自這些產品的食物，包括椰子製品）。我相信椰子油是我成功減重的原因之一，因為有些時候，當我椰子油用完而只使用橄欖油時，在這段時間我的體重只下降一點點，或者毫無起色。」

——**Ann**

「一次服用三湯匙就使我的體溫升高，通常我一天的體溫大約在97.1°F（36℃）左右，我的新堅果球配方似乎也奏效，這些堅果球很好

吃，使我精力充沛（我在空腹時將4吋的堅果球當點心吃）。我很好奇我的體力打哪兒來，於是我量了一下我的體溫——98.6℉（37℃）！不只一次，這星期我做了好幾次實驗，結果每次都一樣。」

——**Marilyn Jarzembski**

「第一周，我減掉5磅，接下來每周減2磅，早晨醒來不再是件苦差事——現在我每天迅速起床，今年夏天我甚至穿上比基尼呢！我感覺好極了，實際上我的食量變大，但我不再擔心體重增加了。」

——**Carine**

「我每日食用一或二湯匙初榨椰子油至今已經四個多月，我留意到在能量上有很明顯的差異，它讓我精力充沛度過一天，不再時好時壞，特別是飯後的昏睡感消失，很明顯我的血糖值穩定下來了。」

——**Marty Ohlso**

「我進行低碳水化合物飲食將近二十個月，一共減掉52磅，離目標還有10磅左右，偶然間我看到一本提倡無糖生活書上的聲明，上面陳述椰子有助於身體形成酮體迴路，對此我很感興趣，所以我買了一些椰子奶油和椰子油，並且開始使用。在一個星期內我就瘦了2磅（過去六個月我才瘦下4磅而已，所以我印象深刻），我將這份資訊分享給我的低碳水化合物社群，許多成員因此開始使用這些產品，並且也達到減重的效果，包括那些減重遇到瓶頸已有很長一段時間的人。有些人留意到體力增加以及有種脂肪被燃燒的感覺，這代表他們的新陳代謝提升，這種現象我個人只能用咖啡因興奮劑來形容，雖然我已經很久不碰咖啡因了。」

——**Gail butler**

「自從一年前做子宮切除手術後我就開始減肥，我甚至忍受飢餓，但一點變化也沒有，然後我媽媽提到她的老闆只是透過椰子油就瘦了10磅，我心想反正無害，六周之後，我瘦下26磅，同時體力倍增，我不再需要躺在床上才能拉上褲子的拉鍊了！」 ——**Abby**

「我被診斷出甲狀腺功能低下，當我看到你的郵件中說到關於一次服用三湯匙的椰子油時，我決定這值得一試。當時大約是下午二點鐘左右，過了二十分鐘後，我到一個丘陵區散步，過程中我忍不住留意到我的體力倍增，和三個星期前我最後一次散步相比。大約在七點十五分左右（服用三湯匙椰子油後五個小時）我量一下體溫，令我驚訝的是，我的體溫在98.6℉（37℃）！這是至少在這十五年來，除了感冒或其他疾病外，我的體溫首次在正常值，我不記得最後一次感覺像這麼好是什麼時候了。謝謝你，我重新燃起減重的希望，這樣一來，肥胖就無法再阻礙我去做許多我熱愛的事情了。」 ——**Rhea Lust**

「我吃的東西中很少能提高新陳代謝，大部分屬於拖累居多，不過椰子油肯定能提高新陳代謝。服用一湯匙椰子油是我所知可以在四十五分鐘之內提高體溫1度最快的方式，這真是太神奇了。」
——**Marilyn**

「剛開始時，我重達316磅，穿52號尺寸的褲子，今天早上體重計顯示256磅，到目前為止，我總共瘦了60磅，現在穿44號的褲子，與我共事的人都議論紛紛我的體型。我20歲的兒子也和我一起進行減重，他在三個月內體重從203磅減到177磅。我不重視卡路里，實際上我認為只要攝取少於2,500～3,000大卡，我的體重就會下降，不過每隔幾個星期我就會算一次熱量，以確保我的每日攝取量不會低於2,000大卡，

我之所以這麼做是因為我再也沒有飢餓感，在攝取這些分量的油脂量後，通常我的飽足感可長達九個小時左右，或者在忙碌時，我很容易在無意中就錯過了一餐。」

——Chuck

「我寫信給你想表達我使用椰子油後，心中那份滿是喜悅的心情，現在我烹調全部靠它，同時也單獨服用。此外，我也將椰子油用在頭髮上，用它取代我平日使用的護手霜和身體乳液。我是一個年過五十且超重的女人，患有慢性退化膠原血管病變，現在我的精神狀況改善不少，體重在下降中，慢性疼痛也得到舒緩，身旁的人都說我的皮膚和頭髮看起來更好，我真的要謝謝你告訴我椰子油的真相，再次由衷地感謝你。」

——Janice W.

「我吃更多油脂反而更瘦，現在我已減重31磅，感覺真好！我先生也瘦了大約20磅，他超愛這種感覺。不吃小麥製品肯定是我繼續減重和改善健康的一個因素，不過，在食用油方面，我也做了兩個徹底的改變。第一，我現在食用的脂肪量至少比過去多三倍以上，沒錯！我攝取更多的脂肪，不是更少；第二，我攝取的脂肪大多是飽和脂肪，其中椰子油最多，接下來是奶油，再其次是豬油，每日的量大約為四至八湯匙不等。」

——Tracey T.

以上是那些眾多見證者在飲食中添加椰子後有顯著效果的其中幾個分享，當你搭配本書介紹的生酮飲計畫後，結果將會更令人難以置信。現在你準備好要減掉多餘體重和改善身體健康了嗎？接下來的章節，將告訴你如何成功達成目標。

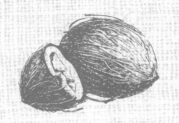

2
Chapter

被抹黑的脂肪

Big Fat Lies

低脂飲食讓你變胖

　　大多數的減肥飲食中都缺乏油脂，沒錯，就是缺少油脂，其他的飲食法也都盡可能去除脂肪──這真是天大的錯誤！其實油脂是減肥成功的關鍵，這聽起來或許很諷刺，但你就是需要利用油脂來減肥。

　　當人們聽到我說：「你需要吃更多油脂來減肥，好讓身體更健康。」時，他們會看著我，好像我是個瘋子。「為什麼？油脂對身體不好。」他們說：「它們會讓人變胖！」然後當我告訴他們應該吃的脂肪類型主要是飽和脂肪後，他們馬上驚恐地喘一口氣說：「飽和脂肪會導致心臟病！」於是，我得向他們解釋過去多年來，營養科學已進步到超越我們通常在媒體上看到的那些根據飽和與不飽和脂肪來判斷的簡單建議。暢銷的減肥書和新聞媒體往往落後科學新知好幾年，幾年前我們被告知的許多飲食建議如今早已被證實是錯誤的，其中一項就是關於脂肪對健康有害，我們應該要避免的誤解。

　　現在我們知道脂肪是一種必需營養素，飲食中不可缺乏，如此才能保持身體健康，這也是為何所有主要的健康組織，例如美國國家衛生研究院、美國心臟協會和其他組織建議我們的熱量來源，其中要有30%來自脂肪，而不是一些極端主張所提倡的10～20%。

　　過去飽和脂肪更是受到無數負面新聞的抨擊，大多數人，包括許多衛生保健專業人員都不知道飽和脂肪有許多不同類型，且它們產生的作用也大不相同。信不信由你，其中絕大多數的飽和脂肪並不會使血液中的膽固醇提高，事實上反而對你有好處。我們飲食中需要飽和脂肪維持身體健康，這也是為什麼健康組織不聲明去除飲食中所有飽和脂肪的原因。

　　攝取脂肪，特別是飽和脂肪被認為是十大罪惡之一，這種誤解多半來自低脂食品業的大力推銷，如果某種食物脂肪含量很低，這意味

著消費者可以多吃但不會有罪惡感。我們吃得越多就買得越多；我們買得越多，製造商的利潤就越大，食品工業也就越快樂！這一切全是關於金錢而不是健康。低熱量食物熱潮除了讓食品製造商致富及讓我們發胖外，根本毫無可取之處。沒錯，發胖！人們現在的體重更勝於以往。

在美國有60%的人口目前超重，其中四分之一的成年人不只超重，而且肥胖。一個人的體重若超過理想體重20%或以上就被認為是肥胖，根據美國疾病預防控制中心（CDC）的資料顯示，過去二十年來，美國肥胖人數從之前占總人口數的12%激增為30%，甚至連我們的兒童也變得更胖，以青少年來看，就有25%以上超重，目前超重的兒童人數是過去三十年來的一倍。

過去二、三十年來，隨著低脂熱潮全面推廣，18～29歲人口的肥胖比例增加了70%，30～39歲則增加了50%，其他的年齡層也同樣有體重急劇增加的趨勢。

我們吃進比以往更多的低脂食品，卻愈來愈胖，低脂飲食一點都行不通！而食用油脂則根本不是造成肥胖的主因。

低脂大騙局

如果你像無數的人一樣嘗試低脂減肥卻失敗，請不要自責，這是飲食的問題，低脂飲食無法奏效，它們背後的整體理論是有漏洞的。低脂飲食的改變激進且口感不佳，對大多數人而言幾乎不太可能長時間持續下去。過去三十年來，我們一直在刪減脂肪，飲食中的脂肪比例從40%下降到32%左右，然而我們的體重卻不斷增加，如果你曾經試著透過刪除飲食中的油脂來減肥，那你就是這場低脂大騙局中的受害者之一。

表面上低脂理論合乎邏輯，從產生能量的三大營養素──脂肪、蛋白質和碳水化合物來看，脂肪可提供最多熱量。以公克計算，脂肪包含的卡路里是蛋白質或碳水化合物的兩倍之多，因此，如果飲食中你用蛋白質或碳水化合物來代替脂肪，你就可以降低卡路里總數，同時攝取基本等量的食物，這點千真萬確。

但不幸地是，這也導致大家以為刪除越多脂肪，攝取的熱量就越少。熱量越少代表越好，減肥被視為只是攝取熱量的問題，這就是為何許多人，包括衛生保健專業人員都因此被誤導了。

事實是這種方法真的不可行，常識告訴我們並非如此，你是否看過身材碩壯的人，每天吃沙拉體重還是不停增加？又或者很瘦的人吃高脂肉類、肉湯和甜點卻一點都胖不起來？很顯然，卡路里並不是唯一的因素，其他因素還包括新陳代謝、營養成分和飽足感，這些都受到我們食用食物類型的影響，進而左右我們的體重，減重或增重並不只是卡路里攝取量的問題而已。

食品工業讓你相信身體變胖只是因為攝取太多熱量，他們大力推廣這個理念，贊助研究、分發教材給學校和保健專業人員編寫發表文章，並且發佈新聞，一切都是為了支持他們的觀點。當今你很難找到一本沒有提及低脂飲食的健康雜誌，這個主題是電台和電視台的熱門話題，坊間關於這個專題的書籍琳瑯滿目，我們體重問題的解答被食品工業牽著鼻子走，我們被引導去相信「少吃脂肪」才是正解。他們鼓勵我們買瘦肉與低脂、脫脂以及所有與時尚有關的品牌減肥食品，他們的行銷策略奏效，商店內的貨架上擺滿這類物品，這是一個數十億美元暴利的賺錢生意。

購買瘦肉要花更多的錢，低脂便利食品比一般食物如蔬果更貴，甜食──如餅乾、蛋糕、餡餅、冰淇淋等，這些常識告訴我們並不健康，也非關減肥的食物，但它們實在太誘人了！不過，如果它們是低

脂的，這時常識就可拋諸腦後，我們好像拿到一張許可證，可以肆無忌憚大吃且不會有罪惡感，然而這一切的結果就是食品業的荷包滿滿，而我們的腰圍也愈來愈粗。

人們不會一直吃自己不喜歡的食物，而油脂可以讓食物更美味。由於低脂食物缺乏滋味，為了吸引顧客，低脂食物在製程中必須添加更多的**糖**和**味精**等增味劑，其結果則是一種產品的**總熱量可能比全脂製品更高，並且含有許多化學添加物**，這兩者對健康和減重反而造成負面影響，雖然低脂以「健康」為名，想藉此取代全脂食物，但事實上，它們為健康帶來的結果卻正好相反。

長久以來處於低脂泛濫的魔咒下，我們早已將「低脂」和「健康」劃上等號，脂肪被當成是一種毒藥。我們購買瘦肉，並且去掉看得見的所有肥肉，我們購買一切食品的原則全都偏向低脂和脫脂，我們的晚餐盤中堆滿了糖和澱粉，但卻絕不容許脂肪，即使只有一小口也不行！

經過多年的低脂宣傳洗腦，我們早已相信低脂飲食是好的，極低脂飲食一定更好，完全脫脂飲食不用說更是絕佳選擇。許多節食大師，例如狄恩‧奧爾尼希博士（Dean Ornish）、奈森‧普里特金（Nathan Pritikin）等其他人，建立了瘋狂的低脂飲食帝國，低脂的荒誕迷思蔓延至社會各個角落，甚至連我們的孩子也被洗腦。在學生群中進行一項民意調查顯示，有高達81%的學生認為最健康的飲食或許是要去除所有的膳食脂肪，然而這樣的飲食習慣將會是一個營養的大災難。

油脂對你有益

身體結構的基礎

如果你去除身體所有的脂肪，你就能擁有苗條美麗的身材，對嗎？大錯特錯！這樣一來，你便會成為灘在地上的一堆蛋白質和水，就像被桃樂絲用水潑到的西方邪惡女巫一樣。

脂肪是身體細胞主要的結構成分，其中**細胞膜**的主要成分為脂質——讓細胞結構完整的薄膜。倘若少了脂肪，你的細胞將會變成混雜各式細胞碎片的水灘，你的**心臟**、**肺**、**腎**和其他所有器官都必須依賴脂肪將它們固定，你的**大腦**也含有**70%**的脂肪和膽固醇，簡單來說，一個健康、**聰明的大腦是充滿脂肪的**。

膳食脂肪不僅是細胞結構的組成元素之一，同時也是身體調節機能所需的荷爾蒙和前列腺素重要的原料來源。維生素D、雌激素、黃體素、睪酮、脫氫異雄固酮（DHEA）和許多激素的原料都來自膽固醇。

激素的主要功能在於調節新陳代謝、生長發育和生殖等許多其他過程，它們在維持體內化學平衡方面扮演重要的角色，脂肪和膽固醇是許多激素的重要來源，如果我們沒有膽固醇，我們就不會有性激素，因此也不會有雄雌之分，也就是沒有男性或女性之別，那麼一來生育則更是不可能了。

同樣地，前列腺素是一種來自脂肪生成的類似激素物質，它會影響身體血脂濃度、凝血效應、血壓升高、免疫反應和受傷與感染等的發炎反應。

飲食中缺乏脂肪或吃錯脂肪會**嚴重降低你的免疫系統效率**，進而讓你更容易感染疾病。免疫系統不僅保護我們免於受到傳染疾病的感染，同時也可預防許多**退化性疾病**，例如癌症就是由免疫系統所控制。每個人的體內多多少少都有癌細胞——沒錯，你、我、大家都

有，它只是身體的一部分，但並不是每個人都會發展成癌症，因為我們的免疫系統可以保護我們，只要免疫系統運作正常，白血球細胞就會在我們全身巡邏，隨時攻擊與破壞癌細胞。然而，如果缺乏膳食脂肪或其他營養素而造成免疫系統功能下降，那麼癌症就會任意發展。

沒有脂肪和膽固醇，你不只會像灘地上的水，而且完全無生殖能力，對癌症和各種疾病毫無防禦力，更糟地是，你將只有死路一條，因為生命沒有脂肪便無法存活。

能量來源

脂肪是**燃料**，如同汽油供給汽車動力，脂肪會提供身體能量。脂肪是三大能量營養素之一，其他兩種為蛋白質和碳水化合物。我們的身體利用脂肪作為能量來源以驅動新陳代謝過程和維持生命，其中身體所需的能量至少有60%是來自脂肪。

我們身體的每一個細胞必須有持續的能量才能正常運作和維繫生命。身體的首選燃料是**碳水化合物**，當飲食中含有足夠的碳水化合物可以滿足能量的需求時，脂肪就會被**儲存於脂肪細胞中**。此外，過量的**碳水化合物和蛋白質會轉化為內臟脂肪**，並且儲存在脂肪細胞中供日後使用，當兩餐之間或食物攝取量過低時，這時體內會送出儲存的脂肪供給身體接下來所需的能量。

以每公克計算，脂肪的熱量遠比碳水化合物或蛋白質還要來得多，因為它是一種可以儲存起來供日後使用的扎實能量來源。能量以卡路里為單位計算，由於儲存的是脂肪，因此身體可以儲存更多的卡路里（即能量），遠比儲存蛋白質或碳水化合物還要多。假設我們身體儲存的是蛋白質而非脂肪，那麼你看起來就會像臃腫的豬肉香腸，因為你的能量儲存，細胞將變大一倍，所以你要感謝還好身體儲存的是脂肪而不是蛋白質！

如果你沒有脂肪或脂肪細胞沒有儲存足夠的脂肪量，那麼在兩餐之間或禁食期間，你的身體會轉而利用**蛋白質**，例如分解肌肉組織作為能量，因此你的身體本身會日漸耗盡以獲得生存下去所需的能量。

　　當你**節食**時，食用含有**脂肪**的食物是很重要的，不然你的身體會**分解肌肉的蛋白質**以供給其能量需求，進而促使肌肉組織流失。在極端的情況下，例如飢餓時，器官會被調撥利用作為供應能量所需，因而導致永久性傷害，如器官衰竭就是其中造成死亡的原因之一。

營養來源

　　將油脂視為毒藥實為一大錯誤，相反地，它是一種必需營養素，和蛋白質、維生素C或鈣一樣。飲食中我們需要油脂維持健康，如果飲食中缺乏脂肪，我們都將因營養不足而生病和死亡。

　　脂肪是由名為脂肪酸的個別脂肪分子所組成，兩大脂肪家族omega-3和omega-6脂肪酸被認為是維持身體健康的必需營養素，正因如此，它們被稱為**必需脂肪酸**，在飲食中必不可少，因為身體無法從其他營養素製造這種脂肪酸。這種必需脂肪酸存在於各種食物中——肉類、魚類、穀物和蔬菜，以及植物油與動物脂肪，其中含量各不相同。如果我們避開脂肪或去除食物中的油脂，這樣一來，我們飲食中的必需脂肪酸含量也一定會減少。

　　少了這些脂肪，身體會出現以下缺乏症的症狀，其中包括**皮膚受損、神經和視覺問題、生長遲緩、不孕、皮膚異常和腎臟及肝臟疾病**等等。

　　消化和吸收其他重要營養素也少不了脂肪，例如我們透過食物脂肪的部分吸收脂溶性維生素，如**維生素A、D、E、K**，以及其他重要營養素如β-胡蘿蔔素等。**飲食中若沒有足夠的脂肪，這些營養素則無法被身體吸收。**

低脂食物和低脂飲食其中一個主要的問題就是會造成營養缺乏，為了讓身體吸收脂溶性維生素，食物中一定要包含脂肪。如果你的脂肪量攝取不足，這些維生素只會通過你的消化道，對你一點好處都沒有，光就這點，低脂飲食就是具有危險性。

　　許多**脂溶性維生素具有抗氧化劑的功能**，可以保護你免於受到自由基的傷害。自由基是一種不斷在我們體內形成的高度活躍分子，幾乎所有已知的退化性疾病，包括心臟病、癌症和阿茲海默症都與之有關，或者至少是其中一個促進因子。我們體內的自由基化學反應會破壞細胞和DNA，許多研究人員認為這些反應是老化的主因，當身體受到越多自由基的破壞，老化的速度也就越快。

　　當你減少飲食中的脂肪含量，同時間也就限制了可以保護你免於受到破壞性自由基影響的抗自由基營養素含量。然而低脂飲食會加速退化和老化過程，這可能也是為何那些長期奉行低脂飲食的人看起來臉色都很蒼白與虛弱的原因之一。

　　類胡蘿蔔素是脂溶性營養素，存在於水果和蔬菜中，其中最有名的就是β-胡蘿蔔素。所有的類胡蘿蔔素都以其**抗氧化能力**著稱，許多研究顯示類胡蘿蔔素和其他脂溶性抗氧化劑如維生素**A**和**E**，可以保護身體免於受到退化性疾病的威脅，並且強化免疫系統功能。

　　蔬菜如花椰菜和胡蘿蔔含有β-胡蘿蔔素，但是如果你不搭配油脂食用，你就無法獲得其脂溶性維生素的全部好處。假設你食用沙拉搭配低脂沙拉醬，這樣一來，你就會錯過蔬菜中的眾多維生素，通常我會加醋汁沙拉醬，這是一種無脂醬汁，不過我的沙拉盤一定會有堅果、酪梨、起司、雞蛋或其他含有脂肪的食物，這樣我才可以充分吸收沙拉中的脂溶性維生素。

　　另一種需要藉助脂肪來幫助吸收的重要營養素是鈣，你知道有多少人缺乏鈣？很多人；有多少人患有骨質疏鬆症？很多人；這些人當

中有多少人吃低脂食物？很多人。你可以喝大量脫脂牛奶和吃低脂乳酪，以及狂吃鈣補充品，但仍然還是患有骨質疏鬆症，為什麼會這樣呢？因為鈣需要脂肪才能被吸收。如果你喝脫脂牛奶補鈣，那你只是在浪費錢，你需要全脂牛奶和全脂乳酪，以及其他富含脂肪的食物來幫助鈣吸收。同樣地，許多蔬菜是鈣的最佳來源，不過，為了充分吸收鈣，你需要搭配奶油和鮮奶油，或者富含油脂的食物一起食用。

你的**心臟也需要脂肪**，營養學家瑪麗·弗林（Mary Flynn）博士進行的一份研究證實這一點。研究中她給予二十位受試者一份37%來自脂肪熱量的飲食，並且測量他們的膽固醇和三酸甘油脂指數。然後她給予同一組人一份少於25%來自脂肪熱量的飲食，但透過增加碳水化合物（澱粉和糖分）以保持相同的卡路里總數。結果她發現，低脂飲食促使**好的高密度膽固醇下降、三酸甘油脂升高**，基本上壞的**低密度膽固醇指數仍然維持不變**[註1]！因而整體對心臟的影響是有害的。再加上低脂飲食使得脂溶性維生素降低，例如有助於預防心臟病的維生素E和β胡蘿蔔素，由此可知，低脂飲食可能實際上會促進心臟病，這一切反而與主流媒體要我們相信的完全相反，這就是為何許多奉行超低脂飲食的人會生病或對食物產生強烈渴望的原因，因為他們需要脂肪。

奈森·普里特金主張超低脂飲食，他是一個去脂的狂熱分子，聲稱萵苣和其他蔬菜含有足夠的脂肪可以滿足我們身體的需要。他的飲食法限制脂肪的總卡路里攝取量最多只有**10%**，數量遠遠少於美國心臟協會所建議的**30%**。人們確實因此減重，但由於飲食中缺乏脂肪，結果健康方面出現問題。查爾斯·麥基（Charles T. McGee）博士在他的著作《心臟騙局》（Heart Frauds）中描述那些奉行低脂飲食的患者：「普里特金計畫的患者在實行兩年左右的低脂飲食後，普遍都缺乏必需脂肪酸，這些人來到我的辦公室看上去都面容憔悴、皮膚乾燥、下垂、臉色蒼白、暗沉和脆弱，幸運的是這種併發症很少見，因

為多數人很難完全做到低於10%的脂肪攝取量。」

其他好處

　　脂肪在體內具有多種重要功能，我尚未全部提及，不過這已經足夠顯示它們在飲食中的重要性。近年來，研究人員不斷發現膳食脂肪對健康有愈來愈多的好處，例如1999年，水牛城大學進行一項研究發現，飲食中攝取**35%**脂肪的女子足球員，她們的高強度運動耐力比攝取**27%或24%**脂肪的女子足球員更為**持久**，這項研究顯示**高脂肪飲食可以增強運動表現**。

　　脂肪也有助於**調節消化**和**血糖**的代謝，進而**預防胰島素阻抗**，減少糖尿病產生。飲食中如果沒有足夠的脂肪，如此一來，在食用大量含有碳水化合物的餐後可能會造成血糖失控。

　　脂肪有助於充飢，延長我們的飽足感，這樣才不會一直想進食，有助於減少卡路里的攝取量，所以攝取脂肪可以幫助減肥。同時，它還能讓我們的皮膚柔軟，皮下脂肪和皮膚本身的細胞脂肪則可提供好氣色和粉嫩的膚色。

　　脂肪也是轉骨必要的營養素，有助於保護重要的膠原蛋白，而碳水化合物則是傾向於切斷膠原蛋白。此外，脂肪對於**骨骼**的正常生長和鈣化極為重要，飲食中缺乏脂肪的人身形大多較為矮小。〈編審註：飲食中缺乏脂肪可能會影響身體製造維生素D的能力，進而影響到骨骼的成長。〉

　　脂肪有助於控制體重，如果你想要身材姣好，你就要攝取脂肪。

　　正如你看到的，脂肪是我們食物中非常重要的成分，它涉及整個身體的各種功能，其中有許多功能至今科學仍尚未完全理解。

　　膳食脂肪並非全都一樣，脂肪有許多不同類型，每一種對身體都有不同的影響。現代加工業和食品製造業生產了一些不利於健康的

油脂，而且還會造成肥胖與其他健康問題，所以你必須明智地選擇油脂。在一般情況下，在到達商店上架前，整個過程加工越多的油脂越不健康。**人造油脂如無脂油脂（olestra）和仿油脂如植物性奶油，以及其他氫化植物油等，這些都是加工最多與最不健康的油脂**。天然脂肪與油脂——這些以簡單甚至原始的方式萃取自它們的原料，例如橄欖油、椰子油、奶油和動物油脂等反倒是最有益的油脂。

我知道這與大眾看法相反，但假東西並不會因為多數人相信而成為真實，大眾的看法經常是錯誤的，看看低脂飲食，它們仍是當今被稱為唯一的減肥法，然而我們知道以長遠來看，它們一點都行不通。

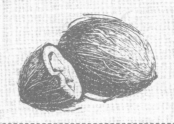

3
Chapter

你吃對油了嗎？

Are You In Need of An Oil Change?

脂肪、三酸甘油脂和脂肪酸

「脂肪」這個名詞往往讓人聯想到垂掛在肉邊，形狀特殊、充滿油膩的組織，不過，脂肪並不是只存在於肉中，所有的生物體都含有脂肪，動物、人類、植物，甚至最微小的有機體如原生動物和細菌都不例外。脂肪是生命體必需的組織，基於這個原因，我們食物中都含有脂肪，雖然大多數人都盡可能將之去除，它仍然是我們飲食中重要的組成成分。

「脂肪」和「油脂」這兩個詞通常可以互換，一般來說，脂肪在室溫下是固體，油脂則是液態，有時我們會用「脂質」來表示脂肪和油脂。脂質是一個通用術語，包括好幾種脂肪，例如人體內的內臟及體脂肪成分，其中最豐富和最重要的脂質非**三酸甘油脂**莫屬，其他兩種則是磷脂和固醇（包括膽固醇），但從學術上來說，這兩種算不上是脂肪，因為它們不是三酸甘油脂，不過它們有類似的特性，因此也被歸類為脂肪。

當你在切牛排時，你看到的白色脂肪組織就是由三酸甘油脂所組成，膽固醇也混合在肉的纖維中，只是我們肉眼看不到。我們身上令人困擾的脂肪，手臂上的蝴蝶袖、看上去像果凍的大腿和肚子上的游泳圈，這些全都是由**三酸甘油脂**所組成，三酸甘油脂構成我們體內的脂肪和我們看到與食用的動物脂肪。我們攝取的植物和動物飲食中有**95%的脂質是屬於三酸甘油脂**。

三酸甘油脂是由名為脂肪酸的個別脂肪分子所組成，其中脂肪酸有三大類別，包括飽和、單元不飽和與多元不飽和，所有的油脂和動物脂肪都是由這三種脂肪酸混合而成，若只是以飽和或單元不飽和來描述一種油脂則太過簡單草率，沒有一種油脂屬於完全飽和或多元不飽和，以橄欖油為例，它通常被稱為「單元不飽和」，因為它主要含

有單元不飽和脂肪酸，不過就像所有的植物油一樣，它也含有多元不飽和與飽和脂肪。同樣地，豬油也含有飽和、單元不飽和與多元不飽和脂肪酸，事實上，豬油的單元不飽和脂肪含量（47%）比飽和脂肪（41%）還高，因此若將豬油歸類於單元不飽和脂肪而非飽和脂肪，這樣應該更來得準確些。

我們攝取的動物脂肪大部分來自肉類、奶類與雞蛋，植物油主要則是來自種子，例如棉籽、葵花籽、紅花籽、油菜籽（芥花油），有的甚至是來自穀類（如玉米）、豆科植物（如大豆和花生）與堅果（如杏仁、核桃）。椰子油則是來自椰子果肉，另外還有一些油脂是來自水果（例如橄欖、棕櫚與酪梨）。

就像其他油脂一樣，椰子油也含有飽和、單元不飽和與多元不飽和脂肪酸，不過最主要為飽和脂肪，其中含量高達92%，這種飽和脂肪酸大多數是屬於**中鏈**三酸甘油脂（MCTs）形式，這使得椰子油成為獨一無二的膳食脂肪，因為大多數的脂肪是由長鏈三酸甘油脂（LCTs）所組成，在我們所有的膳食脂肪中大約有**95%**屬於**長鏈**三酸甘油脂，而玉米油、大豆油、橄欖油、芥花油、豬油和大多數其他常見的膳食脂肪都是百分百的長鏈三酸甘油脂。奶油和鮮奶油含有微量的中鏈三酸甘油脂，所以**椰子油和棕櫚油是唯一大量中鏈三酸甘油脂的膳食來源**。這點很重要，因為大多數與椰子油相關的促進身體健康和減肥屬性都是來自中鏈三酸甘油脂，由於其他油脂沒有數量相當的中鏈三酸甘油脂，因此無法和椰子油相提並論。

一般來說，存在於食物中的天然脂肪和油脂可以促進身體健康，並且提供許多必需營養素，然而，並不是所有的脂肪都具有體重管理或有益於健康的價值，健康的減肥飲食必須包含足量且適當的脂肪種類。

如果有人問你哪種油最健康，你的答案會是什麼？假設你的回答

和多數人一樣，可能會說多元不飽和植物油最好，飽和脂肪最差。如果這是你的答案，那你就和多數人一樣都被騙了，曾經我也是。實際上，攝取過多的多元不飽和脂肪為健康帶來的風險遠大於單元不飽和脂肪、飽和脂肪或膽固醇，這一點和植物油製造業者要我們相信的理論完全相反，儘管我們需要一些多元不飽和脂肪，但我們的攝取量實在太多，如果目前你的膳食油脂大多為多元不飽和植物油，那麼你就需要更換油脂了，在這一章你將會明白其中的來龍去脈。

精煉油與未精煉油

過去一個世紀，我們一直處於一場膳食革命。長久以來我們的祖先，甚至延續好幾世代所吃的食物都已被最先進的科技食品取代，在這段期間，最大的變化之一就是我們攝取的油脂類型改變，奶油、豬油、椰子油和其他傳統油脂被高度精煉、純化，甚至被已產生化學變化的植物油取代。

如果你前往巴基斯坦北部山區的罕薩〈編審註：世界最知名的長壽村〉，你會發現當地人喜愛**奶油**和**山羊油**；如果你前往中國農村地區，你會發現**豬油**是膳食油脂的普遍選擇；在加拿大北部和阿拉斯加的愛斯基摩人，**海豹油**是傳統支柱；在泰國，椰子油被用於所有的烹調食物上；在印度，印度酥油（純化奶油）和**椰子油**是傳統的首選油脂；在義大利和希臘，**橄欖油**是至高無上的油。無論傳統脂肪和油脂為何，你會發現它們主要都含有其中一種飽和或單元不飽和油脂類型，但這些在多元不飽和植物油中卻含量不多。

一直以來，油脂已成為飲食的重要部分，過去那些受歡迎的油脂相對其萃取方法較為原始與容易。動物脂肪是簡單切下肉塊，然後經由烹調提取油脂；奶油是經過攪拌牛奶製成；橄欖油是透過螺旋擠壓

機或木製漏斗和錘子敲打果實萃取而來；來自堅果和種籽類的植物油則是利用木製壓榨機或石磨碾碎提取而來。

到目前為止，過去歷史上常見的油脂為動物脂肪、奶油、椰子油、棕櫚油和橄欖油。有一些族群較常使用植物油，但由於萃取困難，植物種籽油在使用上並不普遍，對人類的飲食也沒有重大的影響[註1]。

脂肪和油脂世代代滋養人類，但我們現在食用的油脂已與那些滋養我們祖先的油脂大不相同，我們放棄使用未精煉的油脂，進而轉向使用高度精煉和純化的多元不飽和油脂。

隨著液壓榨油機的發明和化學萃取劑的使用，植物種籽油變得更經濟划算，當飽和脂肪開始因可能導致膽固醇升高而備受批評之際，多元不飽和植物油順勢成為市場新寵，然而，**不飽和植物油的缺點之一是容易氧化（酸敗），因此它們需要大量精煉**，並且使用化學防腐劑以延緩變質，所有我們在市面上看到的植物油都屬於這種類型。

有一些植物油是以傳統方式萃取，沒有經過化學物質或高溫製造過程，其中最受歡迎的為特級初榨橄欖油，它保留完整的味道、色澤、香氣和所有天然的維生素與礦物質。椰子油通常也是以傳統方法或現代冷壓加工製成，過程中不使用任何化學物質，它有時被稱為初榨椰子油，用來與其他精煉過的油類區別，它含有清新天然的椰子風味和香氣。你也可以找到以類似方法製成的芝麻油、棕櫚油、杏仁油和其他油脂。當一種油脂加工和精煉的過程越多，它的味道和香氣則越少。富含飽和脂肪的油脂，例如椰子油非常穩定，即使在經過大量加工後，它們仍然是較好的選擇，優於多元不飽和油脂。

許多油脂的味道不佳，因此必須經過**脫臭**過程，好讓它們更為可口，大豆油就是其中之一。**未加工的大豆油氣味難聞無比，所以必需經過大量加工和化學處理以去除不好的氣味，所以它是屬於高度加工過的製品。**

氫化植物油（反式脂肪）

氫化製程是由寶僑（P&G）公司於1907年開發，氫化是一種創新的製程，可以將液態植物油轉變成類似豬油的固體脂肪。首先，氫化方式用於將廉價的**棉花籽油**轉變成固體脂肪，藉此取代製造肥皂和蠟燭的豬油與牛油。

由於他們的廉價仿製豬油大為成功，使得公司利潤暴增，不久，他們主張氫化棉籽油類似豬油，因此也可將之當成食品銷售，所以在1911年，他們引進植物白油起酥油（Crisco shortening），《Crisco》這個字源自CRYStalized Cottonseed Oil（成形的棉籽油）。為了鼓勵婦女將奶油和豬油換成白油，他們發送烹飪書，開始大打廣告，力推起酥油是一種比動物脂肪更為經濟實惠與更健康的油脂，從此人們開始漸漸將使用動物脂肪的習慣改為使用反式脂肪。

不久之後，植物性奶油問世。植物性奶油只是氫化棉籽油加上調味和染色，成品類似奶油。一開始銷售平平，但在1930年代經濟大蕭條時期銷售量爆增，當時人們都改用便宜的白油和植物性奶油來取代豬油和奶油。在1950～1960年代，**人們刻意被誤導以為動物性脂肪充滿危險性**，於是假奶油（反式脂肪）銷售量再創高峰，到了1957年時，購買植物性奶油的人數遠比購買真正奶油的人數還要多。

有趣的是，P&G和其他植物油公司贊助大量飽和脂肪、膽固醇與心臟疾病相關的研究，事實上，受雇於P&G的科學家之一佛萊德・麥特森（Fred Mattson）博士在說服美國心臟協會接受心臟病的膽固醇理論發揮重大影響力，並且積極參與左右政府相關的膳食脂肪政策。

氫化加工始於精煉植物油，如今，大多數氫化油是從大豆油製成，將大豆油與細小金屬顆粒混合，通常是氧化鎳，這種物質毒性極高，難以完全消除，是一種化學催化劑。在高壓和高溫下，氫氣被注

入油脂中，進而產生化學反應與脂肪分子結合形成氫化脂肪，隨後再混入乳化劑和澱粉使其更穩定。之後，這些混合物再次用高溫蒸汽去味加工，以去除其可怕的氣味。

這時氫化加工已經完成，不過此時的油脂呈現的是一種噁心的灰色，像是你看到的那種機油而非食物，所以它們會再經過漂白，以產生令人垂涎的白色外觀，最後的成品就是氫化植物油，或是我們在架上看到的起酥油，若要做成為植物性奶油，製造商會再添加染料和化學香料，隨後再將這些混合物壓縮包裝成塊裝或盒裝，讓人可以搭配麵包一起享用。光知道植物性奶油和起酥油是如何製成的，就足以讓我倒盡胃口遠離它們了。

在氫化加工過程中，液態油脂變成固體脂肪，並且產生一種對健康造成嚴重影響的新型脂肪酸，這種脂肪酸有別於天然脂肪酸，也就是所謂的**反式脂肪酸**。這種**有毒**的脂肪酸對我們身體而言是外來物質，會導致各式各樣的問題。

「這些可能是有史以來最毒的脂肪」，哈佛公共衛生學院流行病和營養學教授華德·威利（Walter Willett）博士說道。威利專研反式脂肪對身體的影響，不同意「與奶油中的飽和脂肪相較之下，植物性奶油或起酥油中的氫化脂肪不太可能會提高膽固醇」的說法，他指出：「從它們造成高血脂的影響來看，反式脂肪酸似乎比飽和脂肪還要糟糕二到三倍。」^{（註2）}

現在研究清楚指出**反式脂肪酸會促進動脈粥狀硬化和心臟病。例如，餵食含有反式脂肪酸食物的豬，比餵食含有其他類型脂肪食物的豬，更容易產生動脈粥狀硬化傷害**^{（註3）}。在人類中，反式脂肪酸會**增加血液中的低密度膽固醇**（不好的膽固醇），並且**降低高密度膽固醇（好的膽固醇）**，這兩者都被視為不良變化^{（註4）}。反式脂肪酸被證實比飽和脂肪更容易提高血液中的膽固醇含量^{（註5）}，由於反式脂肪也會降低好的

高密度膽固醇，這點有別於飽和脂肪，因此現在研究人員相信它對心血管疾病所造成的風險比任何其他的膳食脂肪都還要大^(註6)。

《新英格蘭醫學雜誌》報告一份長達十四年，超過八萬位護士的研究結果（1997年11月20日出刊），該研究由哈佛公共衛生學院和波士頓布萊根婦女醫院進行，研究記錄其中有939位受試者心臟病發作。研究中指出，攝取最多反式脂肪的婦女，其心臟病發作率比攝取最少反式脂肪的婦女高出**53%**。

透過這項研究還發現了一件有趣的事實，那就是總脂肪攝取量對心臟病發作率的影響並不大，總脂肪攝取量最多（占46%卡路里）的婦女，其心臟病發作率並未比總脂肪攝取量最低（占29%卡路里）的婦女來得高。

研究人員指出，這表示限制反式脂肪的攝取量比減少總脂肪的攝取量更能有效預防心臟病發作。不幸地是，典型的西方飲食中，大約有10%的脂肪是屬於反式脂肪。

反式脂肪酸不僅影響我們的心血管健康，根據瑪麗‧英尼格（Mary Enig）的報告指出，若猴子的飲食中也加入含有反式脂肪，包括植物性奶油時，牠們的紅血球細胞並不像沒有餵食反式脂肪時會與胰島素結合，這顯示與糖尿病有關^(註7)。**反式脂肪酸會對健康帶來許多不良影響，包括癌症、缺血性心臟病、多發性硬化症、憩室炎、糖尿病和其他退化性症狀**^(註8)。

氫化油是技術的產物，而且可能是目前最具破壞力的常用食品添加劑，如果你食用植物性奶油、起酥油、氫化或部分氫化植物油（常用於食品添加劑），那麼你就是在攝取反式脂肪酸。

許多你在商店和餐飲店購買的食物都是經由反式脂肪（氫化油）烹調製成，商店和餐廳販賣的油炸食品通常會使用氫化油油炸，因為它可以使食物香脆，比一般的植物油更容易抗酸敗。許多冷凍加工食

品也是用氫化油製成，另外，反式脂肪（氫化油）也用於製作炸薯條、餅乾、甜餅、薯片、冷凍餡餅、披薩、花生醬、蛋糕奶油糖霜和冰淇淋替代品，如無奶油冰淇淋（mellorine）等。

你在商店購買的液態植物性烹調用油也好不到哪裡去，因為它們在提取和精煉的高溫加工過程中會產生反式脂肪酸，所以在你廚房架上的那瓶玉米或紅花油也含有反式脂肪酸，雖然它沒有經過氫化製程。除非植物油是「冷壓萃取」，不然它還是含有反式脂肪酸，大多數常見的**烹調用植物油和沙拉醬**品牌都含有反式脂肪酸。

液態植物油平均含有15%的反式脂肪酸，相較之下，植物性奶油和起酥油平均含有大約35%，不過有些品牌則可能高達48%。

當單元不飽和與多元不飽和油脂用於烹調時，特別是高溫烹調，過程中就會產生反式脂肪酸。所以，即使你是使用來自健康食品店的冷壓油，只要你運用在烹調上，你就是在製造不健康的反式脂肪酸。

你或許會問：「在家熱油時所產生的反式脂肪酸含量，會造成任何真正的危害嗎？」研究顯示，飲食中含有熱處理過的玉米油比那些沒有加熱的玉米油更容易造成動脈粥狀硬化[註9]。所以，沒錯！任何不飽和植物油經過加熱後都會產生毒素，即使是少量，尤其經常長時間食用，都會對你的身體健康造成影響。

任何來源的飽和脂肪更耐高溫烹調，而且不會形成反式脂肪酸，因此更適用於烹調。飽和脂肪是烹調最安全的用油，為了製造來自多元不飽和植物油的廉價油脂，現代技術反而創造一大堆的健康問題。

在許多健康組織和大眾的壓力下，食品藥物管理局（FDA）強制規定要求食品包裝上要標示反式脂肪酸含量，然而，在採取這個步驟之前，他們等了美國醫學會長達三年關於該主題的研究結果。

在該研究完成後，令人驚訝地是，由於它經常與食品添加劑併用，美國醫學會並未提出建議關於反式脂肪的安全百分比攝取量，不

過可以斷言的是，反式脂肪沒有任何的安全等級可言。如果你看到食品包裝含有氫化油、植物性奶油或起酥油，千萬別碰它；如果你在外用餐，你可以問餐廳經理他們使用何種油脂，如果他們說「植物油」，那麼幾乎可以肯定的是氫化植物油，這時你一定要避免它們。你絕對可以相信他們使用的是氫化植物油，因為一般植物油分解太快，容易酸敗，而餐館會盡可能重複利用他們的油脂，直到不得不丟棄，但是一般植物油的使用期限都太過短暫了。

自由基

過去幾十年的研究已經確定造成退化性疾病和老化的關鍵致因就是自由基。

簡單地說，自由基是一種變節的分子，它的外圍失去一個電子，留下一個不成對的電子，因此變得非常不穩定。這些自由基會迅速出擊，從鄰近的分子那兒竊取電子，於是第二個分子現在又少了一個電子，本身也變成了極為活躍的自由基，隨後又從附近分子那兒竊取一個電子，這個循環過程會造成一連串的破壞，可能影響上百或甚至上千個分子。

一旦分子變成自由基，它的物理和化學屬性也隨之更改，分子的正常功能永久喪失，影響的層面是整個細胞。受到自由基攻擊的活細胞會退化，變得不正常；**自由基會攻擊我們的細胞，一點一滴侵襲我們的細胞膜，敏感的細胞部分如細胞核和DNA（攜帶基因的細胞）會受損，進而導致細胞突變或死亡。**

越多自由基攻擊我們的細胞，細胞受損的程度就越大，因而潛在的嚴重破壞力也隨之激增。如果這些受損的細胞位於我們的心臟或動脈，結果會如何？如果位於我們的大腦，結果會如何？如果它們在我

們的關節、胰臟、大小腸、肝臟或腎臟，結果又會怎樣？想想看，如果這些細胞受損、功能失調或死亡，如此一來，這些器官還可以運作正常嗎？還是它們會逐漸退化？

自由基傷害與組織失去完整性和身體退化有關，當自由基攻擊細胞後，組織會漸漸受損，一些研究人員認為自由基破壞是老化真正的原因^{（註10）}，隨著年齡增長，身體受到愈來愈多自由基的攻擊，進而造成更多的傷害。

目前大約有六十多種退化性疾病被認為與自由基有關，其他疾病也經常被歸類於此^{（註10）}。**研究指出與自由基有關的重大致命疾病如心臟病和癌症，如今範圍已擴展到包括動脈粥狀硬化、中風、靜脈曲張、痔瘡、高血壓、皺紋、皮膚炎、關節炎、消化問題、生殖問題、白內障、體力不濟、糖尿病、過敏、失憶和許多其他退化性症狀。**

我們接觸越多自由基，我們細胞組織受損的程度就越嚴重，結果我們得到上述疾病的機率就越大，污染的空氣和食物中的毒素與化學添加物，這些都會使我們接觸到自由基，而有一些自由基反應是細胞代謝的自然過程。我們不能避免環境中所有的自由基，不過我們可以減少接觸它們。例如抽菸會造成肺部自由基反應，某些食品和食品添加劑也會引起破壞性自由基反應，進而影響我們整個身體。減少接觸這些會產生自由基的物質可以降低罹患退化性疾病的風險，因此你選用的油脂類型對你的身體健康有直接的影響。

不飽和油脂氧化（酸敗）後會產生自由基，而油脂的不飽和脂肪含量越高，它們就越容易氧化，因此，多元不飽和油脂比單元不飽和油脂更容易氧化，單元不飽和油脂又比飽和油脂更為脆弱。

高溫、光線和氧氣是促進氧化的催化劑，暴露的時間越長，氧化的程度就越大。多元不飽和油脂從原料萃取後，若暴露在高溫、光線和氧氣中時，氧化的速度會變得非常快。當你在商店買一瓶大豆油

時，它早已開始氧化，在貨架上暴露在光和熱（即使是室溫）中就足以促使其氧化變質。一旦你把它帶回家打開瓶子，氧化和自由基會加速形成。如果你煎煮炒炸樣樣都用同樣的油，那麼你會大大加速自由基形成，造成更進一步的健康問題。

　　大量的研究早已報導有關食用加熱植物油的毒性作用，有些研究甚至早在1930年代就已發表（註11）。基於這個原因，你永遠都不該將多元不飽和植物油用在烹調或烘焙上，諷刺的是，有一些人會買「冷壓」植物油回家用在烹調上。然而，冷壓油脂的氧化速度和精煉油脂的氧化速度其實是一樣快的。

　　單元不飽和與飽和油脂不像多元不飽和油脂那麼容易氧化，它們用於烹調上比較穩定，單元不飽和油脂可以安全地使用於低溫烹調，而最耐氧化的飽和脂肪則可以用於任何型式的烹調方法，即使高溫烹調也無害，只要它們沒有超過發煙點，每一種油都有不同的發煙點。

　　精煉植物油騙很大，你很難分辨真假，它們看起來都很像，全都經過精煉、除臭，並且去除所有的味道和特性，當這些油開始變質時，它的味道或氣味不受影響（註12），**你很可能吃到極餿且高度氧化的油脂，但甚至感覺不出有任何差異**，尤其是如果油與其他平日常搭配的食物混合在一起。唯有含有雜質如蛋白質或植物渣的變質油才會產生難聞的氣味與味道，自由基會攻擊這些雜質，並且將它們轉化成帶有腐爛味道的物質。加工最少，仍然保有一些天然植物成分的油脂比高度加工與精煉的油脂更容易產生難聞的氣味。所以，你很可能在不知不覺中吃下了變質的油脂。

　　保有天然風味和香氣的不飽和油脂會在一定的時間內變質，如果油脂開始聞起來有一點油耗味，請你把它扔了。不過，已經脫臭和精煉的多元不飽和油脂在變質後不會有任何味道或氣味，因此不要使用它們，帶有天然宜人香氣的油脂才是最佳的食用油。

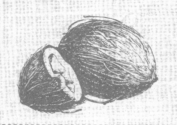

4
Chapter

膽固醇與飽和脂肪

Cholesterol and Saturated Fat

心臟疾病的膽固醇論

我想帶你回到很久以前你尚未出生，但年代還稱不上久遠，就在你的曾曾祖父母那個時期，1878年。為什麼是1878年？因為就在這一年，有一種陌生的新疾病首次被記載在醫學文獻中，一位名為亞當・漢默（Adam Hammer）的英國醫師第一次描述這種前所未見，但現在被稱為心臟病發作的症狀。在當時，醫學文獻並沒有記載任何心臟病發作的病例，漢默醫師指出患者曾經感到劇烈胸痛，隨後倒地死亡，其中驗屍報告發現患者的心臟肌肉組織已經壞死，因而導致心臟衰竭和死亡。如今，心臟病發作的跡象眾所周知，每天有無數的人死於心臟病，堪稱是當今世上頭號殺手。根據統計，一般死於心臟病發作的機率大約為三分之一。

為何當時心臟病如此罕見，如今卻成為一種常見的疾病？許多心臟病受害者年僅三、四十歲，在一個世紀之前，人們能活到六、七十歲，甚至八十歲而沒人死於心臟病，所以這不是老化引起的疾病。如果你在街上問任何人關於造成心臟病的原因，你得到的答案往往是吃太多的膽固醇與飽和脂肪，然而這真的是引起心臟病的主要原因嗎？

讓我們回到1878年。前人食用的主要脂肪和油脂類型是什麼？在那個年代，最常用的油為**豬油、牛油、奶油、椰子油和棕櫚油，以及少數的橄欖油**，當時他們沒有足夠的技術製造大量的玉米油、大豆油、紅花油和大多數的其他多元不飽和油脂，所以，我們的祖先主要攝取富含膽固醇與飽和脂肪的動物油脂，卻從來沒聽說過心臟病，這些油脂對他們健康的影響顯而易見——心臟病、癌症、糖尿病、肥胖和眾多其他現代文明病，但在當時卻很罕見。

如果膽固醇與飽和脂肪正如許多人所聲稱，是造成或甚至是助長這些健康問題的主因，那麼為何在經歷數千年人類的飲食後，它們突

然變得具有毒性？一直以來我們被告知膽固醇和飽和脂肪是造成心臟病的原因，久而久之這些我們都能倒背如流，但真的是這樣嗎？從醫學科學和歷史上的答案則是否定的。

1950年代，抹黑天然飽和脂肪的企業打手學者——安塞爾・基斯（Ancel Keys）首次提出心臟疾病的膽固醇假設，他使用來自六個國家（美國、加拿大、澳大利亞、英國、義大利和日本）的資料，指出攝取脂肪與心臟病死亡率的相關性，他的資料顯示攝取越多脂肪，心臟病的死亡率就越高，特別是飽和脂肪更是被認定為罪魁禍首，於是基斯的膽固醇假設馬上被公認為是令人百思不得其解的心臟病死亡人數迅速激增的最佳解釋。

然而基斯的這份指標研究有嚴重的缺陷，他非常仔細地篩選了他的資料。當時他手上有22個國家的資料，不過他只用那些支持他假設的數據，其他另外16國的資料不但不支持他的假設，甚至還與他的假設相互抵觸。例如，芬蘭心臟病的死亡率是墨西哥的24倍，即使這兩個國家攝取的脂肪量幾乎完全相同。另一個例子，美國心臟病的死亡率遠高於法國，儘管法國攝取的飽和脂肪和膽固醇量比美國還高出許多。如果你看基斯手上所有國家的飲食資料，你會發現飽和脂肪的攝取量與心臟病並沒有關聯性。儘管事實如此，因為當時醫生們急欲找出二十世紀上半葉心臟病激增的原因，於是這個理論便提供了一個方便的答案。由於當時沒有其他理論出現，因此基斯的假設很快得到認可，並且成為大眾認知的心臟病根源。

被稱為心臟病之父的保羅・懷特（Paul Dudley White）博士專門研究心臟和心臟疾病，他在1910年從醫學院畢業，並且曾經在艾森豪總統任內期間擔任他的醫生。作為一個年輕人，懷特寫道，他對於在歐洲醫學文獻中看到的一種罕見新疾病很感興趣，就在**1921年**，執業的十一年後，他首次看到心臟病發作的患者，**當時心臟病極為罕見**。到

了1950年代，他擔任艾森豪總統的醫生，這時心臟病已成為全國主要的死因。後來在他的執業生涯中，身為世界心臟病的最高權威，當他被問及關於膽固醇和飽和脂肪導致心臟病理論的個人看法時，他表示無法支持這項理論，因為他知道這與病史不符[註1]！

　　以下圖表說明了為何飽和脂肪和膽固醇不可能是造成心臟病的原因，圖表中隨時間推移，記載每十萬人中心臟病發作的人數與膽固醇和飽和脂肪的攝取量。請留意，其中膽固醇和飽和脂肪攝取量基本上一直維持不變，不過心臟病發作的死亡率卻激增，顯然心臟病和膽固醇或飽和脂肪的攝取量並沒有關聯[註2]。

　　在1910～1920年間，心臟病的死亡率相當低，大約每十萬人中只有10人受到影響。到了1930年，死亡率飆升至每十萬人有46人，到了1970年，死亡率更是高達每十萬人中就有331人。值得注意的是，二十世紀初，糖的消費開始愈來愈普遍，而且攝取量穩定增加，這一點和

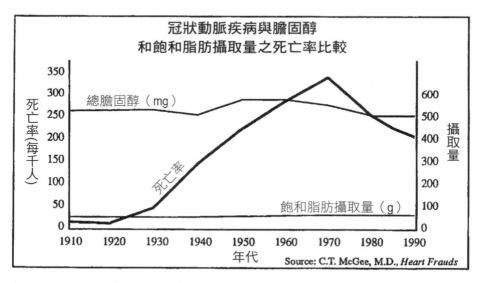

在1910～1970年間，冠狀動脈疾病的死亡人數劇增至令人難以相信的3,010%，之後才有開始減緩的趨勢。在此期間，膽固醇和飽和脂肪的攝取量仍然維持不變，因此這顯示膽固醇或飽和脂肪與心臟病之間的關聯性很小。

心臟病發生率不謀而合，從這一點看起來，似乎糖的攝取量與心臟病的關聯比起飽和脂肪或膽固醇還要來得強烈。

食品和藥品製造業一直非常積極宣傳和推廣飽和脂肪與膽固醇會導致心臟病的錯誤理論〈編審註：以利銷售降血脂藥物〉，自從1950年代以來，他們是這個領域研究的主要財務贊助人，然而，即使經過六十年的研究，至今仍少有證據可以支持低膽固醇和低飽和脂肪攝取量真的可以降低心臟病死亡率或延長壽命的看法。

膽固醇理論或膽固醇假說表示，1920年後，動物脂肪的攝取量一定有顯著增加的趨勢，因為心臟病人數激增，不過事實上，美國在這段時間奶油和動物脂肪的攝取量不斷地下降，同時間糖和植物油的使用量卻急劇增加。從1910～1970年這六十年間，美國人飲食中的傳統動物脂肪量從83%下降至62%，奶油的攝取量更從平均每人每年17磅減少至4磅左右。在過去八十年裡，膳食膽固醇的攝取量只增加1%，然而同一時間，植物性奶油、起酥油和加工油脂等這些膳食植物油的攝取量卻增加了400%。當你客觀地看待所有的事實後，你會發現膽固醇假設是不成立的。

為了企圖嚇唬大眾和促進植物油的使用量增加，全天下將所有的疾病都歸咎於動物脂肪，現在這成了名正言順的看法，即使目前仍少有證據可以證明動物脂肪會對人體造成任何傷害。肥胖、糖尿病、癌症、心臟病──你能想到的疾病，有人聲稱在某種程度上，飽和脂肪和膽固醇是肇因，不過再一次地，事實與理論並不相符。

缺乏維生素與礦物質

儘管經過幾十年的研究和動物脂肪攝取量大幅下降，心臟病仍然是我們的頭號殺手。眾多研究人員不斷地嘗試證明膽固醇和心臟病

之間的明確關聯性，結果都沒有成功，這讓研究人員和贊助商非常錯愕，因為研究顯示兩者之間的關聯性很微小，甚至關係不大。

　　如果不是飽和脂肪和膽固醇導致心臟病，那會是什麼呢？其實目前有許多導致心臟病的因素遠比這些油脂的可能性還要來得大。

　　在1940年和1950年間，研究人員尤德金（Yudkin）和洛佩茲（Lopez）發現攝取精製糖和心臟病之間的關聯性。糖會抑制免疫系統，降低身體對細菌和病毒的抵抗力，進而可能導致心臟和動脈發炎。發炎是導致動脈斑塊形成和動脈硬化的促成因素之一，進而造成心臟病。

　　近年來，隨著包裝加工食品的使用，我們的維生素和礦物質攝取量逐年下降，其中**維生素C**就是加工食品缺乏的營養素之一，然而，維生素C卻是維護結締組織（包括那些在動脈內的組織）完整性的必需營養素，**缺乏維生素C的症狀之一就是動脈粥狀硬化**。此外，來自食物中保持動脈強健的必需營養素**維生素B群**，含量也日漸下降。研究顯示，缺乏維生素B是造成動脈粥狀硬化和心臟病的主要原因之一[註3]。

　　心臟病與缺乏**礦物質**也有關係，飲用水富含天然礦物質的地區，冠狀動脈心臟病的發生率較低，特別是**鎂**，因為鎂是一種天然的抗凝血劑，且有助於**鉀**的吸收，進而預防心律不整。另外，**維生素D**也是保護心臟的重要營養素，它同時有助於礦物質的吸收，尤其是**鈣**和**鎂**。我們的身體可以透過陽光照射皮膚後經由膽固醇製造維生素D，不過，我們被告知要降低膽固醇攝取量，並且我們害怕暴露在陽光下會導致皮膚癌。

　　過量攝取糖分會耗盡維持健康動脈所需的**維生素B含量**，根據美國農業部研究顯示，**果糖甚至可能比蔗糖更危險**，因為果糖主要是**高果糖玉米糖漿**，現今已成為製造碳酸飲料、點心和其他所謂健康食品的添加首選。

1968年，心臟病的死亡率從過去四十年以來首次下降，並且逐年緩慢下降至今，到了1990年，死亡率已下降至每十萬人只有194人。那些支持膽固醇假設論的人並未藉此邀功，因為脂肪攝取量在這段期間仍然維持相對不變的量。從1970年代開始，死亡率之所以下降，很可能是因為**愈來愈多人使用維生素和礦物質補充劑**。缺乏營養素很可能是造成心臟病的主因，但隨著維生素和礦物質的使用量增加，心臟病死亡率則有稍微減緩的趨勢。

精製植物油除了脂肪酸之外，幾乎沒有營養價值，它們基本上是空熱量。這些油脂不僅沒有維生素或礦物質，實際上還會消耗體內儲存的營養素，進而導致營養不足。多元不飽和油脂不管在人體外或人體內都極度不穩定，非常容易氧化，而且氧化的多元不飽和油脂會產生破壞性的自由基，這時我們體內的抗氧化營養素，例如**維生素A**、**維生素E**、**維生素C**、**β-胡蘿蔔素**、**鋅**、**硒**等，會為了對抗這些自由基而受到破壞，在這個過程中，身體很可能會因缺乏這些必需要營養素，結果造成一種名為「亞臨床」的營養不良，導致身體退化，甚至助長身體變胖，這也難怪隨著維生素的銷售量增加，心臟病的發作率也隨之下降。

Ω6多元不飽和植物油（如大豆油、玉米油、葡萄籽油）的另一個問題是，事實上，它們包含的主要脂肪酸——亞麻油酸，會透過身體轉化成類激素物質，稱為**前列腺素PGEZ II**。過多的前列腺素PGEZ II對健康會產生負面影響（造成發炎與凝血），例如它們會助長血栓、動脈收縮，進而導致動脈變窄和發炎，這些都會促進心臟病的發展。此外，這些油脂產生的自由基會傷害動脈，從而造成斑塊沉積，所以隨著植物油攝取量大增，心臟病的發作率也大幅上升，就變得一點也不奇怪。

膽固醇迷思

多年來，我們被告知膽固醇和飽和脂肪會提高血液中的膽固醇，進而導致心血管疾病，我們常常聽到這個理論，以為有大量的證據支持這個膽固醇假說，不過實際上，到目前為止，**沒有一項研究顯示高血膽固醇會導致心臟病，一項都沒有！事實上，結果正好相反**，許多研究指出膽固醇並不會造成動脈阻塞或心臟病，而且死於心臟病的人並無高血膽固醇的症狀，其他高血膽固醇的人也無心血管疾病的徵兆——動脈內沒有斑塊、凝血功能正常、血壓也正常。如果高血膽固醇會引起心血管疾病，那麼所有符合該條件的人症狀應該吻合，但事實並非如此，證據就擺在眼前。

大多數膽固醇研究專家終究得承認高血膽固醇並不會導致心臟病，**這個假象的產生與製藥業有很大的關係，因為他們出售價值數十億美元降低膽固醇的藥物**。他們大聲疾呼高血膽固醇會導致心血管疾病，呼聲之大且不斷重複，我們因此被洗腦，對此深信不移。縱觀歷史，那些含糊不清的政治人物所抱持的哲學就是：要說謊，就要說得夠大聲，多說幾次，最終每個人都會信以為真，不管它是多麼荒謬。這就是我們對膽固醇認知的情況。

查爾斯·麥基（Charles T. McGee）博士在他的著作《心臟騙局》（Heart Frauds）中指出，「膽固醇理論與冠狀動脈疾病相互矛盾，對絕大多數人而言，飲食中攝取脂肪和膽固醇對血液中的膽固醇值並不會有太大的影響。許多有高血膽固醇的人從未有過冠狀動脈疾病，而低血膽固醇的人可能且確實有人發展成冠狀動脈疾病，其中大約有三分之一心臟病發作的患者的血液膽固醇值是在正常範圍內。美國心臟協會試圖運用飲食來降低冠狀動脈疾病的死亡率，卻始終失敗。此外，當我們開始利用藥物企圖降低血液中的膽固醇後，總死亡率不降

反升，完全出乎意料之外。」[註4]

　　為了試圖證實膽固醇假說，六十多年來研究人員一直嘗試證明膽固醇和飽和脂肪會導致心臟病，但沒有任何研究可以證實這點。根據佛雷明翰研究監測將近五千人長達十年的報告指出，攝取越多飽和脂肪的人，並不會因此比其他人更容易發展成心臟病[註5]。

　　心臟外科醫生麥可·迪貝克（Michael DeBakey）在貝勒大學進行一項人數眾多的研究，他發現在1,700位動脈粥狀硬化，嚴重到需要住院的患者，僅有五分之一的人是屬於高血膽固醇[註6]。哈倫·克魯霍爾（Harlan M. Krumholz）博士在《美國醫學協會期刊》（Journal of the American Medical Association）發表文章指出，高血膽固醇的人並不一定是最容易罹患心臟病或死於心臟病的族群。他指出，在一項包含997人，年齡在65歲以上的研究中，高膽固醇的人其心臟病發作和死亡率與膽固醇值正常的人一樣。你以為隨著年齡增長，更多的膽固醇會積聚在動脈，進而增加心臟病的風險，不過事實上，年齡增長並不會增加心臟病發作的風險，不管怎樣，研究並未顯示年齡與膽固醇之間的關聯性。

　　例如，在一項研究中，受試者的平均年齡在79歲，研究人員發現「在這個族群中，沒有任何證據顯示膽固醇值升高會增加心臟病或死亡的風險」[註7]，明尼蘇達大學營養與食品科學系教授保羅·艾迪斯（Paul Addis）和葛列格里·華納（Gregory Warner）說明：「普遍的看法認為動脈粥狀硬化絕對是膽固醇累積在動脈中，這點已確實被證實是錯誤的。所以那些嚴謹的研究人員不太能接受『質脂假說』，於是提出了一個與之競爭的假說，例如『損傷反應假說』〈編審註：此指牙周病牙菌斑寄居血管壁所造成的損傷，而激發低密度膽固醇的製造來修補損傷。〉[註8]，由於膽固醇假說有許多不一致之處，因此它也被稱為膽固醇迷思。」

1950年代，冠狀動脈疾病成為我們主要的死因，至今仍然一樣。避免攝取膽固醇和脂肪、降低膽固醇藥物上市和食用低膽固醇與飽和脂肪食物並沒有停止心臟病流行，很顯然原因有他，而且是一個廣被忽略的致因，這才是問題的根源。

調節膽固醇

根據膽固醇假說的理論，膽固醇和飽和脂肪飲食會導致高血膽固醇，之所以包括飽和脂肪是因為它會經由肝臟轉換為膽固醇，因此我們吃下的脂肪對體內的膽固醇值有直接的關係。不過，這個論點的問題在於，飲食中的脂肪攝取量對我們的膽固醇值只有非常輕微的影響，為什麼呢？因為我們血液中大部分的膽固醇並非來自我們的飲食，而是來自我們的肝臟，血液中大約有80%以上的膽固醇是由我們身體本身製造的。

為了顧及這項事實，那些相信膽固醇假設的人聲稱飲食中的飽和脂肪會自動轉換為膽固醇，所以飽和脂肪吃得越多，血液中的膽固醇就會越多。肝臟被描述成一種機器，盲目地製造多到爆的膽固醇，我們吃下越多飽和脂肪，體內就會製造更多的膽固醇。

這種情況並不符合人體生理學，肝臟會製造與調節數百種生長、消化和維護等必需化合物的平衡，血液中的膽固醇不是偶然的，不會那麼容易受到食物的影響，肝臟並不是隨心所欲地製造化合物，例如膽固醇，一切都有其特定原因，而且數量經過嚴格控制和監管，以達到維持體內的平衡或化學平衡，**肝臟會仔細調節我們體內的膽固醇含量**，因此膽固醇高低真的與我們吃多少飽和脂肪無關。肝臟只會製造體內需要平衡的量，每個人的身體都不一樣，所以每個人需要的膽固醇量不盡相同，視身體的需要為準，然而，這個數值是穩定不變的

（差距在5～10%之內），無論我們的飲食和生活方式為何。

肝臟不需要飽和脂肪也能製造膽固醇，它可以利用其他脂肪，甚至可以利用**糖和碳水化合物**（註9）。因此，那些宣稱飽和脂肪會提高血液中的膽固醇，但卻忽略其他脂肪與糖的因素，是不合乎邏輯且不準確的。如果膽固醇攝取量不足，肝臟會利用其他的食物來源，這也是為何即使飲食中膽固醇攝取量顯著降低，對血液中的膽固醇值影響卻是微乎其微（註9）。

病理學家兼醫學研究人員克爾麥·麥卡利（Kilmer S. McCully）博士調查飲食與心臟病和癌症之間的關係長達三十年。他指出：「肝臟內所產生的膽固醇量是根據人體不同器官所需，進行嚴密的控制與調節，如果飲食中的膽固醇含量增加，一個健康、運作正常的肝臟會減少膽固醇製造量，以配合身體的需要。如果**飲食中膽固醇量減少，肝臟就會製造多一點膽固醇**，我們的身體透過這個方式精確地調節其所需的膽固醇製造量。」（註3）

身體每天大約會製造一千毫克的膽固醇，相較之下，美國男性平均每天的膽固醇攝取量為327毫克，女性則是221毫克。然而，在我們所吃的膽固醇中，只有三分之一會透過腸道被身體吸收，其餘的都會排泄出來。理論上，每日被人體吸收的膳食膽固醇會提高血液中的膽固醇值大約163ml/dl，不過結果並非如此，以下是原因：

身體對高脂肪膳食的應因之道不是只有那一套，而是有好幾個選項——腸道可以吸收大量或少量膽固醇；**肝臟可以關掉本身製造膽固醇的機制；肝臟也可以將這些膽固醇轉換為即將排泄的膽汁酸**。其中這些反應的程度取決於膳食膽固醇含量和個人的基因構造，有些人吸收力比其他人好，有些人則排泄力勝於他人（註10）。

對大多數人而言，血液中膽固醇的含量，絕大因素是取決於遺傳而非飲食，然而激烈的飲食、有毒物質、感染或藥物，都有可能擾亂

正常的膽固醇平衡。若膽固醇降低，假設有的話，對整體的健康影響不大，但如果降低太多則可能對身體有害。

飽和脂肪與心臟病

這些年來，人們花費數十億美元的研究試圖證明膽固醇假說，然而，至今沒有一項研究可以提供這份證明。有一些研究似乎支持飽和脂肪會增加罹患心臟病風險的理論，有一些則駁斥這個理論。

當各式各樣的研究結果出現後，人們會選擇那些支持他們理念的研究，於是提倡飽和脂肪會導致心臟病想法的人，就可以找那些支持他們理念的研究。另一方面，那些不相信飽和脂肪是有害的人，也可以找到研究支持他們的觀點。不過，到底哪一個才是正確的呢？

雖然大眾通常只聽到一方的論點，不過自從1950年代，安塞爾・基斯提出膽固醇假說後，醫學界就開始為此爭論不休，雖然已進行許多研究，但結果的價值不一。有些研究的受試者相對較少，有些則有大量受試者。任何研究的準確性和可信度會隨著受試者的人數增加而提高。很明顯地，涉及五萬位受試者的研究結果其重要性遠大於只有一千位受試者的研究結果。一份大型且涉及五萬位受試者的研究結果，其可信度遠比十個小型但總人數只有一萬人的研究結果更為可靠。所以多少個研究總數不是重點，重要的是研究中涉及的人數，如果合併這些不同研究的所有受試者，採單一的研究來評估，不知最後的結果會是如何？

為了得到明確的結論，哈佛大學醫學院的研究人員決定合併所有先前關於飽和脂肪與心臟病的研究，將之當成一個大型研究，這樣一來結果可能會更準確。由於合併所有的研究，因此不會有任何小型研究反駁該結果。研究人員收集過去幾十年來設計嚴謹的研究資料，並

且做出總結，這項統合分析涵蓋將近35萬份受試者的資料，最後他們終於找到答案。他們分析的結果指出，飽和脂肪並不會增加罹患心臟病的風險，研究中那些攝取最多飽和脂肪的人，其罹患心臟病的風險並沒有高於那些攝取最少飽和脂肪的人（註11）；每天早餐吃培根和雞蛋，晚餐吃牛排的人，其罹患心臟病的風險也沒有比避免食用飽和脂肪的素食者高。這項研究指出，排除合理的懷疑，飽和脂肪不會導致或甚至促進心臟疾病。

自從2010年這項具代表性的研究公布後，一些比較飽和脂肪與其他脂肪攝取量的新研究就已經證實飽和脂肪不會促進心臟疾病（註12-13）。2014年，劍橋大學研究人員發表另一份更廣泛的統合分析，這項研究合併之前72項研究，包括來自18國，超過60萬名受試者的資料。這份研究結果證實哈佛大學之前公布的結果——攝取最多飽和脂肪的人，其罹患心臟病的風險並不會比那些攝取最少的人高，事實上，該研究發現某些形式的飽和脂肪，實際上可以預防心臟病（註14）。目前證據已很明顯，飽和脂肪不會導致或促進心臟病，在某些情況下，它甚至有助於預防心臟病的發生。

為何你需要飽和脂肪

雖然我們通常不認為飽和脂肪是一種必需營養素，但它對健康的重要性和其他營養素一樣。實際上，飽和脂肪是身體每一個細胞必要的成分，**細胞膜至少有50%來自飽和脂肪**，這樣才能提供細胞所需的強度與完整性，以維持功能運作正常。如果你的細胞沒有足夠的飽和脂肪酸來維護結構的完整性，這樣一來細胞會變得脆弱與產生漏洞，進而導致組織退化和機能失常。身體的所有器官都有專門的細胞來執行特定的任務，假設有任何器官的細胞無法執行其功能，那麼整個器

官將會產生障礙。**腎功能衰竭**是因為細胞死亡或無法正常運作，而**肝臟疾病**則是因為細胞功能失調，所有疾病都是細胞的疾病。

因此，健康的身體需要健康的器官，也就是需要健康的細胞，而你的細胞需要飽和脂肪來維持健康。所有身體器官的細胞都需要飽和脂肪，如大腦、肝臟、腎、肺、心臟等，尤其是**大腦**特別重要，因為它含有70%的脂肪，**其中大部分是飽和脂肪**（動物性）。

正常的**骨骼發育**和**預防骨質疏鬆症**需要**飽和脂肪**，許多人吃低脂飲食，特別是低飽和脂肪飲食，並在同時間補充大量的鈣，但他們仍然患有骨質疏鬆症。我們吸收的**鈣若要有效地與骨骼結合，飲食中至少需要70%以上的脂肪為飽和脂肪**[註15]。素食者的飽和脂肪攝取量通常比非素食者少，其結果就是素食者罹患骨質疏鬆症的風險極高。在一項基督安息日會的研究指出，由於他們一般是素食主義者，結果顯示他們的臀部比非素食者更容易骨折[註16]，因此，如果你想預防骨質疏鬆症，你需要每天攝取飽和脂肪。

飽和脂肪可以支援免疫系統，有助於身體健康[註17]，免疫系統則可對抗感染，讓你遠離癌症。飲食中有充足的飽和脂肪可以保護你免於受到這些疾病的摧殘[註18]，**飽和脂肪可以保護肝臟不受酒精、藥物和其他有毒物質的毒性傷害**[註19-20]。

在1950～1960年間，當飽和脂肪首次與高膽固醇聯想在一起時，研究人員開始尋找飽和脂肪可能會造成的影響。他們推論，如果攝取過多飽和脂肪會提高膽固醇，那麼它可能也會與其他不良症狀有關，於是研究人員開始研究飽和脂肪與癌症之間的關聯。不過，令他們驚訝的是，相較於其他油脂，飽和脂肪似乎有保護的作用而不是致病[註21]，此外，進一步針對其他症狀如**氣喘**、**過敏**、記憶衰退和抗衰老等研究也顯示出類似的結果[註22]。〈編審註：肺泡的表面張力（撐開微血管團的力量）必須完全仰賴十六碳結構的飽和細胞（大量含於母乳或

牛乳中），因此肺泡張力不足是引起幼兒氣喘最主要的原因之一。美國心臟科醫師Dr. Donald W. Miller Jr. MD認為，足量補充青草牛奶油是解除氣喘的有效方法。〉

心臟病的兩個後果是心臟病發作和中風，這些都是由於動脈阻塞所引起。心臟病發作是因供給心臟的動脈阻塞，在缺氧的情況下心臟窒息而死亡；中風則是因供給大腦的頸動脈阻塞。人類和動物的研究一致顯示，攝取飽和脂肪實際上可以**預防中風**（和一般心臟病）。

研究顯示，高脂肪飲食可以降低中風風險，尤其是飲食中含有高飽和脂肪與膽固醇（註23-27），其中一份哈佛著名的長期研究，涵蓋832位年齡介於45～65歲，最初沒有心血管疾病的男性，該研究觀察中風與脂肪攝取量和脂肪類型的關係長達二十年。根據其他的研究表示，相較之下，攝取飽和脂肪比起多元不飽和脂肪，反而有助於降低缺血性腦中風的風險（註28）。

大量研究顯示，當人們奉行低碳水化合物、高脂飲食後，他們的身體狀況都有好轉的現象，**體內減去多餘脂肪、膽固醇指數下降、好的高密度膽固醇（HDC）升高、膽固醇比例下降、C反應蛋白（發炎指標）下降、血糖正常、血壓改善，這一切都顯示罹患心臟病的風險降低，同時也包括糖尿病、老年癡呆症、癌症和其他退化性症狀的風險也隨之降低**。攝取飽和脂肪不僅不會導致心臟病，反而有預防的作用，特別是當我們減少碳水化合物的攝取量時。

我們得出的結論是，攝取富含飽和脂肪和膽固醇的食物是沒有問題的，這麼做並不會增加罹患心臟病或中風的風險，反而有助於減重，並且改善整體健康。

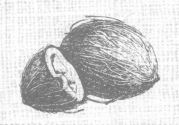

5
Chapter

碳水化合物之好壞

Good Carbs, Bad Carbs

單一與複合碳水化合物

當你看著一個漢堡，你看見什麼？是什麼讓一個漢堡之所以稱得上漢堡？大多數人會看到一個沾滿祕方醬汁的瘦肉餅夾在小圓麵包中間，如果我們夠幸運的話，還會有一片小黃瓜、切碎的洋蔥和一片番茄。如果你是一個營養師，你看食物的角度就不同了，你會描述它的營養成分：包含多少脂肪、蛋白質和碳水化合物。漢堡內的那塊瘦肉代表絕大多數的**蛋白質**和**脂肪**，其中脂肪可能也會列入祕方醬汁中，因為它的主要成分來自於雞蛋的蛋黃，小圓麵包和蔬菜則被歸類於碳水化合物。

我們飲食中的蛋白質和脂肪大多數來自動物，另一方面，碳水化合物則來自植物，其中唯一**來自動物**的重要**碳水化合物**來源是**牛奶中的乳糖**；植物中富含碳水化合物，其含量僅次於水。所有植物細胞的細胞壁和結構與細胞強度都要仰賴碳水化合物，同時植物也會儲存碳水化合物，主要是以澱粉的形式，作為一種能量來源，例如種籽萌芽的過程中會利用碳水化合物作為能量。雖然植物也含有一些蛋白質、脂肪和其他物質，但不管碳水化合物是何種形式，其含量仍然是最豐富的。胡蘿蔔主要是碳水化合物，洋蔥、馬鈴薯、小黃瓜、馬唐草、橡樹和矮牽牛等也是。

碳水化合物含量最高的植物為穀物、豆類和根莖類（如馬鈴薯等根莖蔬菜），這些食物含有高比例的澱粉，其中穀物特別重要，換句話說，它們占我們日常飲食的絕大多數。我們最常食用的穀類經精製過後（**去除大部分的纖維、脂肪、蛋白質、維生素和礦物質**），留下來的幾乎是**純澱粉**，這些製品被稱為**精製碳水化合物**。

當你在吃任何植物性食物時，你真正吃下的其實是糖，為什麼？因為碳水化合物幾乎和糖沒有分別，所有碳水化合物，不管是來自穀

類、朝鮮薊或西瓜都由單糖所組成。

糖的專門術語為**醣類**（saccharide），醣類是所有碳水化合物的基礎。醣類有各種不同的大小，那些包含一個分子的糖稱為**單醣**（monosaccharide），包含兩個分子的糖稱為**雙醣**（disaccharide），那些形成長鏈分子的糖則稱為**多醣**（polysaccaride）。

單醣和雙醣統稱為糖或**單一**碳水化合物（simple carbonydrate），它們帶有甜甜的味道，例如**葡萄糖**、**果糖**、**蔗糖**和**乳糖**，當你吃水果時，那些甜味就是來自單一碳水化合物。多醣被稱為**複合**碳水化合物（complex carbonydrate），因為它們可能包含數百個或甚至數千個糖分子連結在一起，例如，**澱粉**就是由長鏈葡萄糖分子所組成。南瓜和豆子的味道之所以不甜，是因為其大部分的糖是屬於複合碳水化合物形式，隨後**在消化過程中，複合碳水化合物會被分解成單糖**。

纖維是另一種**複合**碳水化合物，組成的分子也是糖，但**纖維不會分解成單糖**，而且幾乎不含任何熱量，這些糖分子以緊密的形式排列在一起，人體並不具備分解這些糖的必需酶，因此纖維基本上**不含熱量**，而且沒有與糖有相關的不良影響。

隨著纖維穿過胃和小腸時，它的形式仍然維持不變，當它終於到達大腸（結腸）後，那兒的部分細菌會消化它，並且吸收它的營養。在這個過程中，**細菌**會產生一些維生素和其他營養素以供我們吸收和利用。透過這種方式，我們與細菌形成一種互助的共生關係，我們提供細菌一個居所和食物，它們則是生產維生素供我們使用。（如維生素B群）

高纖食品包含了大多數的新鮮蔬菜，對減肥也有很大的幫助，它們提供容積填飽肚子，讓人有飽足感但不含卡路里。富含纖維的食物往往也含有對健康有益的豐富維生素、礦物質和其他重要營養素。

在正常情況下，我們的身體是靠**糖**在運作，**葡萄糖是我們細胞能**

量的主要燃料。現在，在你尚未過於興奮和異想天開地認為從此可以靠糖類食物過活前（例如冰淇淋和蛋糕），讓我先好好解釋一下。其實，複合碳水化合物本身並沒有太大問題，我們從蔬菜、堅果和其他富含複合碳水化合物的食物中獲得許多優質營養，然而**過度攝取**，特別是**單一和精製碳水化合物，才是真正的問題**。富含纖維和複合碳水化合物的食物被認為是好的碳水化合物，富含糖與精製碳水化合物則是造成高血糖、高體脂與肥胖的元凶。

多吃蔬菜

糖和精製碳水化合物是促使體重增加和肥胖的元兇，相反地，新鮮蔬菜和水果是好的碳水化合物，多項研究顯示，富含蔬菜和水果的飲食可以抵禦疾病和促進身體健康。請注意，我們在這兒將蔬菜擺在水果之前，是因為它們對你的健康**更為重要**，攝取大量蔬菜有助於減重、預防糖尿病、心臟病和中風、控制血壓、預防某些類型癌症、避免痛苦的消化系統疾病、防範白內障和黃斑部病變，以及保護大腦免受神經退化性疾病之苦。

蔬菜和水果大部分是水分，也是纖維的最佳來源，可以填飽肚子，讓我們有飽足感，同時不會增添任何多餘的卡路里，為此，低碳水化合物、低糖產品有助於減重。此外，新鮮的產品也富含維生素和礦物質，有助於促進身體健康。

研究一致顯示，富含蔬菜和其他全食物（水果、全穀物、堅果、種籽）的飲食可以預防退化性疾病。**飲食中若減少碳水化合物的攝取量，進而改以蔬菜、脂肪與蛋白質代替，其結果有助於改善健康和預防疾病**[註1]。

為何蔬菜和其他全食物對我們有這麼多好處？因為它們

含有滋養人體的必需維生素和礦物質，以及無數的植物化學素（phytochemicals），可保護我們遠離疾病和維護身體健康。植物營養素是植物製造的化學物質，具有類似維生素的特性，其中一種是**β-胡蘿蔔素**，它是一種抗氧化劑，有助於保護我們免受癌症和心臟病之苦，此外，如果身體有需要的話，它也可以**轉換成維生素A**。β-胡蘿蔔素是使胡蘿蔔、南瓜和其他蔬菜呈現黃色和橙色顏色的成分；另一種植物營養素**茄紅素**最近已被公認可以降低前列腺癌的風險，而它就是使番茄、西瓜和粉紅葡萄柚呈紅色的原因，目前植物性食物中已知的植物營養素已超過二萬種以上。

在過去，單一維生素和礦物質被認為足以治癒健康問題，現在我們知道，雖然單一營養素或許有效，但**多種營養素一起合作可以發揮最大的協同效益**。營養素就像音樂會上交響樂團裡的各種不同樂器，大家共同合作才能譜出美妙的樂音。每一種樂器都需要發揮最好的樂音，同樣地，各式各樣的營養素也需要適當的比例，就像科學家在營養研究中發現全食物對健康的好處一般。

這也是為何攝取含有幾百種的植物營養素，更勝於補充僅有數十種的維生素錠；為何吃全麥麵包比吃白麵包更好，因為白麵包在精製的過程中已去除二十多種營養素；以及為何新鮮蔬菜和水果優於含有精製碳水化合物的加工包裝食品。

許多人承認他們飲食中需要更多的蔬菜，不過有些人就是不喜歡蔬菜，他們喜歡白麵包、麵食以及其他垃圾食物，但對蔬菜就是不感興趣。很多時候，蔬菜的烹調方式往往非常清淡——擠一點檸檬或加少許的鹽，沒有任何的奶油或醬汁，為的就是要避免飲食中過多的脂肪。在蔬菜中添加脂肪，例如奶油、起司、鮮奶油、堅果、種籽、肉汁和濃稠的奶油醬汁，可以大大提升蔬菜的營養價值和風味。當以這種方式食用蔬菜後，就算與蔬菜為敵的人都會愛上吃蔬菜。當你開始

在飲食中添加更多的蔬菜，你將會更愛它們，特別是以健康方式烹調的蔬菜。

食物中隱藏的糖

縱觀遠古以往的人類史，**糖一直以來都是飲食中不易取得**的部分，例如，兩百年前，每年每人平均大約攝取15磅（6.8公斤）的糖，到了1880年代後期，由於**糖的精製技術大為改進，於是糖的攝取量急劇增加**。1900年代，美國每年每人的糖攝取量上升到85磅（38公斤），**演變至今日，每人平均每年的攝取量則飆升為160磅（72公斤）**。

目前糖的每日建議最高限額為八茶匙，這兒的糖指的是蔗糖、玉米糖漿、高果糖玉米糖漿、蜂蜜和其他等，其中不包括牛奶、水果和蔬菜中的天然糖分。一罐十二盎司的普通汽水含有將近十茶匙的糖，這意味著，你只要吃一片餅乾或一瓶水果口味的優酪乳，或甚至市面上的罐頭番茄湯或沙拉醬，你就會超過每日的限額。

平均統計，我們每天大概消耗五十茶匙（約200公克）的糖！這遠高於八茶匙的限額。以一個平均尺寸的成年人來看，每天從所有食物（水果、蔬菜、穀物、飲料等）中攝取的總碳水化合物大約為2,400卡路里，共計約為350公克。想想看，假設200公克是屬於糖的形式，那麼我們每日總碳水化合物攝取量就有三分之二屬於空熱量，完全沒有營養價值可言，不但無法補充營養，反倒會促使體內養分流失，進而使身體產生代謝性酸中毒而休克，並導致胰島素抗性和體重增加。

不要以為你的食物中沒有加糖或不吃糖果，就表示你沒有吃下大量的甜蜜毒藥，市面上成千的「不甜」製品都含有糖的成分，你可以在加工肉類、**烘焙食品、早餐穀片、番茄醬、烤肉醬、花生醬、義大利麵醬、罐裝食品和冷凍食品**中找到它的蹤跡，它甚至也被添加至冷

凍水果罐頭中，你很難找到不含糖或其他甜味劑的調理包食品，甚至非食品類的物品，例如**牙膏**、**漱口水**、**口香糖**和維生素等等也都含有甜味劑。

今日，糖以多種不同的形式出現，成分標籤列出的順序以重量區分，最前面是含量最多的成分，然後依序列至最後，換言之，糖通常會以多種形式、多次出現在標籤上。在許多包裝食品中，雖然糖或許不是列在首位，不過，如果你綜合「糖」名下的多種形式來看，它將會是標籤上的首要成分。

我們從天然食物中獲得其他的糖分，其中以水果居多，尤其是果汁更是充滿糖分。如果包含這些隱藏來源，你每日的糖攝取量很可能甚至超過添加到食物中的200公克。

隨著多年來飲食中的糖量增加，其他更有營養的食物都逐漸被排斥在外，進而造成我們營養不足。

糖讓我們智商降低

研究指出，攝取過量的甜食，特別是含糖飲料，對當今肥胖症和糖尿病盛行有很大的影響[註2]。糖尿病與罹患阿茲海默症風險增加有密切的關係，而且已有證據顯示，糖尿病可能是帕金森和其他神經退化性疾病一個致病因素。目前有愈來愈多證據指出，高糖攝取量與智力減退、學習困難和記憶力喪失有連帶的關係[註3]。

伯明罕阿拉巴馬州立大學的研究人員已經證實，餵食高糖飲食的老鼠，其大腦會出現與**阿茲海默症**相同的**蛋白質沉積斑點**（amyloid plaque）與記憶缺損之特徵。該研究長達**二十五周**，其中一組老鼠餵食老鼠飼料和平常飲用水，另一組則餵食相同的老鼠飼料，但喝的是糖水，結果餵食糖水組的老鼠在實驗結束後體重增加**17%**，同時也比較

容易產生**胰島素阻抗**和**糖尿病**的症狀。此外，這些老鼠在衡量學習和記憶的測驗表現上變得更差。基本上，它們的大腦內有更多的斑塊沉積，而這是**老年癡呆症**的共同特點^(註4)。

老鼠攝取的糖水量，相當於一名成人每日攝取五罐十二盎司的普通汽水。**五罐汽水**含有210公克的糖，雖然大多數人不會一天喝下五罐汽水，但卻會從其他來源獲得等量的糖，如果汁、糖果、甜甜圈、煎餅、咖啡、糕點、霜淇淋和甚至是日常的食品——義大利麵、番茄醬、燒烤醬、麵包和水果等，這些很容易就超過210公克。平均而言，每個男人、女人和小孩每天大約都攝取這麼多的糖。

當然，嬰兒或兒童的糖消耗量較少，有些人則幾乎不吃糖，亦即表示那些吃糖的成人每天的攝取量其實遠遠超過210公克。有趣的是，餵食糖水的老鼠在短短**二十五周就發生記憶缺陷和斑塊沉積的現象**，那我們長年攝取高糖飲食，大腦又會變得如何呢？

攝取糖和澱粉會使血糖值升高，進而促進一種名為晚期糖基化終末產物（AGEs）的破壞性物質形成。血液中的糖容易與**蛋白質**和**脂肪**糖化或「黏合」在一起，**造成組織永久性傷害，破壞自由基**，而且體內AGEs的累積與老化過程有密切關係，也就是當體內累積得越多，老化速度也就越快。除此之外，AGE的累積與慢性發炎和胰島素抗性有關，這兩者都是糖尿病的明顯特徵，不管糖或澱粉的攝取量是多少，體內都會形成AGEs。攝取量越多，體內產生的AGEs量也就越多。

過度消耗糖會導致慢性高血糖和產生胰島素阻抗，胰島素阻抗不一定是糖尿病患者的專利，任何人**在空腹時的血糖值若超過90mg/dl**（5.0mmol/l）就算是有某種程度上的胰島素阻抗，其中包含了大多數食用含有高糖和精製穀物的典型西方飲食。

有些損壞的糖化蛋白質和脂肪會影響終生，導致**皮膚鬆弛、白內障**和**血管硬化**，雖然我們無法完全防禦老化，不過透過生物學家所謂

的吞噬作用，我們免疫系統的白血球細胞可以移除部分這些小小的麻煩製造者。白血球細胞吞噬與消化AGEs，使其變得無害，這個過程也會運用在細菌入侵之時。

糖會使免疫力下降、**抑制白血球細胞吞噬這些有害物質**的能力，研究顯示，在攝取單劑量的糖後，白血球細胞的吞噬能力會**下降將近50%**，而且持續被抑制**至少五個小時**^(註5)。如果你吃了一頓含糖的餐點，你的免疫系統就會受到嚴重的抑制，並且至少持續到下一頓飯。所以，如果你早上吃鬆餅或含糖早餐麥片，中午喝含糖汽水，晚餐點心吃一杯霜淇淋，你的**免疫系統將一整天都受到嚴重的抑制**，你體內的AGEs難以去除，進而容易受到感染和罹患**癌症**。癌細胞以發酵葡萄糖為其能量來源，糖是癌細胞的食物，所以你糖吃得越多，癌細胞就長得越好^(註6)。

研究顯示，攝取過量的糖與發炎指數C-反應蛋白值（CRP）升高有關，發炎涉及多種疾病，包括心臟病和糖尿病。因糖而導致的疾病多到數不清，包括**過敏**（氣喘）、**精神疾病、情緒波動、性格轉變、神經紊亂、心臟疾病、糖尿病、膽結石、高血壓、衰老、癌症和關節炎**等。糖對**內分泌系統**也有非常不利的影響，其中包括**腎上腺、胰臟和肝臟**，進而會導致血糖值產生大幅的波動。此外，糖也是造成**蛀牙、牙周病、牙齒脫落**和**肥胖**的主要原因。

除了供應熱量外，糖不具有任何營養價值，它不含維生素、礦物質或其他營養素，只是空熱量的來源。事實上，糖是一種抗營養物質，它會搶奪對身體健康極為重要的營養素，攝取糖會導致身體耗盡所需的**鈣、鉀、維生素B$_1$**和**鉻**。在營養素運輸至細胞的過程中，糖會與維生素C相互競爭，因此**糖攝取過量會造成維生素C缺乏，進而導致亞臨床壞血病**。亞臨床疾病意味著有某些症狀，但症狀尚未發展到可以用傳統的診斷方式檢查出來，而亞臨床壞血病會大大增加心臟病發

作、中風、牙齦疾病、感染、癌症、糖尿病和其他健康問題，包括早衰和死亡的風險。

糖和甜味劑（sweeteners）

蔗糖

我們最熟悉，同時也最常見的甜味劑不外是白糖，白糖是**百分之百的蔗糖**，是一種最普及的甜味劑。不管來源為何，大多數天然和精緻的甜味劑主要都來自蔗糖，而**紅糖、玉米糖漿、蜂蜜**和**楓糖漿**基本上全屬於**蔗糖**。

你會經常聽到天然甜味劑比精製的好，然而天然甜味劑唯一的優勢是它們的加工較少，保留了一些營養價值，但其實並不多。最常用的天然甜味劑是生蜂蜜、未精製楓糖漿、粗糖（脫水的甘蔗汁）、切碎的紅棗、濃縮果汁、麥芽糖、糙米漿和糖蜜等，就像大多數的甜味劑一樣，這些主要是**蔗糖**。此外，市面上另一種天然甜味劑龍舌蘭糖漿也含有蔗糖，但大多是以果糖為主。

除了上述列出的糖外，你還會在成分標籤上發現其他種類，包括糊精、果糖、葡萄糖和麥芽糊精。這些糖與蔗糖略有不同，但它們全都是糖與空熱量，而且也會促進上述提及的身體症狀。所以不管你吃的是白糖、蜂蜜或糖蜜，其實都沒有什麼區別，糖名雖然不同，但本質依舊是糖。

果糖

如果你閱讀成分標籤，你會經常看到「**果糖**」（fructose）這兩個字，目前所有的食品類型都可以找到果糖的蹤跡，從「健康」食品、每日補充品到垃圾食物與糖果，比比皆是。果糖曾經贏得「好」糖的

美名，主要是因為它不像蔗糖會促使血糖和胰島素升高，基於這個原因，它成為許多糖尿病患者的首選用糖。此外，果糖另一個普及的原因是，人們認為它比蔗糖更天然、更健康。它通常被稱為「果」糖，暗指它來自水果，而不是甘蔗或甜菜，是一種加工較少或更天然的甜味劑。

不幸地是，這些大部分不是真的，任憑你多會想像，**果糖絕不是「天然」的糖，也不是從水果中提取而來，更不是糖尿病患者可以使用的甜味劑**。之所以產生這種**天大誤解**和大受歡迎，主要是製糖業者的巧妙行銷策略，對於食品業者而言，果糖比蔗糖好的原因很簡單，因為它**比較便宜**，在這件事情上，業者完全是基於經濟考量，而無視於它對人體健康的影響。果糖比蔗糖的甜度高，因此可以減少花費但達到相同的效果。

關於果糖最荒謬的說法莫過於它是取自水果，事實上，果糖並非來自水果，它來自**玉米糖漿**、甘蔗和甜菜，就像其他的糖一樣，然而其名稱的誤導助長了這個說法的延續。我聽過許多健康食品和營養補充品的銷售人員聲稱他們的產品優於其他品牌，因為它們選用了來自水果的糖，意思就是果糖。

果糖是目前最精製的糖類之一。一個蔗糖分子是由一個果糖分子和一個葡萄糖分子所組成，這兩個化學分子結合在一起成為蔗糖。為了做成果糖，首先要將甘蔗或玉米精製成蔗糖，然後再進一步加工和提煉，將果糖和葡萄糖分開。果糖是一種高度精製的糖，無法將之歸類在單純的糖類中，它是一種精煉的製品。技術上來說，水果含有果糖是正確的，水果內的天然糖分主要是蔗糖，而所有的蔗糖，不管是來自水果或玉米糖漿，其中有50%都是果糖。

果糖的另一個問題是，雖然它不像蔗糖那樣會影響血糖值和胰島素值，**但它對胰島素抗性有極不利的影響**，進而大大增加其他健康方

面的問題，例如**心臟病**、**高血壓**和**糖尿病**。動物和人類研究指出，**攝取大量的果糖會使身體處理葡萄糖（血糖）的能力受損，最終導致高胰島素血症（胰島素值升高），演變成胰島素阻抗**。這項事實目前已被確認，在動物實驗中，研究人員故意使用果糖誘導胰島素抗性，以促使動物罹患高血壓和糖尿病。現在有些醫生認為，飲食中果糖的使用量增加是造成過去幾年來糖尿病發病率劇增的主要原因之一。

研究證實，**果糖會增加我們體內脂肪氧化的機率**，造成自由基的破壞。它對**血脂**和**血壓**有害，進而增加罹患**心血管疾病**的風險，並且干擾養分的吸收（註7）。

營養學家意識到蔗糖與健康問題的關係已有一段時間，直到最近，果糖被認為是更健康的選擇。然而，果糖的安全問題開始浮現，於是研究人員想知道問題的主因是出在蔗糖中的果糖還是葡萄糖。基於想知道果糖到底有何種壞處，美國農業部的梅拉·費爾德（Meira Field）博士率領團隊進行研究。他們將健康的老鼠分成兩組，一組在飲食中加入大量的**葡萄糖**，另一組則是加入大量的**果糖**。研究人員發現，葡萄糖組的動物沒有什麼變化，但**果糖組的結果卻具災難性**，年輕的幼鼠全都無法活到成年，它們患有**貧血**、**高膽固醇**和**心臟肥大**，它們的心臟漲大，直到衰竭〈編審註：動物與人的心臟肥大，顯然是因維生素B₁缺乏所造成。古典維生素B₁缺乏症所導致的「腳氣病」反應了心臟肥大、衰竭造成下肢及腳盤水腫的問題，維生素B₁缺乏症產生在過度攝取精緻澱粉、精緻糖及酒精（酗酒者）的人身上。以上所述皆為造成維生素B₁缺乏症的主要原因。〉，另外還有睪丸發育遲緩的現象。費爾德博士解釋，**銅不足**、再加上果糖會干擾發育中動物的**膠原蛋白生成**，而膠原蛋白基質是所有器官和組織結構的基礎。在人類中，**銅不足的情況常常出現在那些食用大量加工調理食品的人身上，目前大多數人皆是如此。**〈編審註：體內銅缺乏最主要的症狀為皮膚皺紋與動脈

血管瘤，皆為結締組織膠原蛋白合成障礙的結果，因此若皮膚有明顯皺紋的人，亦是動脈血管瘤的高危險群。〉這些老鼠的身體或多或少就像是瓦解了一樣，雖然母老鼠的嚴重性似乎不如公老鼠般嚴重，但它們卻無法生育。

費爾德博士說：「醫學界認為果糖比糖更適合糖尿病患者，然而我們體內的每一個細胞都能代謝葡萄糖，反倒是所有的果糖都必須經由肝臟代謝。研究顯示，那些高果糖飲食老鼠的肝臟看上去就像酒精中毒者的肝臟，帶有脂肪肝和肝硬化的症狀。」（註8）

當我們攝取糖分後，葡萄糖和果糖分子會分開，其中葡萄糖直接進入血液，被我們的細胞吸收和成為燃料。然而，果糖必須先轉化成葡萄糖才能被細胞所用，它不會在血液中循環，而是直接進入肝臟，並且在此轉化成葡萄糖與脂肪酸。事實上，果糖比較容易轉化成體脂肪（例如脂肪肝）而非葡萄糖，大部分你吃下的果糖其實都直接轉化成內臟脂肪，並且儲存起來成為體內的脂肪。這就是為何**果糖不會引發像蔗糖或其他糖一樣的高血糖值，不過它卻會造成血液中的三酸甘油脂升高，這點比攝取脂肪更為嚴重**。由於來自果糖的高脂肪量阻礙了肝臟代謝，進而導致肝臟產生類似酒精傷害的**脂肪肝疾病**。醫生們稱之為非酒精性脂肪肝，以區別真正酒精過量引起的疾病（酒精是最為精緻且濃度最高的碳水化合物）。除了造成脂肪肝之外，果糖也會導致**肝硬化（發炎）**和**肝纖維化（疤痕）**（註9-10）。

果糖，尤其是**高果糖玉米糖漿**（high-fructose corn syrup，簡稱HFCS）普遍存在於我們的食品和飲料中，例如果汁、汽水、果醬、甜點、麥片、麵包、優酪乳、沙拉醬、番茄醬和蛋黃醬等。平均來看，美國人每人每年大約攝取60磅的高果糖玉米糖漿，過去四十年來，由於引進高果糖玉米糖漿作為一種**低成本的甜味劑**，結果卻造成肥胖率激增。根據疾病控制預防中心（CDC）指出，在1970年時，大約有

15%的美國人符合肥胖的定義，但今日，全美大約有三分之一的成年人屬於肥胖。一些研究人員認為，加工食品大量使用果糖就是主要的禍首之一。

　　所有的甜味劑對體重的影響不一，普林斯頓大學研究人員發現，餵食高果糖玉米糖漿的老鼠比餵食蔗糖的老鼠，**體重**有明顯增加的趨勢，即使它們的卡路里攝取量相同（註11）。除了造成體重顯著增加，長期攝取高果糖玉米糖漿也會導致**體脂肪異常上升**，**特別是腹部周圍**，這是可以理解的，因為**肝臟**會將果糖優先轉化成內臟脂肪。

　　在普林斯頓大學專攻食慾不振、體重和糖癮方面的神經科學教授巴特‧霍伯爾（Bart Hoebel）博士指出，「有些人聲稱，就體重增加和肥胖而言，高果糖玉米糖漿與其他甜味劑並沒有什麼不同，不過我們的研究結果清楚顯示這不是真的。當老鼠喝下這些遠遠低於蘇打汽水量的高果糖玉米糖漿後，它們變得肥胖，每一隻都是如此。反過來說，即使是餵食高脂飲食的老鼠實驗，你也不會看到每隻都變胖的情況。」

　　在普林斯頓大學研究中，他們使用的蔗糖溶液濃度和市面上大多數的軟性飲料相同，然而，實驗中使用的果糖濃度雖只有一般汽水的一半，但仍然產生較多的體重增加和體內脂肪堆積結果。

　　在持續六個月的長期研究中，餵食果糖組的動物已出現人類所知的代謝症候群的危險徵兆，其中包括**體重暴增**、血液中**三酸甘油脂增加**、脂肪累積，尤其是腹部周圍的內臟脂肪。雄性老鼠體型突然膨脹，攝取果糖組的動物比正常飲食組的動物體重爆增48%以上，若將這個比例套用在人類身上，一個200磅的成人體重將會增加96磅！然而，老鼠不只是變胖而已，已達到肥胖等級。

　　下一次，當你閱讀成分標籤看到果糖時，記住，如果你將之吃下肚，最終這些就會成為你身上的「**大肥肚**」。

人工代糖、低熱量的陷阱

即使經過所有的加工和精製，糖仍然保有熱量，所以科學家發明了一種熱量較少的甜味劑。如果真正的糖還不夠糟的話，現在我們還可以「享受」人工糖——阿斯巴甜、糖精等。和糖一樣，這些晶體粉末讓人**容易上癮**，**對健康更是大大不利**，沒錯，它的**熱量較少**，但如同其他藥物一樣，它們有不良的**副作用**，範圍從頭痛到死亡都有。

人工甜味劑看起來像糖，嚐起來也像糖，可以像糖一樣用來增加食物的甜味，但沒有糖的熱量。事實上，和糖比起來，**人工甜味劑幾乎不含卡路里，聽起來像是節食者的天堂，但現實卻是惡夢一場，人工甜味劑的黑暗面比糖更為險惡。**

糖即使經過精製加工處理，它仍然是一種身體可以辨識處理的物質，雖然在處理過程中會使身體承受極大的壓力與消耗大量的養分。然而，人工甜味劑對人體而言是一種新物質，從未見過且體內也未有安全有效的處理機制，因此身體會產生狀況。即便科學家使用的人工甜味劑原料可能來自「天然」來源，但經過合成後，獨特的化學物質後已變得**非天然**，易對身體造成各種危害。

最被廣泛使用的甜味劑為**阿斯巴甜**，市面上銷售阿斯巴甜的品牌如NutraSweet、Equal、Spoonful、Equal-Measure和AminoSweet。阿斯巴甜於1965年成功合成，並且在1980年代初期，美國核准其作為食品添加劑，**即使在許多科學家嚴厲批評警告有安全疑慮的壓力下，美國食品和藥物管理局（FDA）仍然批准其用途。**儘管遭到反對，基於阿斯巴甜製造商（**孟山都**和其附屬公司The NutraSweet company）所贊助的研究報告，阿斯巴甜依然得到使用許可。

自從核准後，**向FDA提報食品添加劑不良反應的案例中，阿斯巴甜就占了75%**以上，許多這些反應的嚴重性足以引起**癲癇**發作和

死亡，阿斯巴甜引發的症狀記載至少有九十多種之多，其中一些包括**頭痛／偏頭痛、頭暈、癲癇發作、噁心、麻木、肌肉痙攣、皮疹、抑鬱、疲勞、煩躁、心跳過快、失眠、視力問題、聽力損失、心悸、呼吸困難、焦慮、口齒不清、失去味覺、耳鳴、眩暈**〈編審註：有部分阿斯巴甜過敏症被臨床誤診為梅爾尼氏症〉、**記憶喪失、關節疼痛**以及**體重增加**（註12）。此外，阿斯巴甜還會引發或促使**腦腫瘤、多發性硬化症、癲癇、慢性疲勞症候群、帕金森氏症、阿茲海默症、出生缺陷、纖維肌痛**或**糖尿病惡化**。

任何有理智的人會故意吃一些容易造成或甚至促進上述症狀的物質嗎？阿斯巴甜製造商和製造商贊助的醫生與研究人員所採取的理由是：為了減輕多餘的體重，這些只是小小的代價！潛藏的好處可能是幫助人們減掉好幾磅的體重，所以值得冒這個險。當然，這值得那些為此獲利豐富的人冒險，但那卻絕不是在此過程中可能會失去健康的人所能承受的。有趣的是，雖然訴求「低熱量」，阿斯巴甜的一個副作用仍是「**體重增加**」！那麼，為何還要使用它呢？

和糖精相比，阿斯巴甜算是一個新人。糖精於1879年發明，是最早的人工甜味劑。1937年，甜蜜素（cyclmate，環己胺磺酸鹽）問世，隨後1960年代阿斯巴甜出現，以及近期的安塞蜜（acesulfame K，醋磺內酯鉀）和蔗糖素（sucralose，三氯蔗糖）。這些甜味劑的甜度是糖的好幾倍，糖精是白糖的300倍；甜蜜素是30倍；阿斯巴甜是200倍。以重量計算，這些甜味劑的熱量和糖一樣，不過由於它們的甜度很高，只需要一點點就能達到同樣的效果，所以這個功能對節食者來說非常誘人，因此它們受歡迎的程度就如同人們橫向發展的腰圍一樣快速。

糖精和甜蜜素在1960年代末期使用率逐漸下降，當時研究人員在動物身上發現它們會**引起腫瘤生成**。1970年，美國禁止使用甜蜜素，雖然在英國和加拿大目前仍然保持在有條件的範圍下使用，但在加拿

大，它只能在醫生的建議下作為甜味劑和一種藥品添加劑。

1977年，糖精也提出禁令，由於當時它是唯一僅存可以使用的人工甜味劑，於是許多人反對這項禁令，聲稱這對糖尿病患者和肥胖者不公平。為了回應公眾強烈的抗議，這項禁令暫緩執行，改以只要含有糖精成分的產品都需標示警語：「本產品含有糖精，使用可能危害健康，此成分在某項動物實驗已經證實會引發癌症」。不過，糖精在加拿大是完全禁止的。

安塞蜜和糖精來自同一個化學家族，在癌症方面同樣具有潛在的缺點。和糖精一樣，它會刺激胰島素分泌，因此不適合糖尿病患者。

人工甜味劑最新的成員為三氯蔗糖（**蔗糖素**），其商標名為Splenda代糖，它的**甜度是糖的600倍**，我們的身體對這種化學甜味劑非常陌生，以至於**消化系統**對它束手無策，它可以通過消化道而完全不會被吸收。因此，**不會提供任何熱量**，也不會影響胰島素或血糖值，所以被認為對糖尿病患者很安全。聽起來很棒不是嗎？從其他所有甜味劑的抨擊聲浪看來，它實在好得令人難以置信了。

不過，看來Splenda**對腸道內的菌群有非常明顯的影響，而且可能導致發炎性腸道疾病**（註13）。腸道內的有益菌會透過許多方式維護我們的健康，例如生產重要維生素、平衡酸鹼值和支持免疫系統等，而Splenda已被證實會**減少腸道內50%的有益菌**，當這些好菌消失後，會被什麼東西取代呢？當然是有害菌、病毒和真菌，包括念珠菌等，進而**導致無數的消化道問題**。

人們之所以使用人工甜味劑主要是為了降低總卡路里消耗量以控制體重，有些人為了降低卡路里在所不惜，因此選擇忽略那些對健康的警告食用人工甜味劑，他們甘願冒著罹患癌症的風險或忍受各種令人不悅的症狀，只為了可以享受甜食，對甜食的癮頭強烈到甚至失去理智而拿健康作為賭注。

人工甜味劑無法解決體重問題，它們也沒有任何實質的好處。所有的甜食，包括人工甜味劑都會讓我們對甜食上癮，進而促使我們不管飢餓與否，時時刻刻都想來點甜食。

人工甜味劑也帶給人們一種虛假的安全感，我們喝無糖汽水，覺得吃下不該吃的食物並無大礙。阿斯巴甜消費者安全網絡指出，攝取人工甜味劑的人，實際上會比那些避免食用的人增加更多體重^(註14)，如果你想減肥或維持體重，人工甜味劑絕對不是你需要的方式，它們不但無效，甚至還會對身體造成嚴重的傷害。

如果你還不相信人工甜味劑對人體有害，甚至使用它來控制體重，我建議你閱讀密西西比醫學大學神經外科教授羅素‧布雷羅克（Russell L. Blaylock）博士寫的《激活毒素：害人不淺的美味》（Excitotoxins: The Taste That Kills）一書，這本書詳細記載了阿斯巴甜和其他食品添加劑的危險性。

醣醇

醣醇是一種化學結構類似糖和酒精的碳水化合物，但**技術上不算糖也不算酒精**，它們不是人工甜味劑，但被視為「糖的替代品」，因為它們確實來自天然，並且在各種水果、蔬菜和其他植物中都可以發現些微的含量。

糖醇有許多種，食品中最常用的為**木糖醇、赤蘚糖醇、甘油、甘露醇、山梨醇**，其中木糖醇使用最為廣泛，而最簡單的糖醇──乙二醇和甲醇並未運用在食品上，它們的味道雖甜，但以毒性聞名，是防凍劑的主要成分，因此防凍劑具有毒性。除此之外，其他的糖醇都被認為是安全的。

糖醇被應用於糕點、餅乾、布丁、糖果、冰淇淋和其他零食上，這些類型的食物通常標有「**無糖**」或「**不添加糖**」的說明。糖醇有時

也會添加至含有其他人工甜味劑的食品中，因為它們的甜味可以掩蓋這些產品的苦味。

木糖醇是最普遍的糖醇，因為它的甜度與蔗糖不相上下，但**熱量**卻只有它的**一半**，外表看起來也很相似，可以當成糖來使用。其他醣醇的甜度雖不及木糖醇，但熱量是相差不多的。

與糖不同的是，**木糖醇不會經由口腔細菌代謝，所以不會造成蛀牙**，基於這個原因，它常被添加至**牙膏和口香糖成分中**。由於沒有任何一種糖醇可以被消化道完全吸收，通常只有部分能被腸道所用，因此它們提供的熱量遠比糖要少。不過，就像其他的碳水化合物一樣，它們也會提高血糖值，雖然提高的數值相對來說較低。

相較於阿斯巴甜、蔗糖素和其他人工甜味劑，**糖醇**算是**稍微安全**的選擇。然而，它們也並非全然是好的，其中最常見的副作用包括**腹脹、腹痛和腹絞痛、腹瀉**以及**腸胃脹氣**等。這種症狀往往出現在過量情況時，不過對有些人來說，一點點就算是過量，即會產生嚴重的腹絞痛與腹瀉。此外，先前若有消化道問題的人，例如**腸躁症和麩質過敏症者**，症狀可能會因此惡化。

糖醇被廣為宣傳成「天然」安全的甜味劑，當然這是在適度的劑量之下。由於它們存在於天然的蔬果和白樺樹中，我們往往易被引導相信它們只是從這些來源提取而來，但這根本不是事實，因為這些植物所含的糖醇量極少，少到提取它們並不符合經濟效益，所以製造商改用植物的纖維或木質部分來合成糖醇，以木糖醇為例，它就是從**玉米芯**和**木漿**中的半纖維素所製成。在過程中，這些材料會用**硫酸、氧化鈣、磷酸**和其他化學品搗碎與加工，其結晶成品和加工精製的白糖沒兩樣，同樣是「**非天然**」的製品。

糖醇主要的問題是它們的甜味會讓人**上癮**，如果你使用糖醇增添食物的甜度，你很可能永遠都離不開甜食，而且總是想吃甜品和其他

碳水化合物，結果反而讓你更容易鬆懈、失去鬥志，進而放棄。

雖然糖醇影響血糖值的程度不如糖多，但它們仍然會造成影響，並可能阻礙脂肪細胞釋放脂肪，反而使減重效果受阻。對碳水化合物敏感的人而言，糖醇可能會**阻礙酮體生成**，進而妨礙減重。

甜菊

正當你開始覺得所有的甜味劑可能都不好時，接下來我們就要來談一下甜菊。甜菊是一種不同的甜味劑，事實上它是一種原產於南美洲的香草，類似甜味劑，許多時候它的**甜度勝於糖**，且基本上**不含卡路里**，對健康似乎不會造成不良影響，也**不會讓人上癮**，因此許多人認為它是一種**天然的糖替代品**。

甜菊來自一種小灌木，生長於巴拉圭和巴西，當地人稱之為「甜蜜藥草」，它的葉子具有甜味，是糖的**30倍**之多，居住該區的瓜拉尼印地安人使用這種藥草長達好幾世紀。當地人非常重視甜菊，將之當成一種甜味劑與藥物，用於增加飲料的甜度、**消毒傷口**，並且被當成補品以改變消化系統。

磨碎或整片的甜菊葉都很適合作為香草茶與濃烈飲料的甜味劑，不過多數人並不太使用甜菊葉的形式，因為味道太像藥草，最常用的形式是一種甜菊萃取物，這是一種濃縮的植物化學物質（甜菊苷），也就是該植物甜味的來源。**甜菊萃取物比蔗糖甜200～300倍**，而且沒有葉子的味道，有粉末或液體兩種形式可供使用。由於它很甜，用量只需要一點點就可以增添食物的甜度，大約四分之一至二分之一茶匙的甜菊萃取物就可以取代一杯糖的分量。

多年來，甜菊萃取物在日本、台灣、韓國、巴拉圭、巴西和以色列早已被當作是一種甜味劑，早在1970年代中期，日本就已使用甜菊取代阿斯巴甜，為低熱量食物增加甜味，它也被應用在口香糖、糖

果、飲料、果汁、冷凍甜點和烘烤食品中，甜菊占日本的高甜味劑使用量大約有50%之多。

它安全嗎？看起來好像是。我們知道它沒有糖的不良副作用，也沒有人工甜味劑那些對健康的危害。甜菊在南美洲已使用好幾世紀，過去25年來，日本和其他國家也沒有任何明顯的危害，**日本人**消耗這種甜味劑的數量稱得上世界之最，但並沒任何不良的反應報告。關於甜菊的進一步研究和安全測試指出，即使給予實驗室動物非常大的劑量，這些試驗仍沒有出現任何有害影響，目前很少有物質可以做出這樣的聲明。到目前為止的試驗都顯示這種香草和萃取物不具毒性，且有助於降低卡路里的攝取量。它不會影響血糖或胰島素值，所以對糖尿病患者是安全的，**它也不像糖一樣可以餵養黴菌，所以對念珠菌患者而言是最佳的甜味劑**，從多方面來看，它遠遠優於糖和人工甜味劑。

甜菊很難使用過量，因為如果你使用**太多**，它會生成一種如糖蜜般的**苦澀味**，所以只要一點點就可以增添食物的甜味且不會有強烈的餘味。這需要一些練習，我建議你可先從甜菊食譜中學習如何使用它。

偶爾加一點甜菊是好的，但仍要謹慎使用，對於糖癮者而言，甜菊會讓人持續對糖上癮，我曾經見過一些過度使用和濫用的人，他們甚至可以為此忍受苦味，其中一人給我一杯她平常喝的甜菊水，我差點被那強烈的甜苦味道嗆到，我吃過很多含有甜菊的食物和飲料，但那一杯真是太超過了。我實在難以想像有人會如此享受，但這個人整天喝甜菊水，所以減重對她而言更是難上加難。

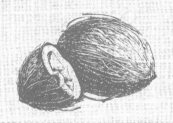

6
Chapter

讓人發胖的碳水化合物

Carbohydrates Make You Fat

為何碳水化合物會使你變胖

你是否曾經試過限制熱量和低脂傳統節食法減肥？只吃瘦肉，甚至連最微小的脂肪都去掉，不吃雞皮只吃白肉，整顆蛋只吃蛋白，只喝脫脂牛奶和低脂優酪乳，吃烤馬鈴薯和通心麵不加奶油，吃沙拉不沾沙拉醬，早餐只吃燕麥粥和麥片，甜點則是加了人工甜味劑的布朗尼。為了確保不過量，你會計算每一口的卡路里，做盡一切該做的準備，並且持續不懈，因為你被告知這是減肥的必經之路。

即使每個人都為你的努力感到高興，並且稱讚你健康飲食，但你卻不好受。你沒什麼精神、容易疲累、經常感到肌餓，然而你的體重只有些微的改善（如果有的話）。儘管你非常認真，但這是一個掙扎的過程，過沒多久，你又開始回復以前的飲食方式，且在你尚未察覺之前，你的體重又回到身上，所有的努力全然白費，除了懊惱之外或許還變得更胖。

失敗的原因並不是你缺乏意志力或你沒有落實減肥計畫，真正的問題在於這個計畫本身，任何限制脂肪，但不限制碳水化合物的飲食註定就是要失敗。事實的真相是，使我們變胖的是碳水化合物而非脂肪，你永遠不可能減掉多餘體重，並且成功維持下去，如果你毫無限制地攝取碳水化合物，因為碳水化合物的本質就是不可能讓你減肥成功！讓我們來瞭解一下，為何碳水化合物會是我們發胖的主要原因。

胰島素分泌和體脂肪的形成

碳水化合物的攝取量若超過身體所需熱量，其餘就會轉化為**體脂肪**，而食物中攝取的**脂肪**和**蛋白質**則不同，身體可以利用飲食中吃進來的脂肪和蛋白質產生能量，不過比較傾向於**利用在細胞和組織的結構上，酶、激素、前列腺素**等其他對健康非常重要的物質。事實上，

飲食中甚至不需要碳水化合物，但卻一定要有脂肪和蛋白質，不然只有死路一條。

碳水化合物唯一的目的是生產能量，在滿足當下的需求後，剩下的就會轉化為**肝醣**（glycogen）或**體脂肪**，儲存在體內供日後使用。肝醣和體脂肪都是屬於緊密結實的燃料形式，當身體需要額外的能量時可以被拿出來使用。

碳水化合物不是必需營養素，我們有必需脂肪酸（脂肪）和必需胺基酸（蛋白質），但目前沒有一種物質叫做必需碳水化合物。如果你的飲食中沒有碳水化合物，**你的身體會利用脂肪和蛋白質來滿足所有的能量需求**。一直以來，世上有許多族群的飲食屬於無碳水化合物飲食，最著名的是**愛斯基摩人**，他們的傳統飲食全都是肉類和脂肪。

即使你根本不吃含脂肪的食物，你仍然會因為吃碳水化合物而變胖。你腰圍和手臂上的贅肉不是因為吃牛排和雞蛋，而是來自麵包、甜甜圈、蛋糕和汽水的結果，牛排和雞蛋的營養會長成肌肉與骨胳結構，但不會變成脂肪。

你可以**攝取很多脂肪和蛋白質**，無須害怕它們會打包儲存起來，因為它們可以用在其他更重要的用途上。我們身體的機制不是燃燒就是儲存碳水化合物（葡萄糖），葡萄糖是我們細胞主要的燃料，然而，細胞不能直接從血液中吸收葡萄糖，我們需要**胰島素**解開細胞膜的鎖，好讓葡萄糖進入細胞。當我們用餐後，碳水化合物會轉化成葡萄糖釋放到血液中，隨著血糖上升，體內會發送訊號至胰臟分泌胰島素，胰島素的作用是使細胞吸收葡萄糖和降低血液中葡萄糖的含量，隨著血糖值下降後，胰島素的分泌也會逐漸減緩。

我們血糖值的起伏會根據我們進食的間隔時間和我們吃的食物，血糖上升和下降的範圍是透過胰島素和其他分泌激素的調節，當血糖值較低時，我們的脂肪細胞便會釋放肝醣，肝醣就是葡萄糖。

當一個人採取低熱量飲食或禁食時，血糖值會降低，這時身體會非常依賴儲存的體脂肪來提供大部分的能量。隨著脂肪酸的釋放與燃燒，體重因此下降，這也是為何節食可以減重和降低體脂肪的原因，然而，飲食中的食物類型也對減重效率有很大的影響。

　　胰島素不僅運送葡萄糖進入細胞，也會觸發葡萄糖轉化為體脂肪，並且運送它們到內臟脂肪細胞內。**胰島素是一種儲存體脂肪的激素，血液中運行的胰島素越多，你的脂肪細胞就會累積越多的脂肪。**當血液中的胰島素值偏高時，你的身體就會儲存體脂肪，讓體重增加；每當你攝取碳水化合物時，血糖值就會升高，進而觸發胰島素分泌與儲存體脂肪的機制。**攝取食物中的脂肪和蛋白質對血糖值的影響很小，**因此不會刺激太多的胰島素反應，也不會促使體脂肪累積。

　　而高胰島素不僅可刺激脂肪產生，還會同時抑制或限制儲存在體內的脂肪釋放燃燒，當你吃碳水化合物時，你必須將熱量降至異常的低，這樣才能觸發體脂肪釋放。飲食中任何的碳水化合物都會刺激胰島素分泌，因而妨礙或延緩體脂肪釋放。若將飲食中的碳水化合物去除，體內的胰島素分泌就會減少，這樣一來，儲存的脂肪才能得以釋放，體重才會下降。

　　每當你吃含有碳水化合物的食物，包括紅蘿蔔、番茄、蘋果和其他水果和蔬菜時，血糖和胰島素值會上升，這也是為何有些人採取高碳水化合物、低熱量飲食，或甚至什麼都不吃，只吃兔子吃的食物，體重仍然還是高居不下。即使限制卡路里數量，只要攝取碳水化合物仍會使血液中的胰島素升高，進而促進體脂肪儲存。這也解釋了為何一個人即使限制每日的總熱量在1,000大卡或以下，只吃沙拉和穀物，但體重還是有增無減。

　　富含**糖**和**澱粉**的食物會觸發**胰島素**的最大反應，因此對**體脂肪**的累積影響最大，所以麵包、麵條、馬鈴薯、甜甜圈、煎餅、糖果、汽

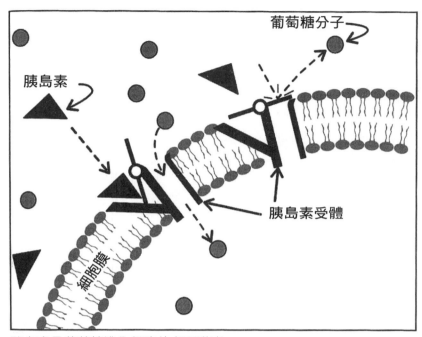

葡萄糖分子

胰島素

胰島素受體

細胞膜

胰島素是葡萄糖進入細胞的必要激素

水、果汁、披薩和其他高碳水化合物總是比富含脂肪和蛋白質的低碳水化合物更容易讓人變胖。

　　從技術性來看，身體可以利用食物脂肪中極少的**甘油**將之轉換成**葡萄糖**，然而，**來自甘油的葡萄糖量少到微不足道**。同樣地，**你攝取的蛋白質也有50%可以轉化成葡萄糖，不過，這只會發生在當你攝取過量蛋白質之時**〈編審註：攝取過多蛋白質所產生的「糖質新生」（gluconeogenesis）效應，或又稱為「動物澱粉新生」效應，通常是生酮飲食法執行失敗的主要原因，這會使得三酸甘油脂（TG）、血糖與糖化血色素（HbA1c）無法依目標下降。且在腎功能不佳或礦物質補充不足的情形下，也容易導致尿酸的升高，此為執行生酮飲食成功與否的重要關鍵點。〉，那些過量攝取的蛋白質會轉化成葡萄糖，造成人們在

執行低碳水化合物、高蛋白質飲食後體重增加。雖然他們限制了碳水化合物，但他們攝入大量的肉類和雞蛋以滿足胃口。吃太多肉會提高血糖值、使胰島素升高，如果你過去曾試過低碳水化合物、高蛋白質的瘦肉飲食法，但體重卻仍增加或高居不下，或許這就是箇中原因。

由於脂肪不太會轉換成可觀的葡萄糖，因此它不會造成或觸發胰島素分泌。如果你吃進500大卡的高碳水化合物、低脂食物，你的身體會**馬上迅速釋放大量的胰島素**回應，以促使體脂肪合成並儲存。然而，如果你吃同樣熱量的低碳水化合物和高脂食物，你的身體只會釋放微量胰島素，因此不會發生脂肪合成或儲存的現象。吃下碳水化合物，會促進脂肪堆積，但當你吃下的是脂肪時，這個困擾就不存在了。

當你限制碳水化合物和蛋白質時，補充脂肪類食物是有其道理的。最有效的減肥飲食是鼓勵**攝取充足的脂肪、足夠但不要過量的蛋白質，以及少量的碳水化合物**，總卡路里要限制在足以促進脂肪細胞代謝脂肪的攝取量之內。

胰島素阻抗

我們被引導去相信，大多數人之所以變胖是因為吃太多食物，換句話說，他們食量大，無法控制食量，但事實並非總是如此，許多超重的人的食量和正常體重的人差不多，過重的人其新陳代謝往往有儲存體脂肪的傾向，他們的問題根本不在暴飲暴食，而是胰島素所導致的代謝問題。幾乎所有超重的人對碳水化合物都有上癮反應，也就是他們的身體很容易釋出過量胰島素，並將吃進去的碳水化合物轉換成體內的脂肪。

正常體重的人一天攝取200或300公克的碳水化合物，這對體重的影響並不大，然而，對碳水化合物敏感（胰島素容易過量釋出）的人而言，就算攝取同樣的熱量，雖然碳水化合物含量不到100公克，體重

還是有可能會增加。對碳水化合物敏感的人，其新陳代謝功能就是會將碳水化合物儲存成脂肪，因此就長遠來看，以低熱量但碳水化合物為主的飲食法不會成功，若真要用這種方式減肥，節食者必須將熱量限制到難以持續的低攝取量。飢餓和營養不良如影隨形，最終他們還是不得不放鬆限制，體重也因此再度恢復以往。

對碳水化合物敏感的部分原因是由**血糖調節功能缺陷**所引起，**細胞對胰島素反應遲鈍或產生抗性**，進而使得葡萄糖難以進入細胞，這種現象稱為**胰島素抗性**。胰島素抗性是**第二型糖尿病**的特徵，也是最常見的糖尿病，因為胰島素抗性的關係，糖尿病患者的血糖值都會高於正常值，並且容易在初期造成肥胖。

血糖值可以透過分析血液樣本得知，由於食物會大大影響血糖值，所以採集血液樣本之前至少要八小時不進食。如果你是一般沒有糖尿病的人，當你一早醒來，你的血液葡萄糖值大約會在65～100mg/dl（3.6-5.5mmol/l）之間，這就是所謂的空腹血糖濃度，一般**理想的空腹血糖範圍介於75～90ml/dl（4.2-5.0mmol/dl）之間。**

當你不吃東西時，你的細胞仍然會持續吸收血液中的葡萄糖，因此血糖值會慢慢下降，大多數人會有肚子餓的感覺；若血糖值降低至正常範圍值以下，這時最自然的反應就是吃東西，也就是促使血糖升高。在一般情況下，你的血糖值在飯後不應上升超過139mg/dl（7.7mml/l）以上，這是所謂的飯後血糖值，如果空腹和飯後血糖值偏高則表示有胰島素抗性的狀況。

當空腹血糖值在126mg/dl（7.0mmol/l）或以上則會被判定為糖尿病，這是因為強烈胰島素抗性所致。若空腹血糖值介於101～125mg/dl（5.6-6.9mmol/l）之間，屬於早期糖尿病階段，通常被稱為「糖尿病前期」；空腹血糖值超過90mg/dl（5.0mmol/l）屬於胰島素抗性初期階段，隨著胰島素抗性增強，血糖值也會升高，也就是**胰島素抗性越**

強，血糖值也越高。

胰島素抗性通常發生在空腹血糖值超過90mg/dl（5.0mmol/l）的人身上，雖然空腹血糖值在100mg/dl（5.5mmol/l）以上往往被視為正常，然而人們之所以認定如此，是因為許多人都屬於這一類，但這並不算是「正常」的健康個體，即使是相對溫和的症狀，只要有胰島素抗性仍會導致對碳水化合物敏感。**一旦血糖值升高，胰島素也會升高，除非胰臟已失去製造正常胰島素數量的能力**（末期糖尿病患者）。記住，胰島素是一種儲存脂肪的激素，如果它升高，結果就會產生體脂肪並且儲存起來。對於那些有胰島素抗性的人（空腹血糖值在90mg/dl或5.0mmol/l），一天二十四小時胰島素都處於升高的狀態，也就是每一刻都是儲存脂肪的機會，一個肥胖的糖尿病患者，其胰島素分泌量往往是一個苗條非糖尿病的人的二至三倍。只要我們吃下碳水化合物，不管多少，身體就會設法將之儲存為脂肪，因此對於想減肥的人而言，以碳水化合物為主的低熱量、再加上低脂飲食的方法是不會奏效的。

空腹症候群

其中一個攝取高碳水化合物的後果是出現我所謂的空腹症候群，特別是吃**單一**和**精製**碳水化合物（**碳水化合物易促使飢餓感**）之時，這是一種吃高碳水化合物引起的**經常性**或**長期飢餓**症狀。

飢餓迫使我們想吃東西且容易過量，當空腹時，你會感覺不舒服，一心只想吃東西。如果這時你對吃毫無顧忌，那麼除了正餐之外，你會整天與零食為伍，高碳水化合物食物無法充飢，反而會造成飢餓。它們或許暫時可以填補你的飢餓，但很快地飢餓感又會來襲，當你攝取碳水化合物而沒有搭配足夠的脂肪和蛋白質時，飢餓感永遠如影隨行。

我們攝取碳水化合物時，身體中的消化酶會分解這些連結的糖分子，單一的糖因此釋出進入血液，隨後這些葡萄糖被我們的細胞吸收作為燃料。其他的糖，例如果糖和乳糖會被肝臟轉化成葡萄糖，最終所有的糖分子都會轉化為葡萄糖和脂肪酸（脂肪）。

單一碳水化合物只含一個或兩個分子的糖，它們會立即被身體吸收進入血液。澱粉和其他複合碳水化合物則需要花一點時間先分解成單一的糖，小澱粉可能包含大約100個左右的單一糖分子，所以可能比那些包含1,000個或以上單一糖分子的大澱粉更容易消化。越「複雜」的碳水化合物，在體內分解所需的時間越長，天然食物（如全麥）由高比例的複合碳水化合物所組成，加工食品（如白麵包）則屬於較精緻的碳水化合物，因此相對**消化的速度也比較快**。

當你攝取高碳水化合物食物，它們的消化速度非常快，可以在短時間內進出胃部，因此胃部排空後，**不久又會感到飢餓**，這也是為何在進食高碳水化合物、低脂和低蛋白飲食後不到一兩個小時，你又會再度感到飢餓的原因。

高碳水化合物食物對血糖值的影響更是大為不利，當你攝取高碳水化合物時，特別是**精製澱粉**和**糖**，你的**血糖值會馬上飆升**。由於高血糖具有危險性，因為胰臟這時會**火速分泌胰島素**以因應激增的血糖，隨後當胰島素進入血液後，葡萄糖便立即被運送至各個細胞，過沒多久，血液中的胰島素值會異常升高，**血糖值**則會變成**異常的低**。於是低葡萄糖值的訊號會傳輸至大腦，告知身體需要更多的葡萄糖，並且啟動身體產生飢餓感來**驅動吃的慾望以提高血糖值**。空腹加上低血糖值會讓人有難以忍受的飢餓感，在這種情況下，通常我們有三種反應：第一、**忍耐**直到下一餐，但因為太餓，所以**正餐暴量**；第二、在兩餐之間**吃零食**；或者第三、忍受一陣子直到受不了開始吃零食，但等到正餐時仍然暴食，以上三個選項都會破壞你的減重成果。

脂肪和蛋白質的**消化比較緩慢**，**胃的飽足感會比較長久**，而且**不會引起急劇的胰島素反應**，進而造成血糖值的高低起伏。因此長時間不會有飢餓感，也較不會受到零食的誘惑，同時，吃下一頓正餐時也不太會因為過餓而暴食。一天下來，你的總卡路里**攝取量比吃碳水化合物所攝取的熱量還少**，**攝取脂肪以取代碳水化合物讓你有飽足感，並且消耗更少的熱量**。由於我們已經習慣害怕吃脂肪，所以在此需要再三重申——脂肪並不會讓人發胖，碳水化合物才是元兇！

碳水化合物成癮

碳水化合物口感好，特別是糖的形式，不過這也是問題所在，因為如果它們口感不佳，人們就不會喜歡，這樣一來我們也就不會有肥胖症流行的問題。

我們就是喜歡糖的味道，這是確定的，我們平均每天攝取超過五十小匙的糖。市面上一些我們喜歡的食物都含有大量單一和精製的碳水化合物，例如糖果、甜甜圈、蛋糕、餅乾、薯片、點心、霜淇淋、巧克力、甜麵包等多到數不清，這些食物都很誘人，一旦吃下一口，你就會渴望更多，不管餓了與否，過沒多久你會發現已吃完一整盒，尤其甜食更是如此。你一定知道我指的是什麼，吃下一小口巧克力，瞬間你會想來第二口，就好像有股力量控制著你，你會不自覺地吃下去，直到發現後已經上千大卡下肚，這種從碳水化合物得到的愉悅滿足感讓我們暴食，進而導致變胖這個結果。

另一方面，高蛋白質和脂肪食物不會令人上癮，雖然它們吃起來很美味，但你不會無法克制地狂吃，你會有所節制。

為了迎合顧客對體重的關注，製造商生產各種低熱量和零熱量的糖替代垃圾食物，藉此滿足顧客對較少熱量的需求，不過，儘管市面上充斥各種低熱量食物，我們的腰圍卻沒有因此變小，反而不斷往外

發展，卡路里攝取量也沒有下降。事實上，今日我們平均每一天攝取的卡路里比1970年時還多了600大卡以上。

熱量減少的食物同樣還是香甜可口，依然繼續吸引人們吃個不停和過量，更糟糕的是，由於這些**食物熱量較少**，人們往往**容易吃得更多**，以為這樣不會有任何傷害，結果反而吃下比原物更多的熱量。

使用糖替代品來避免糖並不能解決問題，事實上，代糖似乎會使狀況更加惡化。大量研究顯示，以零熱量甜味劑作為減重的方法實際上會導致體重驟增！

2005年德州大學健康科學中心調查發現，**喝減肥飲料的人比那些喝一般全糖飲料的人增加更多的體重**，在這個研究中，每天喝一瓶無糖減肥汽水的人，其超重的風險增加了41%。

普渡大學針對零卡路里和一般卡路里的糖類影響做了一系列的實驗，指出餵食人工甜味劑優酪乳的動物，在過去兩個星期的卡路里攝取量和增加的體重，比餵食一般糖類的動物都還要多[註1]。這項持續的研究始於四年前，當時普渡研究團隊指出，**餵食糖精甜味劑和零食的動物似乎比餵食高熱量糖類食物的動物傾向於吃得更多**。

研究人員推斷，當人工甜味劑的甜味沒有隨之而來的預期卡路里量時，這會打亂老鼠對卡路里的正常生理反應，就像巴甫洛夫的狗被訓練成聽到鐘聲就會流口水一樣，動物和人類很相似，一樣都被訓練成在品嚐甜食後預期會有更多的熱量，很自然地，甜食往往含有大量的卡路里，這或許可以解釋為何節食者在吃無糖食物後，往往會沉迷於其他高熱量食物作為補償。

人工甜味劑不僅造成大腦渴望卡路里和碳水化合物，它也會驅使人們吃得更多，對生理方面也有所影響。那些攝取含有替代糖食物的人，假設總卡路里攝取量保持不變，也就是不再攝取多餘的食物，結果他們的體重依然有增無減。

研究發現，含有低熱量甜味劑的食品會干擾身體基本的自我平衡過程，例如當我們坐下開始吃飯時，身體會立即期待熱量湧入，並且加速新陳代謝，準備消化系統以處理即將來臨的食物量。在進食後，新陳代謝會提高持續幾個小時好讓食物消化，這種代謝加速的現象可以經由測量的體溫上升得知。

同樣的事情也發生在動物身上，普渡大學研究人員證明，餵食糖的老鼠不出所料其體內溫度在進餐時間上升，這顯示新陳代謝正在提高以準備處理預期進入身體的熱量。另一方面，餵食人工甜味劑食物的動物體溫卻沒有明顯地升高（註2-3），顯示這些動物有不同的預期反應，它們預期不會獲得太多熱量，結果則使新陳代謝更加緩慢，反而儲存更多剩餘的熱量而不是燃燒熱量。許多超重的人已有新陳代謝緩慢的問題，他們更加不需要吃人工甜味劑使問題複雜化，不管是使用哪種零熱量甜味劑——糖精、阿斯巴甜、木糖醇，影響都是一樣的。

這些研究有助於讓我們瞭解為何我們比以往更加肥胖，儘管我們有大量的低卡路里食物和飲料。

糖癮與毒癮

白色精製糖稱不上是真正的食物，反倒像是一種藥物，它是來自植物純化學萃取，從多方面來看很像古柯鹼。**古柯鹼**是從古柯葉萃取、精製和純化而來，同樣地，糖是從甜菜或甘蔗萃取、精製和純化取得。和古柯鹼一樣，**糖最後的形式也是很容易讓人上癮的純淨結晶粉末（蔗糖）**。

成癮不僅僅是對某種東西的偏好，而是讓你喜歡上該味道。它可以被定義為當持續不由自主地使用一種物質，一旦停止則會導致的心理或生理上焦慮。對糖的渴望就符合這個定義，糖一樣會讓人上癮，甚至比古柯鹼還屬害。這聽起來好像言過其實，因為一個人戒糖時並

不會有古柯鹼上癮那種嚴重的戒斷症狀，然而，**有糖癮的人在戒糖後可能會導致依賴、嚴重焦慮，甚至出現身體上的症狀。**

　　法國研究人員發表一項研究，可指出糖癮的程度。在糖和古柯鹼二選一的選擇中，他們發現有**94%**的老鼠選擇**糖**。當身陷於這兩種物質時，老鼠對糖的渴望大過於古柯鹼，甚至那些對古柯鹼上癮的老鼠，只要其中有糖的選擇，它們也會很快地轉向喜好糖，且更願意為得到糖而行動^{（註4）}。

　　此外，研究人員發現，糖和令人上癮的藥物之間有交叉耐受性和交叉依賴性的關係，例如**長期食用糖**的動物實際上對**嗎啡**的鎮痛作用會產生抗藥性。

　　耶魯大學一項研究發現，**對糖和毒品成癮的大腦，其活動區非常相似**。研究中請受試者填寫一份問卷，基於對藥物成癮的既定標準來衡量他們對某些食物的癮頭。這份問卷包括「我發現當我開始吃某些食物後，最後我會吃得比計畫中還多」這類的陳述，讓受訪者評估這些陳述有多接近他們的切身經驗。

　　研究人員用核磁共振攝影（MRI）來檢查受試者看到與喝下巧克力奶昔的大腦活動。他們發現，在食物成癮問卷得分較高的受試者，其大腦的活動和藥物成癮者類似，其中負責渴望區的活動力較大，抑制衝動區塊的活動力較小^{（註5）}。

　　就像毒品成癮一樣，一下子戒糖和碳水化合物會導致戒斷症狀，其中包括對碳水化合物強烈的渴望、頭痛、頭暈、易怒、非理性行為、思緒不清和一般的緊張或壓力等。

　　所有明顯超重或肥胖的人對碳水化合物都有成癮的現象，幾乎無人例外，他們之所以過重的首要因素是碳水化合物攝取過量，因此攝取含糖的低碳水化合物對他們不會有任何助益。

　　零或低熱量的甜味劑無益於減重或克服糖癮，如果你正努力減

肥，糖替代品則是你的大敵，當你補充含糖的燃料時，它們會帶給你一種假象的安全感，研究指出，**甜味劑比古柯鹼更容易讓人上癮，零熱量的甜味劑也是一樣**（註4），**因此使用糖替代品反而使人嗜糖成癮，渴望吃糖，永遠無法戒除這個壞習慣。**

這也是為何不建議使用人工甜味劑和糖醇，就算使用的是甜菊也該有所節制，同時這也是許多人遵循低碳水化合物卻仍然失敗的原因。低熱量甜味劑在多數的低碳水化合物飲食計畫中很常見，艾金斯和其他低碳水化合物食品製造商銷售大量的低碳水化合物糖果棒、奶昔、烘焙食品和甜點，這一切都會破壞你的減肥成果。這些產品公司生產一些類似口感的替代品，以迎合你對糖和碳水化合物的癮頭，好讓你可以繼續沉溺其中。遲早你的渴望會凌駕於你，使你前功盡棄，若要減肥成功，你一定要克服對糖的癮頭，這是有可能的。

當你可以戒除對甜食的癮頭時，你就可以取得優勢找回生活的主控權，你不再是食物的奴隸，有時糖果或許仍然會引誘你，但它們不會再像以前一樣控制著你。這本書介紹的膳食法，其中一個主要目的就是要戒除你對糖和碳水化合物的癮頭，幸運地是高脂飲食有助於抑制對糖的渴望，並且可以輕鬆地化解你對糖的癮頭。

瘦體素阻抗現象

某些荷爾蒙會影響飢餓和身體組織，其中一個是瘦體素（leptin）。瘦體素在調節食慾和新陳代謝能力，以及與**胰島素**協同運作的過程中具有關鍵性作用，**胰島素阻抗**和**瘦體素阻抗**都與肥胖有關，**過多**的**胰島素**會導致體重增加，**過少**的**瘦體素**也會造成相同情況。

瘦體素是我們胃口的主要調節器，透過**脂肪細胞**產生，可以**降低飢餓的感覺**，它在血液中的含量和你的體脂肪量成正比。瘦體素的受體在**大腦**，經由這種方式，你的脂肪細胞與大腦溝通，好讓你知道還

有多少能量（脂肪）可以利用，以及你的因應之道。當瘦體素信號傳送正常時，如果你太瘦，需要儲存更多脂肪，這時血液中的瘦體素值就會降低。瘦體素降低會導致飢餓，進而增加食物的攝取量，結果造成脂肪堆積。一旦脂肪細胞擴大，體內便會產生更多的瘦體素以通知大腦減少食物攝取量。換句話說，不只低瘦體素會導致飢餓，它們也會增加脂肪的囤積，**高瘦體素可以抑制飢餓、降低脂肪囤積**，我們的身體就是以這種方式維持適當的體重。

節食會降低體內的瘦體素，因此飢餓感會增加，這也是為何節食法非常艱辛。更糟的是，**有些人的瘦體素傳導系統已經紊亂，亦即所謂的瘦體素阻抗現象。雖然他們可能超重，體內也或許會產生大量的瘦體素，但大腦中的瘦體素受體卻無法收到這些訊息**，於是大腦將之解讀為缺乏瘦體素，原因是**體內脂肪不足**，因此大腦啟動飢餓機制作為回應，從此這個機制就再也關閉不了了。節食和瘦體素量降低會增加飢餓感，使得節食變成是一種折磨。即便節食者能夠長時間堅持下去，並且成功減去多餘的體重，倘若瘦體素阻抗現象仍然存在，結果還是導致節食者逐漸暴飲暴食與復胖。

瘦體素阻抗現象是怎麼引起的？一開始是**吃太多碳水化合物**，特別是糖和精製穀物。在吃下高碳水化合物飲食後，血糖飆升，隨後**胰島素跟著升高**，進而觸發糖轉化成**脂肪**儲存在細胞內。這些額外的體脂肪促使瘦體素激增，在經過一段時間後，經常接觸過量瘦體素的受體變得遲鈍，進而導致瘦體素阻抗現象。這個過程很類似胰島素抗性，也就是過度處於高胰島素值的結果，如果你有糖尿病或胰島素抗性的症狀，很可能同時也會有瘦體素阻抗的現象。

若要重新建立正常的瘦體素（還有胰島素）敏感度，方法就是要避免血糖值和胰島素值的波動飆升，過程中可以藉由降低碳水化合物的攝取量，特別是精製碳水化合物來達成，因為這會對血糖產生更大

的影響。**低碳水化合物、椰子油、生酮飲食法**都是治療瘦體素阻抗現象最佳的方法。

澱粉＝白糖

精製糖不是唯一的問題，澱粉幾乎同樣是一丘之貉。澱粉是碳水化合物，存在於穀物、根莖類、豆類和其他澱粉類蔬菜中。澱粉幾乎等於糖，它是由**純葡萄糖**組成，唯一的分別是，澱粉的葡萄糖分子全都連結在一起形成一個長鏈，一旦我們吃下肚，消化酶就會分解這些鏈結變成單一的糖分子。就像其他來源的糖一樣，**澱粉會導致血糖值迅速升高，增加胰島素分泌與脂肪儲存**、抑制免疫功能，並且具有其他與糖相關的不利影響。基本上，吃一片白麵包等於吃下三茶匙的白糖，只要我們開始咀嚼，白麵包在我們口中就會立即變成糖，唾液中的消化酶也馬上開始將澱粉轉化為糖。

沒有吃太多甜食或使用糖的人或許認為他們不會受到糖的有害波及，然而，如果他們吃白麵包、白米和馬鈴薯以及白麵粉製品，那麼他們攝取的糖量就和其他人一樣多，有時甚至還更多。白麵包可能導致體重增加、胰島素抗性和糖尿病，並且促進阿茲海默症和帕金森氏症的病情發展。

白麵粉來自於精製全麥麵粉，在精製的過程中，許多營養素都被去除，連同大部分的纖維質也一併去除。製造商後置程序會添加一些營養素，但沒有纖維質，然而，**纖維素在消化澱粉中有關鍵性的作用，它可以減緩葡萄糖釋放進入血液的速度**，這點非常重要，因為這可以放慢糖的吸收速度，調節胰島素分泌，讓一切運作得宜。

澱粉本身並沒有什麼不好，畢竟澱粉中的葡萄糖是我們細胞燃料的來源，問題在於過度攝取澱粉或和脂肪、蛋白質以及纖維比較起來分量不太均衡，不過，只要同時也攝取足量的脂肪、蛋白質和纖維，

適量的澱粉和甚至是糖類就不至於造成問題。

典型的飲食每日約有2,400大卡，其中平均大約有350公克的碳水化合物，這相當於1,400大卡的糖和澱粉，將近占了每日總卡路里攝取量的60%！這也難怪肥胖、糖尿病、阿茲海默症和其他退化性疾病有逐漸上升的趨勢。

從這章列出的種種理由得知，吃碳水化合物比吃脂肪或蛋白質來得更容易變胖。再一次強調，脂肪不會讓我們變胖，碳水化合物才是元兇。

克服糖癮

我們對甜食的狂熱創造了一個嗜糖成癮的社會，**糖和人工甜味劑會讓人上癮，就像毒品一樣，例如古柯鹼和其他毒品，它們會刺激大腦的快樂中樞。這種對快感的渴望會變得非常強烈，以至於控制我們的思想行動，就像古柯鹼控制癮君子一樣**。平時我們一切看似很好，然而突然間我們渴望吃甜食，很可能是一塊巧克力、口香糖或一瓶汽水，任何可以滿足我們對糖的慾望。因為糖可以刺激我們的愉悅感，即使吃飽了，我們仍然會繼續吃甜食，有多少次就算你吃得很飽，但就是想來一點甜點？或者你並不餓，但就是受不了眼前香甜可口的食物誘惑？或者一開始你吃甜食，例如餅乾，你認為只會吃一片，或者最多兩片，但最終吃了九片或十片？你不太可能只吃一片的，香甜的味道往往會打敗當初堅強的意圖，這聽起來很合理。如果你有以上的任何這些情況，這表示你已經成為糖的奴隸了。

過去人類的飲食中，甜食從來都不是主要的食物來源，在過去，水果提供我們大多數的糖分，由於以前只有夏季盛產水果，且當時缺乏冷藏設備可長時間保存，因此一整年內只有幾個月才吃得到新鮮水

果。雖然精製糖已經存在了好幾個世紀，但它永遠不是飲食中最重要的組成部分。

糖和人工甜味劑其中一個大問題是它們會刺激我們大腦的快樂中樞，因此我們往往容易過量。大多數的甜食都屬於高熱量與低營養，由於我們盡吃一些沒營養、高熱量、人工調味的食物，以至於沒有太多空間可以容納營養、高纖維、有益健康的食物。倘若在兒童成長過程中都吃這些沒營養的食物，日後他們就會喜歡上這些食物。因此，成年後他們繼續吃這類的食物，後果則是健康欠佳和肥胖。於是一代接著一代，我們吃進更多精製加工食品與更少完整和天然的食物。今日，兒童和成人一樣，都比以往更加肥胖。

吃大量甜食的另一個問題是我們的**味覺接受器會變遲鈍**，造成甜食不再可口，食物不再美味。你或許會好奇為何味覺接受器對甜食不再敏感，在此我想用我們的另一個感官——嗅覺來加以解釋。這就好像走進一個氣味不佳的密閉房間，當你一開始進入房間時，你可能會感覺到強烈的氣味，不過，如果你在房間內停留一段時間後，你的鼻子將變得不那麼敏感，於是你不會再留意到該氣味。房內的氣味或許沒有變淡，只是你的嗅覺能力減弱，只要你身處於那個有氣味的房間，你的鼻子就會持續麻木；若離開房間一段時間，讓你的鼻子透透氣，讓它恢復嗅覺敏感度，不久，當你再回到房間後，你會再次嗅聞到那股難聞的氣味。同樣地，**當我們狂吃含糖食物時，口中的甜味受體會變得麻木或遲鈍，日積月累導致它們對甜食不再敏感，於是我們通常會增加食物的甜度**，然而這反而使我們對甜度的味蕾更加遲鈍。

就像吸毒者需要愈來愈大的劑量才能達到相同的效果，我們食物中也需要更多的糖，才可以達到同樣的甜度或獲得同樣的愉悅感。**長久下來，天然食物逐漸失去吸引力**，這也是為何冷凍水果經常添加糖，以及罐頭水果總添加糖漿，因為新鮮的水果嚐起來已不夠甜了。

味覺接受器麻木也會讓蔬菜和其他天然食物失去吸引力。現在的孩子不喜歡蔬菜，但在我們祖父母那個年代的孩子都習慣吃蔬菜，他們不像當今的孩子對豌豆和花椰菜轉頭說不，他們當年每天沒有汽水、糖果和含糖早餐麥片粥。孩子之所以不喜歡蔬菜是因為他們的味蕾受到太多糖和人工甜味劑的影響，造成反應遲鈍，許多成年人不喜歡蔬菜也是出自相同的原因。如果新鮮、不加糖的蔬菜和水果不吸引你，你也不太會想吃它們，反倒是你會吃進更不健康的食物，好讓你的糖癮持續下去。

　　成功減肥計畫的關鍵因素是拿回你對甜食的主控權，如果你可以駕馭對甜食的欲望，很自然地你就會少吃一點。克服對甜食的渴望是一開始就戒除它，唯有如此，它們才無法控制你，而這是可以達成的，關鍵就在於克制，像任何藥物上癮一樣。我建議至少用六個星期來戒除使用甜味劑或吃甜食，六個月則更好，時間越長，你的味覺接受器就會恢復得越多，且更敏感。戒除甜食就像離開氣味不佳的房間，你的嗅覺自然會恢復，只要你忍住不吃甜食，你的味覺接受器就可以重啟。

　　之後，當你再次添加甜味劑在飲食中時，你會發現不再需要像過去那麼多的分量。甜食不僅味道變甜，所有食物也變得更美味，你開始喜歡豌豆、南瓜和新鮮水果的天然甜味，你不再需要以往分量的甜味劑才能享受某些食物。事實上，市面上的甜食往往太甜，前段時間我才真正意識到這件事情。在經過數月不吃任何甜食後（除了偶爾的水果），妻子和我決定買一品脫的Haggen-Dazs冰淇淋大肆享用，以鼓勵我們的努力。我們購買香草杏仁口味，因為我們認為它不像其他口味那麼甜膩，當我們開始吃時，我們倆都留意到這口味實在太甜了，過去我們吃過無數次，但是現在它似乎甜到讓我們無法忍受，我們倆都無法把它吃完，最後只好丟掉。你相信嗎？我們把Haagen-Dazs冰淇淋丟掉！現在，有時候我們還是會吃自製真正鮮奶油的冰淇淋，添加

一點甜菊，配上新鮮水果，它不會太甜，但美味極了。

雖然我不太常吃白麵包，但每當我吃時，我都會留意同樣的情況──市售麵包味道通常太甜，就好像糖果或甜麵包，而不是一般的原味麵包。現在市售的零食對我而言也都太甜，對你也會如此，只要你戒除嗜糖的習慣。

人工甜味劑應該完全避免，**天然的甜味劑，例如生蜂蜜和糖蜜，使用上還是比精製糖的殺傷力要小**。一旦你的味覺接受器恢復，你對甜食就不再感興趣，你將不會有那種非糖不可的欲望，這時當你再次面對甜食時，你不會再被它們誘惑、吸引而深陷其中。你的意志力會忍住，且不會覺得被剝奪，因為你對自己的行為有完全的主控權。

糖是導致體重增加的首要原因，因為它和毒品一樣會讓人上癮，如果你想減重，而且是要一勞永逸，那你一定得克服對糖的喜好。唯一的方法就是戒糖，使用所謂的天然甜味劑取代精製糖並不會有任何效果，改用人工甜味劑也行不通，所有的甜食攝取都要加以限制。

一旦戒除糖的誘惑，你要謹記糖癮就像酒精中毒一樣，幾杯酒下肚就能使酒癮復發，同樣地，一些甜食就足以讓糖癮發作，就算你改變了吃甜食的習慣，甜食對你還是有一些吸引力，但它們不會再像以前那樣控制你，只要你不要跌入它們甜蜜的誘惑，你仍然有能力可以抗拒它們，對它們說不。

這是否意味著再也不要吃甜食？對一些人來說，或許就是如此。其他人或許偶爾可以來點甜食，但我們很容易陷入吃甜食的習慣，所以最好是盡可能和它們保持距離。在全食物中添加具有甜味的水果或食物是好的，但不要果汁，因為果汁太甜，它和色彩多變的酷愛牌飲料（Kool-Aid）與汽水沒什麼不同。「天然」甜味劑和其他甜味劑相比也好不到哪兒，仍然會讓人上癮，若要戒除甜癮，除了可能一點必要的水果和偶爾的甜菊之外，你要避免所有「添加」的糖類。

低糖飲食

為何大多數低熱量、低脂和其他減重的節食法無效？其中一個主要的原因是它們繼續允許糖和其他甜味劑的攝取。大多數減肥飲食最大的問題在於它們的焦點都放在降低熱量，而不是杜絕主要的罪魁禍首——精製碳水化合物。減少熱量攝取不該充滿掙扎與飢餓，也不是件折騰人的事情，當你只專注降低熱量，你等於是踏上了一條註定失望與失敗的減肥之路。更好的方法是消除造成攝取過多卡路里的原因，如果你戒除暴飲暴飲的欲望，自然而然，你會減少熱量的攝取；有飽足感、不覺得被剝奪、對你的飲食選擇感到滿意，減重之路將會事半功倍，不再痛苦。

大多數的飲食法會允許某些形式的糖，因為我們實在太沉迷於糖的溫柔鄉，如果少了糖，許多人會加以拒絕。然而，你到底想要什麼？減肥，而且是一勞永逸？還是你想繼續吃甜食，並且與你的體內脂肪終生為友？決定權在你，如果你克服糖癮，你成功的不只是減肥，因為吃下的食物會讓你有飽足感，不會誘使你暴食，到頭來會吃得更少，但這會成為你的選擇，而不是因為你得克制自己。

從長遠來看，如果你想透過飲食減重成功，你一定要拿回嗜吃甜食的主控權。我見過太多受制於糖的人，他們不想或不能脫離糖，糖已完全掌控他們的生活。他們試過一種又一種的節食法，但仍然嗜糖如命，他們的意志力完全任由糖擺佈。

一個成功的減重計畫一定要涵蓋低糖飲食，當我提及糖時，其中也包括人工甜味劑，**用另一種人工代糖來取代糖是無法戒除糖癮的**，除此之外，限制澱粉類，特別是白麵粉和白米飯也有所必要，所有的精製碳水化合物都會讓人上癮。

一個健全健康持久的減重計畫需要包含**複合碳水化合物、蛋白質**

和脂肪的混合飲食，並且來自各種有益健康與天然來源的食物。這些食物類似我們祖父母和曾祖父母當時吃的食物類型：**全脂牛奶**、富含全脂的**鮮奶油和奶油**、帶有**肥油的肉類**、**新鮮的水果和蔬菜**等。這些食物幾千年來滋養我們的祖先，它們才是天然的食物，絕不是那些化學家或製造商為我們準備好的營養食品可以取代。

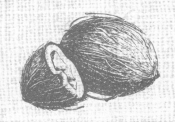

7
Chapter

新陳代謝率決定你的體重

Not All Calories Are Equal

卡路里進出差額

肥胖和超重原因之辯持續不斷，有些人說是缺乏運動，有些人聲稱是基因或代謝問題，但大多數人只認為原因出在我們吃太多。這些說法都是真的，其中涉及許多因素。不過，我們最常聽到的一個因素是熱量攝取與消耗量——如果你吃下的熱量大過於身體燃燒掉的熱量，多餘的部分就會儲存為脂肪，不管任何其他因素。

我們吃的食物會轉化為能量，啟動我們的代謝功能和身體機能。任何多餘的能量都會轉化為脂肪，並且儲存在我們的脂肪細胞，成為我們腿上的脂肪、腹部周圍的游泳圈和臀部的贅肉。所以，我們吃得越多，得到的脂肪也越多。

如果問題真是如此，那麼超重的解決之道似乎很明顯：少吃點就好了。但這並非是一個大家樂於見到或容易實踐的答案，有多少人試過低熱量節食法？或許正在看本書的人都曾經試過。如果這方法真的有效，那你也不會看本書，而我更不必寫下本書。在這一章節，你將瞭解低熱量飲食最終會讓人發胖、為何超重的人似乎比瘦的人更容易體重增加？以及若要永久減重成功，你需要的絕不只是低熱量飲食這麼簡單。

我們從食物中獲得的能量以卡路里計算，每個人都需要一定數量的能量（卡路里）來維持基本代謝過程——心跳、肺的擴張和收縮、胃消化食物，以及其他所有細胞維持身體機能的過程。

身體消耗熱量以維持這些機能的速度稱為基礎代謝率（BMR），這相當於一個人在**清醒時躺著不動所消耗的卡路里量**，任何的體力活動，不管多簡單，都需要額外的熱量。我們每日至少要使用**三分之二**的熱量作為**基礎代謝功能**的燃料，僅剩的**三分之一**才是用於身體或自發性的活動。

每個人的BMR不盡相同，決定BMR和我們身體所需的卡路里量有許多因素，年輕人和活動量大的人需要更多的熱量，節食、飢餓，甚至禁食的人需要的熱量會比他們平時更少。超重的人在熱量的消耗上比瘦的人少，最後這兩則訊息對那些過重的人與節食者未必是好消息，這意味著他們得再少吃點才能看到成效。

平均來說，一個人一天大約需要**2,400大卡**的熱量，不管體重是否有過重或過輕，這只是保持一般身體所需的熱量，其中有三分之二或**1,600大卡**是用於啟動基礎代謝的過程，剩下的**800大卡**則是用於日常活動。

所有低熱量飲食的背後理論是，超重來自於攝取的熱量超過身體燃燒的熱量。例如，如果你的BMR和活動量需要你攝取2,400大卡以維持體重，那麼任何超過這個數字的熱量都會轉化為脂肪儲存在體內，所以，若要減肥，一個人就要攝取更少的熱量，好讓儲存的脂肪可以釋放燃燒，以滿足能量的需求。攝取的熱量越少，體內要釋放出來的脂肪就越多，這樣一來減重的效果才會越好。這個過程總結來說就是「卡路里進出差額」，體重取決於我們吃下多少卡路里與我們燃燒多少卡路里。

卡路里進＞卡路里出＝體重增加
卡路里進＜卡路里出＝體重減輕
卡路里進＝卡路里出＝體重不變

雖然留意你的卡路里攝取量很重要，但減肥成功涉及的範圍不僅僅在於限制卡路里攝取量。通常，一個節食者將一天的卡路里攝取量降至1,000大卡以下，體重仍然還是有可能會增加！理論上來看，這種情況不會發生，如果你相信減重只是「卡路里進出差額」的公式，那

麼，一般平均身材的人每天大約需要1,600大卡作為基礎代謝功能的燃料，任何少於這個數量的人，體重就會減輕。我認識卡路里攝取量一天只有800大卡的人——僅是基礎代謝功能所需熱量的一半，體重仍然還是有增無減！

這實在令人非常沮喪，當一個超重的人什麼都不吃，只吃萵苣和胡蘿蔔，體重仍然繼續上升。朋友、家人，甚至醫生通常會認為減肥者不認真，當四下無人時偷吃東西，或沒有精算吃下肚的熱量，然而，這是很常見的現象，許多超重的人在禁食期間體重仍然上升，很明顯地，這個熱量進出差額的公式有些問題，成功的體重管理計畫遠比只是計算卡路里量還要來得周詳。

節食讓你發胖

有人曾說，「過去幾年裡，我減掉的體重加起來共有200磅之多，如果真要我把這些重量從現在的體重全數扣掉，我的體重可能會變成-20磅。」我想許多人都心有戚戚焉。

以蘇珊為例，她和許多人一樣超重，她想減肥，並且很努力。她試過各種減肥方法，其中大多數似乎都很有效——至少在初期階段，她試了一個減肥法，減了10或12磅（4.5或5.5公斤），過沒多久體重回到原點；之後她又嘗試另一種節食法，或許減掉20磅（9公斤），但日子久了，體重又悄悄上升。她試過的每種節食法，結果都相同，幾年下來她不僅超重，而且還可能比以往更重。所有她試過的節食法並未如願助她減重，事實上，反而使她變得更胖，真相是，**節食**是問題的一部分。

根據梅約醫學中心（Mayo Clinic）的資料顯示，**節食的人中有95%在五年內體重會全數回復，有些人甚至可能比過去更重。**典型的

減肥節食法不僅無效，而且往往使狀況更糟，沒錯，節食實際上會讓你發胖。

許多減重的問題在於只注重限制卡路里的攝取量，雖然留意卡路里攝取量很重要，但它絕不是唯一影響體重的因素。可悲的是，**所有低熱量、低脂的飲食法一開始就註定失敗。無論你吃下什麼類型的食物，如果你的飲食完全依賴限制卡路里的攝取量，你就等於和失敗劃上等號。**

除了卡路里，你必須考慮其他因素，其中之一是**新陳代謝模式**，你無法忽略它，卻又期望減肥成功。讓我來解釋一下其中的原由。

新陳代謝很容易受到影響，其中之一是你攝取的食物量。我們身體有一個內建機制，努力平衡我們的新陳代謝與環境之間的平衡。這個機制對我們那些以季節性食物維生的祖先非常重要，當食物充足時，代謝的運作效率會處於最高的狀態。新陳代謝較高具有優勢，因為可以提高能量、保持大腦清醒、提高免疫系統功能，加速癒合、組織生長和修復。到了冬天或饑荒期間，食物不再充足，代謝速度就會減緩，好處是不需要太多能量啟動代謝過程，人們也可以在食物缺乏的時期以最少的熱量生存。

今日現代的食物保鮮和運送方式，吃飽對許多人而言不再是一個大問題，食物一年四季供應，然而，我們的身體仍然保有快速適應饑荒的能力。**如果我們突然間開始少吃食物，身體會發出訊號告知饑荒期來臨，基於本能，我們的BMR會降低以節省能量。**這時問題就來了，當我們降低卡路里攝取量時，身體以為它在挨餓，於是我們的BMR下降；新陳代謝減緩也意味著我們體內的能量減少，使我們變得更容易疲勞。

當你進行熱量限制飲食，你的身體反應猶如它正在經歷一場饑荒。剛開始幾天，你的新陳代謝仍然運作正常，卡路里限制法奏效，

你減掉一些體重。剛開始幾周減重效果總是最明顯，過了一陣子，**當你的身體適應了低卡路里攝取量，你的新陳代謝就會逐漸減緩**。現在，你攝取的卡路里量剛好與你燃燒的卡路里量平衡，體重難以下降，你遇到了瓶頸。

為了減去更多的體重，你必須削減更多的卡路里攝取量，如果你這麼做，你會再減掉一些體重，直到你的身體適應新的卡路里量，你的新陳代謝會減緩至足以應付卡路里進出平衡的狀態，節食過程變得非常嚴格與不舒服（有些人甚至形容是痛苦）。這也是為何有些人可以降低每日總攝取量在1,000大卡以下，但體重仍然還是保持不變。

當你決定結束節食後，即使你仍然吃的比一開始時少，多餘的卡路里會開始加在體重上，因為你的新陳代謝低下，身體仍然以為你在饑荒期，現在當你增加攝取量，多餘的熱量就會儲存成為脂肪，雖然你可能已經吃的比一開始節食時的量還要少。等到你的新陳代謝意會過來，原來饑荒已經結束，這時你減掉的體重早已全部回到身上。此外，你的身體會傾向於儲存更多脂肪來保護自己，以預防下一個饑荒情況。所以在節食之後，你的體重會逐漸回復以往，而且若仔細測量，可能還會多個好幾磅。到最後，你的體重比剛開始時更重，這整個循環只需要幾個月或者耗時幾年，但最終結果都是相同的。

你下一個嘗試的減重節食法結果也是一樣，一個接著一個都是如此。每當一節食，結局就是體重增加，這個過程就是所謂的「節食引發肥胖」，或者「溜溜球效應」。

大多數減肥法被認為是臨時限制飲食法，只要減重成功，很快就可以恢復以往的飲食習慣，然而一開始正是這些習慣導致體重問題，因此減掉的體重也跟著回來。如果你照著過去的飲食方式，你永遠無法保持苗條，若要永久減重成功，你一定要做永久的改變，但這對大多數人來說，似乎太難以想像，誰想永遠減肥節食啊？這些節食法太

嚴格，就多方面來看也不健康。若要使任何飲食法成功，最主要是要讓你感到舒服，且終生樂意奉行，你要讓它持之以恆，所以你選擇的飲食法必須令人滿意、有飽足感和健康。飲食法如果無法讓人感到滿足，那麼它一定不會持久。

我曾經提及，一個飲食法若要成功，它一定要具備健康的取向。缺乏營養的飲食，正如大多數的低熱量、低脂飲食，對新陳代謝有負面影響，並且會造成暴飲暴食，以防止身體感到飢餓和營養不良。我們在第十三章會更詳細討論關於新陳代謝的主題。

所有的碳水化合物都不相同

卡路里是衡量能量的單位，從技術性來看，卡路里是指提高1公克水的水溫1°C所需的熱量。在我們體內，碳水化合物、蛋白質和脂肪會經由代謝產生能量，其衡量的單位就是以「卡」計算。

科學家已經證實**1公克的碳水化合物**可以產生**4大卡**的熱量，**1公克的蛋白質**也可以產生**4大卡**，不過，**1公克的脂肪可以提供9大卡熱量**，是其他兩種的兩倍以上。一個人可以吃超過兩倍多的碳水化合物或蛋白質，才會等同來自於脂肪的相同熱量。如果你以減少卡路里來作為減重的方式，但仍然想吃飽，不讓自己感覺飢餓，理論上來說，似乎要削減越多脂肪越好，並且以碳水化合物或蛋白質代替，這就是所有低卡路里和低脂飲食背後的基本理論。

根據這個減重模式，所有的卡路里都被假設是一樣的，不管其來源為何。有一個說法是，不管來自脂肪、碳水化合物或蛋白質，「卡路里就是卡路里」，然而，這種假設是錯的，這也是為何低熱量和低脂飲食無法成功的原因。大卡是一種衡量的單位，就像毫米或度數一樣，所以認為1大卡就是1大卡，似乎很合乎邏輯，就像1毫米等同於1

毫米，無論你怎麼測量都相同的道理。然而，毫米和度數可以直接測量得知，你可以用捲尺直接測量一個人的準確身高，或者用溫度計測量一個人的體溫，但卡路里無法直接測量，目前沒有一種設備可以直接測量我們體內的熱量，所以我們無法實際估算所吃下去的食物在體內釋放的熱量究竟有多少，我們只能做一個計算的猜測。

　　我們用一種名為彈卡計的機器計算卡路里，將食物放在被水包圍的密封容器中，然後完全燃燒，之後測量水上升的溫度，然後從這個過程中決定碳水化合物、蛋白質和脂肪的卡路里數。明白這一點，我們便可以計算出混合這三種營養素的食物熱量。不管我們吃何種類型的食物，如果我們身體的運作方式完全如同彈卡計，那麼或許1卡路里就會是1卡路里。但是許多其他生物因素會影響我們食物淨熱量的效應，例如，一些激素和酶會促進脂肪燃燒大過於碳水化合物，以及某些特定的脂肪可以提高新陳代謝。這些變數並未列入彈卡計測量中，因此機器燃燒卡路里所測得的結果，不一定等於人類身體燃燒的熱量。熱量的來源非常重要，這就是為何一個人即使食量大，但身形卻瘦如柴骨，另一個人每天食量少得如兔子般，體重卻仍然高居不下的原因。

　　無數書籍發表低卡路里、低脂飲食，提倡「卡路里就是卡路里」的原則，整個減肥產業都繞著這個概念打轉。數以萬計的人拜讀這些書，削減食物中的熱量，但還是依然愈來愈胖。在某種意義上，卡路里理論相當無情，如果你已限制卡路里量，但體重還是增加，很顯然其中一定有問題。當然，有問題的不會是理論，大多數人都認為如此，所以，假設不是理論出錯，那肯定就是你個人的問題！你一定有作弊，四下無人時偷吃，而且還不承認，哪有人吃無脂沙拉和清蒸蔬菜，體重還能增加？當你一否認，他們只會使眼色或咧嘴一笑，暗示會保守你的小祕密。

我們體內大多數的脂肪並非來自於飲食中的脂肪，而是來自我們吃下的碳水化合物。所有飲食中的碳水化合物，若沒有立即成為能量被使用，它就會轉化成脂肪儲存在脂肪細胞。你的水桶腰就是你曾在早餐時吃的層層煎餅、點心時間的甜甜圈，以及午餐時吃下的全餐和薯條。絕大多數我們的食物都來自碳水化合物，平均我們每日熱量有60%是碳水化合物的形式，只有40%來自蛋白質與脂肪。大多數我們攝取的蛋白質和脂肪會供給和維持肌肉、骨骼以及其他組織所需，只有一小部分的蛋白質和脂肪會被利用產生能量或作為脂肪儲存起來。身體不需要利用蛋白質和脂肪作為熱量，因為有許多碳水化合物可用，甚至還過多，而這些過多的碳水化合物最終就會成為身體的脂肪。

研究顯示，我們平日吃的高碳水化合物飲食會增加脂肪和膽固醇的合成，當**飲食中的碳水化合物被脂肪取代後，體內產生的脂肪和膽固醇也會跟著降低**（註1-2）！這些研究推翻所有卡路里都是一樣的理論，因此，在飲食中以脂肪取代大部分碳水化合物可以減少脂肪產生，進而降低體重（膽固醇指數也會改善），方法就這麼簡單！

不僅來自碳水化合物的熱量有別於脂肪熱量，就碳水化合物本身不同的類型也會產生不同的影響。例如，當提到卡路里時，所有的糖就有不同的分別。研究指出，各種糖對於體重有不同的影響，雖然它們的卡路里含量可能是相同的。

吃果糖甜食增加的體重會比吃蔗糖或葡萄糖的甜食還多，研究人員可以靠餵食老鼠高果糖玉米糖漿而讓它們變肥胖，但餵食同樣熱量，蔗糖形式的老鼠卻沒有因此變得更胖（註3）。

雖然果糖的熱量和蔗糖相同，但對**新陳代謝方式**的影響卻大為不同。研究指出，果糖會提高血漿游離脂肪酸，進而儲存體內成為脂肪、增加食慾、調控信號飢餓素的影響，干擾正常的飢餓訊號傳送至大腦（註4-6），這一切會造成體重增加和**脂肪儲存**。基本上，果糖經由代

謝會產生脂肪，而葡萄糖大部分經過代謝後會成為能量，或者成為肝醣，儲存在**肝臟**與**肌肉**中。

計算熱量

科學家計算，吃超過我們身體可燃燒的熱量3,500大卡會導致體重增加1磅（0.45公斤）脂肪。有些人一天攝取的熱量遠遠超過典型的2,400大卡，超過1,000～3,000大卡，卻沒有從事額外的體能活動燃燒掉這些熱量。根據「所有卡路里都一樣」的理論，人們要攝取遠遠超過正常的熱量才會超重。一杯（236毫升）或二球香草冰淇淋包含500大卡，其熱量和三盎司（85公克）的炸薯條或二枝棒棒糖相當。吃下比你體內燃燒的熱量多出500大卡會讓你增重1/7磅（0.065公斤），這看似不多，不過，如果每天熱量超過500大卡，一年下來會增加52磅！十年下來，你會胖到520磅（235公斤），遠遠超出你一開始的體重！現在，如果你每天多吃1,000大卡，那結果又會如何？要做到這點其實很簡單，只要在兩餐之間吃垃圾食品、零食或喝汽水。第一年，你的體重會增加104磅（47公斤），十年後，你的體重會增至驚人的1,040磅（472公斤）！如果你一開始重達150磅（68公斤），十年後，你的體重將會突破1,200磅（544公斤）。

這就是問題所在。有不少人在白天吃進的熱量超過1,000大卡，體重卻不曾達到近1,200磅，如果所有的卡路里都一樣，那麼街上就會有許多重達1,200磅的人走來走去，或者他們可能行動不便，無法四處行走，但人數應該不少。根據維基百科世界最重的名單中，所有歷史記錄超過1,200磅的人僅有三人，我敢肯定，他們的體重絕對不只光靠兩餐之間的幾顆糖果和薯片！這項事實告訴我們，這個理論本身就有問題。

一個典型的例子華德・哈德遜（Water Hudson, 1944-1991），他

是世界金氏記錄最大腰圍119英吋的保持人，也是醫學史上體重第四重的人，最重時期體重為1,197磅。他的日常飲食包括兩盒香腸、一磅（0.45公斤）培根、十二顆雞蛋、一條麵包、四個單層漢堡和四個雙層起司漢堡、八份大薯條、三份火腿牛排或兩隻雞、四個烤馬鈴薯、四個地瓜、四顆花椰菜、一個大蛋糕，平均搭配18夸脫（17公升）的汽水一起食用[註7]，每日卡路里的攝取量就超過30,000大卡！這些還只是他的正餐，除此之外，他另會吃各種零食。根據卡路里進出差額的概念，光是吃零食的部分就已造就他全部多出來的體重了！

讓我們再看一次公式，並且實際算一下每日吃30,000大卡會增加多少體重（暫且忽略零食的部分）。根據該理論，哈德遜一天會增重8.6磅（3.9公斤），一年後增加3,319磅（1,424公斤），總重量高達43,360磅（19,660公斤）；十年後，他的體重更重達42,460磅（19,660公斤）！你現在明白這個理論有多荒謬了吧！

反過來也是如此。如果你從飲食中刪減1,000大卡（從3,500降至2,500），照理論來看，一年後你會減重104磅。如果你刪減2,000大卡，變成每日只攝取1,500大卡，正如許多低脂節食者奉行的飲食法，一年後你應該會減重200磅以上（假設你可以減掉那麼多），然而卻很少有人可以在這段時間內成功減掉這麼多重量，所以我再次質疑這個理論一定哪裡出了問題。

看看這些證據，過時的「卡路里就是卡路里」概念完全是不成立的。熱量的來源很重要——非常重要！接下來的章節，你會更加瞭解脂肪熱量和碳水化合物熱量的不同，以及飲食中如何添加脂肪才有助於你減去多餘的體重。

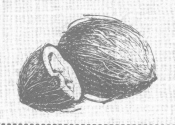

8
Chapter

減重成功關鍵
——高優脂低碳水化合物

Eat Fat and Grow Slim

脂肪不是凶手，而是助手

赫爾曼‧泰勒（Herman Taller）醫生一直以來都很胖，他身高179公分，體重265磅（120公斤），對於體重管理似乎束手無策。

當泰勒進入義大利帕維亞大學（University of Pavia）醫學院，他研究關於營養的醫學論文，並且詢問醫生有關減肥飲食的問題。當時有數十種理論和飲食法，他全部嘗試過，但沒有一個奏效。其中一個飲食法只**吃新鮮水果**，在過程中他減了幾磅，不過只要他沒有遵照該飲食法後，他的體重很快又回到原點，然而他無法一直持續這個飲食法，因為這讓他感到**虛弱**和**緊張**，光靠水果不足以支撐他的體力。

他試過只有牛奶和蔬果的飲食法整整一個月，一個月後，他發現自己胖了三磅。他也試過所有的**蛋白質飲食法**，只吃肉類和魚類，結果仍只是多一個**增重**的經驗。在醫學院的所有時間中，他試過一個又一個節食法，總是不斷挨餓，畢業時，他的體重比他剛入學時還超重35磅（16公斤）。

畢業後不久，第二次世界大戰爆發，他擔憂歐洲即將發生的衝突，於是接受智利醫院的工作前往南美洲，最後定居美國，開始在紐約執業，成為一位婦產科醫生。

作為一位年輕的醫生，他的體重有增無減，他曾經向其他醫生請教體重管理，也試過各種飲食法但都失敗。有些人還暗示他一定有「偷吃」，只是死不承認，或許連自己也都不認為有，其他本身也有體重問題的醫生只能聳聳肩膀不知該如何回答。

泰勒向其中一位深信他偷吃的醫生提出一項提議，藉此進行一項實驗。他們一起度假十天，保持形影不離，吃喝相同的東西，然後評估結果。他的同事接受這項提議一起去度假勝地，泰勒則遵照體重控制飲食法：**低熱量**、**低脂**。他只**吃沙拉**，避免吃所有的脂肪和油脂食

物，由於是度假，所以每晚餐前他會多喝一杯雞尾酒。他的醫生朋友身材苗條，也吃相同的食物。假期結束後，他的朋友瘦了2磅，但泰勒卻**胖了9磅之多**！他的朋友啞口無言，認為這只是一個反常現象。

並不是這些半飽半飢的飲食法無助於減重，至少一開始是有效的。每當他嘗試一種時，剛開始會減掉一些體重，但過不久就會回復，甚至比之前還要更重。此外，這些失敗的節食法還有一些令人不舒服的副作用，特別是**疲勞**、**易怒**和從未間斷的惱人**飢餓感**。

1955年，醫生們開始對膽固醇與其和冠狀心血管疾病的關係感興趣，當時，肥胖和膽固醇看似有些關聯，由於泰勒體重超重，於是他測量了自己的膽固醇指數。那時他的膽固醇指數為350mg/dl，遠高於當時公認的正常值225mg/dl，所以他擔心的事情又添一椿。

幫他驗血的醫生告訴泰勒，他想試一個東西幫助他降低膽固醇，泰勒問他是什麼東西，但醫生暫時還不想透露，只是告訴泰勒先信任他。為了表示這個東西是安全的，他當著泰勒的面喝下這個油性物質，並且告訴他每天要服用。

由於膽固醇過高，所以泰勒非常願意嘗試，於是他每天喝下三盎司的「神祕物質」，並且每兩星期做一次血液膽固醇測試。

正如醫生所料，泰勒的**膽固醇值開始下降**，出人意料的是，他的體重也開始下降，雖然他沒有刻意節食（餓了就吃），但**體重卻開始減少**。在二或三個星期內，他留意到他的皮帶可以繫得更緊，這個「神祕物質」不只降低他的膽固醇，連他的體重也一併降低。這個神奇物質到底是什麼？基本上只不過是**蔬菜油**，在一般商店就可以買到的那種。泰勒非常傻眼，除了一天正常三餐外，他多吃了三盎司的油，也就是日常飲食中多了六湯匙（89毫升）的脂肪，他每天攝取大約5,000大卡的熱量——體重還下降！一般人平均的每日卡路里攝取量為2,000～3,000大卡，他的攝取量幾乎將近一般人的兩倍。

他的體重穩定下降，健康狀況改善，多年困擾他的**慢性鼻竇充血不藥而癒**，氣色也變好。八個月之後，他共減掉65磅（29公斤），完全沒有節食。體重200磅（91公斤）的他仍不算瘦，但和多年前的他相比，他變得更苗條且更快樂。

這些年來，泰勒試著去除飲食中的所有脂肪，因為他認為脂肪會使體重增加。現在，他攝取脂肪與更多的卡路里，體重卻因此減輕。幾十年來，他學到若要減重，一定要減少卡路里攝取量，這被視為是一個不可動搖的法則。然而，透過增加更多脂肪提高卡路里攝取量，他的體重卻下降了。他開始思考，當涉及體重管理時，或許所有的卡路里並非一樣。

泰勒開始將所有空閒的時間投入在醫學圖書館，查詢一切有關肥胖和新陳代謝的資料。在研究過程中，他偶然發現阿弗雷德‧培林頓（Alfred W. Pennington）博士的研究報告。1951年4月，培林頓在《特拉華醫學社會期刊》（Journal of the Medical Society of Delaware）發表一篇文章，主題為《**減重飲食法——脂肪的應用**》。

在文章中，培林頓博士指出：「與低熱量學派主張相反的是，在最嚴格的實驗條件下，低熱量飲食仍然還是失敗。基於熱量需求的低熱量飲食法是非常粗糙簡化的設計，事實上，有許多肥胖的人經常為飢餓所苦。」

隨後，他看到一個關鍵句，說明「和碳水化合物相反，組織燃燒脂肪的能力是無限的」。「燃燒」在此指的是將物質轉化為能量的能力，就像汽車燃燒汽油產生能量推動引擎般，你的身體燃燒食物，供給身體運行所需的能量。培林頓醫生提出一個有趣的看法：「身體可以無限量燃燒脂肪，同時將脂肪無限量地轉化為能量。」如果你燃燒掉所有的脂肪，那麼也就不會有脂肪儲存的現象；只要你有足夠的運動量，體重也不會有所增加。

那碳水化合物又是如何？培林頓博士認為：「身體對此的化學作用是有限的。」身體只可以燃燒定量的碳水化合物，確實的數量每個人都不盡相同。那麼沒有燃燒完全的碳水化合物會如何？身體會將之儲存起來成為脂肪。對男性來說，身體會將多餘的脂肪集中於後頸部和腹部，即所謂的「中年發福」；對女性來說，多餘脂肪常集中在臀部、手臂、大腿和乳房，以及小腹區。

培林頓博士發現，在體內所有的卡路里都不相同，隨著他的發現我們知道，一個人吃多少顯然不重要，重要的是他吃的食物類型。一定數量的卡路里會讓人發胖的說法，和一定數量的微生物會讓人生病的說法是同樣的無知，重點是我們要知道到底是何種卡路里？到底是何種微生物？

第二次世界大戰結束後，心臟病發病率急速上升，到了1950年時，它已成為美國第一大死因，肥胖也有上升的趨勢。在那個年代，大型公司本身有自己的醫務人員照顧他們的員工。1948年，德拉瓦州威明頓杜邦公司高層人員愈來愈憂心員工的肥胖率和心臟病發病率。低卡路里飲食已無法解決該問題，培林頓醫生決定採取不同的方法。他**確信肥胖不是暴飲暴食所致，而是碳水化合物（澱粉、糖）無法完全代謝。吃太多碳水化合物**使員工**變胖**，進而促進**心臟病**的發展。

為了測試他的理論，他請二十位過重的杜邦主管進行高脂、低碳水化合物、不限制脂肪的飲食法。很快地，他們的**體重開始下降**，平均每星期2磅。「值得注意的是，兩餐之間沒有飢餓感」，培林頓寫道，而且「體力和整體健康都有改善」，三個半月過後，這些主管平均減少22磅。他們採用一個不限制卡路里的飲食法減重成功，一天三餐，他們共吃18盎司（510公克）肉類，搭配6盎司（170公克）脂肪（主要是飽和脂肪），平均熱量超過3,000大卡，碳水化合物每餐限定最多不可超過80大卡（20公克）。培林頓指出，「雖然無限制蛋白質

和脂肪攝取飲食法可以減重成功，但在少數情況下，即使這麼少量的碳水化合物也會造成減重失敗。」

　　培林頓認為低脂飲食法營養不足又不健康，讓人處於一種飢餓的狀態，他相信最安全與最有效的方法是完全限制飲食中的碳水化合物，並且允許攝取無限量的蛋白質和脂肪。他建議**吃新鮮帶有油脂的肉類**，他說，大多數商店內的肉類脂肪含量都不足，因此他建議添加額外的肉或小塊脂肪。比例為9盎司（255公克）的瘦肉和3盎司（85公克）的脂肪，以煮熟的重量計算，一天三餐，患者可以自由選擇增量，比例是三份瘦肉搭配一份脂肪。吃的食物總量不重要，重要的是要保持三比一的比例，因為減少脂肪比例就會降低減重的比例。他說：「飲食法的成功完全取決於足夠的脂肪，不然患者只是進行一個集結所有缺點的單純低熱量飲食法。」他聲稱，這種療法通常一個月可以減少12磅，當達到正常體重後，減重就會自然停止。

　　這種飲食法其中一個主要的優點是精力充沛，身體不會聯想到正經歷一場饑荒，所以新陳代謝穩定。卡路里以正常速度燃燒，不會發生像熱量限制法那種需要一直降低熱量攝取，以配合新陳代謝減緩的情況。

　　於是，培林頓的低碳水化合物、高脂減重法逐漸普及，到了1950年代早期，它成為俗稱的杜邦飲食法。十年後，由於脂肪，特別是飽和脂肪被指控為是提升血液膽固醇和心臟病的元兇，出於恐懼，人們開始將脂肪從飲食中刪除，於是富含飽和脂肪的杜邦飲食法也漸漸式微，最終被人們遺忘。

　　運用他從培林頓研究學到的知識，泰勒開始向過重的患者推薦低碳水化合物和高脂飲食法。基於對飽和脂肪的恐懼，泰勒用蔬菜油取代飽和脂肪，特別是紅花籽油，因為其多元不飽和脂肪的含量很高。他建議患者每日攝取3盎司（90毫升）的油和2盎司（60毫升）的奶

油。每次餐前先喝下1盎司（2湯匙／30毫升）的蔬菜油，2盎司的奶油則是用於烹調。結果證實有效，他的超重患者體重很輕易就下降，且無須減少卡路里攝取量，1961年，他寫了一本書名為《卡路里不重要》（Calories Don't Count）。雖然使用紅花籽油和人造奶油取代飽和脂肪仍有減肥的效果，但富含Ω6的紅花籽油和反式脂肪的人造奶油，就長期來看，終會導致更大的傷害（請參考第三章節）。泰勒飲食法一開始得到大眾的迴響，但最終仍不敵一般人對脂肪的恐懼，後來也逐漸被人們遺忘。〈編審註：含有大量Ω6的紅花油，可用含豐富Ω3多元不飽和脂肪的亞麻仁籽油或充滿MCT的椰子油取代，人造奶油（乳瑪琳）由於是反式脂肪，不建議使用。〉

利用攝取脂肪減重

　　泰勒和培林頓並不是唯一發現若要減肥成功需要脂肪的研究者，早在1928年，紐約特洛伊羅素沙吉研究所的研究人員就發現同樣的事情。在量熱測試中，一位男性受試者每天吃下2,000～3,000大卡的高脂肪飲食並減掉多餘的體重，他的飲食中有80%的熱量來自脂肪，很明顯，在這種飲食法之下，他的身體可以燃燒的卡路里量比普通的低熱量飲食法還多[註1]。

　　最早將脂肪和碳水化合物攝取量與體重聯想在一起的研究者之一是著名的甲狀腺專家布羅達・巴奈斯（Broda Barnes）博士，1938年從醫學院畢業後，他就開始與伊利諾大學的羅伯特・基頓（Robert W. Keeton）博士合作。由於巴奈斯的背景（內分泌學博士，研究甲狀腺和其他腺體），基頓博士分配他研究內分泌系統與肥胖之間的關係。

　　他召集一群肥胖自願者，詳細記錄三個月來他們的所有飲食。當他分析他們的食物類型後，他發現完全意想不到的事情，儘管這些自

願者的食物不同，但都有一個共同因素，那就是高碳水化合物。他們的蛋白質攝取量適中，不過對脂肪避恐不及，奶油和高脂食品少吃，而且會仔細去除肉類的脂肪。巴奈斯博士發現，顯然低脂、高碳水化合物飲食就是他們肥胖的主因。

正當此時，巴奈斯的其中一位同事正在研究高脂飲食對老鼠的影響，發現當餵食過重老鼠高脂飲食後，老鼠會減去多餘的體重，他建議巴奈斯可以在人類自願者身上嘗試類似的飲食法。

巴奈斯博士設計一個適量蛋白質、低碳水化合物和高脂的飲食法，其中包括50公克碳水化合物、70公克蛋白質和90公克脂肪，加起來大約每日1,300大卡。平均每日攝取的熱量正常範圍介於2,000～2,800大卡之間，所以這也算是一份低熱量飲食，而其中來自脂肪的熱量占總熱量的63%。

早餐他們通常吃兩個雞蛋和培根、火腿或香腸；2盎司的果汁；如果需要，還可以來份帶有鮮奶油的飲料，但沒有糖或土司。午餐和晚餐包括帶脂肉、搭配奶油的蔬菜、一份沙拉淋上以油為主的沙拉醬、一杯全脂牛奶和一份新鮮水果的甜點。

低碳水化合物的部分通常是以蔬菜和水果為主，有時，碳水化合物含量高的蔬菜分量會減少，**所有的麵包和穀類全數排除在外**。

志願者留在醫院觀察，在這段期間，他們的體重穩定下降，平均每個月減少10磅。更令人驚訝的是：雖然這些飲食的熱量比正常少，但他們很享受食物，完全不覺得餓，每個志願者都覺得很愉快，完全沒有飢餓感。有時候，有些人甚至還吃不完呢！

研究一開始，除了一位自願者超過300磅之外，其餘的人都在295磅之內，不過，之所以將她納入研究中是因為她年僅18歲，一直為肥胖所苦，感到非常困窘。每當同伴來訪時，她都躲在床下等他們離開，她之所以被帶來門診是因為體型太巨大，以至於無法再擠到床底

下了。

　　她在醫院待了十三個月，在那時候，她一共減掉110磅，她的腹部和臀部減重最多，巴奈斯博士留意到，她的臉色沒有像一般減重的人會有的憔悴模樣。

　　知道該吃什麼後，當她回到家，她繼續遵照這種飲食法，並且又減掉了48磅。十一個月之後，她的體重為137磅，在短短兩年內，她一共減掉158磅！

　　在接下來的三十五年裡，巴奈斯指示超重的患者執行這個高脂飲食法，在當時，所有遵循這個飲食法的患者都報告減肥成功。

　　在1950年代，英國科學家亞倫·科克威克（Alan Kekwick）和加斯頓·包威（Gaston L.S. Pawan）發現所有的卡路里都不盡相同，以及卡路里的來源在體重管理上對減重有重大的影響。科克威克和包威著手研究脂肪、蛋白質和碳水化合物對低卡飲食減重的相對影響。他們將四種不同飲食每隔一段時間，輪流分配給十四位肥胖患者，每一種飲食包含每日1,000大卡，但脂肪、蛋白質和碳水化合物的比例不同，其中為90%脂肪、90%蛋白質、90%碳水化合物和一般混合飲食。患者會交替吃到以上四種飲食，他們全部得留院觀察，以便嚴格執行飲食規定。

　　當時許多科學家都這麼認為，如果所有的卡路里都一樣，那麼1,000大卡的飲食所產生的減重結果，照道理來說應該沒有不同，但事實卻不是如此。**90%脂肪飲食（高脂、低碳水化合物）減重效果最明顯**，其次是90%蛋白質，之後是一般混合飲食，而效果最不彰的就是90%碳水化合物飲食法^{（註2）}。基本上，碳水化合物含量越多，減重效果越差；脂肪含量越高，減重效果越好。

　　在後續的研究中，科克威克和包威比較攝取高於以往兩倍熱量的高碳水化合物和高脂飲食肥胖受試者的減重效果，他們發現，攝取2,000大卡高碳水化合物飲食的受試者沒有減掉任何體重，然而，同樣

一群受試者，在高脂飲食熱量達2,000大卡的人不僅體重減少，而且當熱量高達2,600大卡時，體重還是繼續往下降（註3）！最典型的例子是個案BJ，在八天2,000大卡高碳水化合物的飲食後，BJ沒有減掉任何體重，不過，在2,600大卡高脂飲食下，三周內就減掉了9磅。

科克威克和包威在尿液中發現一種稱為「促燃脂物質」（Fat-mobilizing Substance FMS）的激素，這個物質顯然可以刺激分解和燃燒體內脂肪，進而促使體重減輕。飲食若**增加脂肪攝取量，體內的FMS量就會增加**，因此可以刺激體內脂肪的燃燒量。事實證明，攝取脂肪可以促進身體燃燒體脂肪（內臟脂肪）脂肪，進而達到減重的效果。這也說明為何攝取脂肪，減重的效果比攝取碳水化合物或蛋白質還要來得更好，同時這也證實了所有的卡路里並不相同。

吃高脂飲食的減重效果甚至比完全不吃東西還要好，在1960年代，美國海軍醫學研究所弗德瑞克・伯努瓦（Frederick Benoit）和他的同事對兩組超重的受試者進行對照。其中一組為高脂飲食，另一組則不吃任何東西。隨著時間推移，這些受試者體重都有下降。高脂飲食組每日攝取1,000大卡，其中90%來自脂肪，剩餘的熱量大約15公克來自蛋白質和10公克來自碳水化合物。另一組則沒有攝取任何卡路里，**只是純喝水**。十天後，禁食組平均減掉**21磅**，不過大部分是屬於**瘦肉組織**和**水分**，只有**7.5磅**是**體內脂肪**。相較之下，高脂飲食組平均瘦14.5磅，其中**14磅屬於體內脂肪**（註4）。每日攝取大部分來自脂肪熱量1,000大卡組的人，其體內脂肪減掉的數量是禁食組的兩倍之多！此外，他們的水分和瘦肉組織流失很少，降低卡路里攝取量的高脂與低碳水化合物飲食，其減重效果比任何低脂飲食的效果都好，不管後者的卡路里攝取量是多少，即使是零也一樣。因此，任何想減重的人一定要記住這個重要的概念：減重效果若要明顯，飲食中大量的脂肪必不可少。你要靠脂肪減重，發現者科克威克、包威和伯努瓦不認同卡

路里就是卡路里的概念，他們認為熱量的來源很重要。

　　集結這些和其他研究，羅伯特・艾金斯（Robert Atkins）博士發展一套非常成功的減重方法，他的著作《艾金斯醫師飲食革命》（Dr. Atkins' Diet Revolution）在1970年發表，也因為這本書才讓大眾真正瞭解**低碳水化合物飲食**的概念。1992年，艾金斯博士修訂這本書，更名為《艾金斯醫師新飲食革命》（Dr. Atkins' New Diet Revolution.）出版，並且成為國際暢銷書。

　　低碳水化合物飲食其中一個最主要的非議是脂肪含量太高，然而這也是這個飲食法產生效果的主因。由於碳水化合物減少，蛋白質和脂肪攝取量增加，但人們擔心吃太多脂肪，評論者聲稱低碳水化合物會使膽固醇升高，增加罹患心臟病的風險。不過，艾金斯醫師發現，從25,000個患者的結果看來，**事實剛好相反，低碳水化合物和高脂飲食可以改善血液膽固醇值**。讓評論者更氣的是，飲食中還**不限制飽和脂肪**的攝取量，人們可以隨意攝取動物脂肪，而不會造成任何有害的影響。高飽和脂肪、低碳水化合物飲食對血液中的膽固醇有正面的影響，同時也可**改善糖尿病患的血糖值**。人們不僅可以減去多餘的體重，整體健康也因此獲得改善。

　　《低脂大謊言》（Low-Fat Lies）一書的作者之一凱文・維吉藍德（Kevin vigilante）醫師指出，「低脂飲食通常無效，在醫學上更可能會造成傷害，對許多人而言並不是最佳飲食──特別是如果想減重且持續保持的人。」

　　維吉藍德醫生坦言，醫生通常對營養方面所知不多，他說：「所以，就像多數的美國人一樣，多年前我也是低脂狂熱者，我力勸過重患者實行低脂飲食，我自己也身體力行，但我卻很難堅持下去，我不是討厭食物就是肚子總是餓不停。」儘管如此，他還是一直勸告他的患者要避免攝取脂肪。

隨後，因為一個經驗改變了他對飲食的看法。他到義大利度假，在那裡，他放下對油脂食物的限制，純粹享受美食，不在乎脂肪的問題。他說：「所有吃下的東西都含有橄欖油，全部的食物都充滿脂肪——起司、鮮奶油、醬料，沒有一樣是低脂成分。」由於他對吃下的這些食物帶有成見，所以他早有腰圍變大的心理準備，不過，當他回到家後，「我覺得衣服變寬鬆，我量了一下體重，我竟然瘦了5磅！」

　　他向一位營養師瑪麗・弗林（Mary Flynn）博士提到這個不尋常的經驗，她並沒有很驚訝，她說：「當然，一點脂肪有助於減重。」

　　維吉藍德醫師很震驚，「這似乎好到難以置信，我只是很難接受減肥竟然不用受苦這個概念。」

　　「我不相信低脂飲食那一套」，弗林博士說道，「根本行不通，脂肪使食物更美味，讓人有飽足感，如果食物中沒有一點脂肪，你永遠都會覺得肚子餓。」

　　她說，關鍵在於吃適量正確的脂肪。維吉藍德醫師對此印象深刻，於是在1999年與弗林醫師聯手寫了一本書揭露低脂的迷思，書名為《低脂大謊言》^{（註5）}。

滿足飢餓感

　　大多數低脂飲食的問題是沒有飽足感。何謂飽足感？那是一種餐後滿足或飽食的感覺，不再飢餓。這種感覺若持續越久，你就可以長時間不吃東西，或者在下一餐時不會暴飲暴食。有些食物可以讓人長時間有飽足感，一份丁骨牛排比一片西瓜更讓人有飽足感，一份火腿起司蛋捲比一碗生菜加番茄更讓人有飽足感，**飽足感是減重成功的其中一個因素**。

當我們吃的食物無法提供飽足感，或者食物迅速消化，那麼在下一頓飯之前，我們很快就會感到飢餓，因此讓人想吃零食，而且飢餓的感覺會讓節食過程更難熬。

　　攝取過多熱量促使體重增加，這點毫無疑問，不幸地是，大部分減肥飲食都把焦點放在熱量攝取上，限制高熱量食物（那些含最多油脂的食物），好讓你可以吃更多低熱量食物。在理論上，如果你刪除高熱量食物，你就可以多吃一點低熱量食物，並且攝取較少熱量且有飽足感。雖然這個理論聽起來很合理，但在現實生活中卻不是那麼一回事。這個作法的問題在於大多數低熱量食物並無法讓人有飽足感，例如，吃萵苣和番茄沙拉後，你可以撐多久不會感到肚子餓？如果你和多數人一樣，**飢餓感很快就會在幾個小時內湧上**。低熱量食物消化很快，一下子你就會處於空腹和飢餓狀態，這時你得再吃東西才能滿足飢餓感，或者忍受飢餓直到下一頓飯。大多數人很難忍受這些痛苦，到最後往往放棄，並且回復以往的飲食習慣。

　　讓人吃到飽，並且在下一頓飯前才有飢餓感，這才是控制總熱量攝取更好的飲食法，當你的胃很飽時，你不會想吃東西，你不會花時間幻想美食，你不用受苦，你更不用偷吃以滿足飢餓感。

　　如果你吃下的食物讓你長時間有飽足感，這樣一來，你更容易控制卡路里攝取量，你需要的飲食法是讓你有飽足感，並且攝取的熱量可以平衡供給身體能量所需，不過，讓人最有飽足感的食物通常屬於高熱量。

　　幸運地是，我們之所以吃，不是基於熱量，而是基於填飽肚子，也就是食物的含量，而非卡路里含量。當肚子填飽時，你不會感到餓，就是這麼簡單，而食物在胃中停留越久，我們在兩餐之間就越不會有飢餓感，因此也就不會想吃東西。所以，即使你吃下的食物是高熱量，如果它們可以讓你有飽足感，不會暴飲暴食，那麼你的總卡路

里攝取量仍會減少，體重也會因此降低。

　　有一些食物可以充飢，保有好幾個小時的飽足感；有一些食物則消化迅速，讓人一下子就肚子餓，以下我們將針對這些食物做詳細的討論。

飲食中的纖維質

　　如果要你選擇兩個幾乎相同的蛋糕，其中一塊的熱量是另一塊的一半，你會選擇哪一個？如果你擔心你的體重，你一定會選熱量較少的那一塊。

　　假如食物包含的熱量較少，你還是可以吃和平常一樣的分量而達到減重效果，且不會感到肚子餓。其中一個降低熱量、不減少食物量的作法是吃高纖維食物。纖維不含熱量但分量夠，可以有飽足感，同時高纖食物也是很好的營養來源。

　　高纖食物通常熱量低容積大，讓人有飽足感而不會變胖。舉例來說，一片全麥麵包給人的飽足感是一片白麵包的五倍之多，全麥麵包的熱量比白麵包少。同樣體積的全麥麵包澱粉（產生熱量的碳水化合物）比白麵包少，但纖維質（沒有熱量的碳水化合物）卻比白麵包多。重量相同的全麥麵包供給較少的熱量，因為含有較多的纖維質（維生素和礦物質含量也較高）。

　　纖維除了容積大，熱量較少之外，它還能延遲飢餓感，**纖維可以停留在胃中，延長耐餓的時間**，還可以減緩小腸吸收碳水化合物和脂肪的速度，使人有飽腹感。增加纖維攝取量有助於讓你的胃和大腦以為你很飽，即使你只有攝取一點點熱量。

　　在一頓飯的過程中，我們大約需要二十分鐘才會有飽足感，之後我們會停止進食。不管你吃得快或慢，飽足感所需的時間都一樣，在今日節奏快速的世界中，許多人都沒有花時間好好進食，經常狼吞虎

嚥匆忙解決一餐。研究顯示，快速解決一頓飯的人，比那些慢慢吃同樣體積食物的人更容易肚子餓^(註6)，所以，吃飯速度不僅會影響你吃的量，同時還影響兩餐之間不吃任何東西的間隔時間。吃飯快的人往往比吃飯慢的人吃得更多，一些研究顯示，超重的人吃飯的速度通常比苗條的人快。纖維在此也有幫助，由於纖維需要咀嚼，因此吃高纖食物需要花更多的時間，放慢吃飯的速度最終可以讓我們吃得更少。

攝取高纖維食物是任何永久減重計畫很重要的一步，總而言之，高纖食物可提供低熱量容積、拉長飽腹時間、減緩碳水化合物的消化時間、放慢吃飯速度，所以吃下的東西更少。即使增加少量的纖維也會讓情況所有不同。英國一項研究發現，**體型瘦的成年人平均一天攝取19公克纖維，肥胖的成年人則是13公克，其中的差異有6公克。新鮮水果、蔬菜和堅果等都是纖維的最佳來源。**

蛋白質延長飽足感時間

飲食中適量的蛋白質有助於減重，因為蛋白質比碳水化合物更讓人有飽足感，胃消化蛋白質所需的時間比碳水化合物久，因此食物停留在胃的時間比較長，可以**延長飽腹的感覺**。

如果你早餐吃火腿和雞蛋（高蛋白質食物），那麼你可以很容易撐到午餐時間；如果是低蛋白質早餐，例如一片烤麵包、一杯果汁和半顆柚子則不會撐太久，到了午餐時間，你會因為過餓而吃太飽（如果之前你沒有吃甜甜圈或糖果），於是早餐沒有攝取到的熱量會在午餐時補足，而且你會狼吞虎嚥，直到你攝取超過平時的熱量才會有飽足感，之後你才會停止進食。如果這時你還是吃低蛋白質午餐，那麼同樣的情況會在晚餐發生，結果你不是吃進更多的卡路里就是整天都感到飢餓不滿足。

研究顯示，高蛋白質飲食可以降低飢餓感，進而減少一天總卡

路里的攝取量。這些研究的自願者其兩餐間隔的時間可以拉得較長，且在正餐時吃的東西也較少。在加拿大進行一項研究指出，兩組受試者，分別給予高蛋白和適度蛋白質飲食連續六天，過程中愛吃多少就吃多少，結果那些攝取較多蛋白質的人，其一天的總卡路里攝取量較少。這些觀察證實高蛋白飲食可以降低總卡路里攝取量，進而促進高蛋白飲食減重法的普及。〈編審註：過量的蛋白質攝取會引發身體產生糖質新生效應（gluconeogensis），及過多的蛋白質被身體以「肝醣」的形式儲存起來，釋放之時仍舊是「葡萄糖」，這經常是生酮飲食執行者執行失敗的主要原因，部分執行者還會因此而尿酸快速上升，尤其是腎功能低下者要特別留意，在執行生酮飲食時不要攝取過多的蛋白質。〉

脂肪讓你食量變小

多年來，脂肪一直被認為是肥胖和超重的主因，或者至少是其中一個主要的因素，所有的減重飲食都將之排除在外，甚至許多高蛋白飲食也會限制脂肪的攝取。事實上直到現在，過去任何一個減肥飲食絕不可能建議攝取脂肪。

和蛋白質一樣，脂肪可以減緩食物的消化速度，延長飽足感，免除飢餓的痛苦。**脂肪可以刺激一種減緩食物離開胃的激素，讓你的飽足感更持久，其中小腸內也有類似功能的脂肪受體。當你攝取脂肪時，你的飽足感時間會拉長**，因此你無須吃零食或在下一頓飯時過量。基於這個原因，**飲食中添加脂肪有助於減重！**

經過多年的排斥，脂肪終於可以光明正大回到飲食中，你不用再買瘦肉或去除肉上的每一塊脂肪，你不用再喝無味的低脂或脫脂牛奶與低脂乳酪，甚至可以在蔬菜中添加一小塊奶油，不用再害怕用油烹調。在食物中添加脂肪，吃全脂食物有助於你少吃和減重。

在一項研究中，自願者被分配熱量相同的高脂或低脂早餐，其中吃高脂早餐的人飽腹時間較長，所以下一餐時間的間隔也較久，因此可以避免兩餐之間的零食（註5）。

研究顯示，餐後很快就感到肚子餓的人，往往下一頓飯會過量，因此，高脂早餐有助於避免兩餐之間吃零食和過量，進而達到總卡路里攝取量減少的結果。如果運用得當，脂肪可以是減重和保持身材的重要工具。

如果少了脂肪，食物就少了飽足感（血糖波動值大），反而會讓人吃太多才達到飽食的感覺。還有，低脂食物未必是低熱量食物，脂肪帶給食物口感，如果你將食物的脂肪去除，它就會變得平淡無味，因此製造商會添加更多的糖提升口味，最終低脂食物的熱量和全脂版本食物的熱量一樣多。然而，由於沒有脂肪，食物難以讓人飽腹，而且容易消化，很快你就會餓了。因此，許多所謂的低脂和無脂食物，事實上會讓人想吃零食、暴食，最終反而體重增加！

在另一個研究中，給予一群婦女上午一份優酪乳點心，然後招待她們午餐和晚餐。其中有優酪乳有兩種選擇，一種是全脂，一種是低脂，每一種都會註明，但不註明總卡路里含量。不過，這兩種的卡路里量都相同，唯一不同的是脂肪含量，參與者可以選擇她們想要的類型。之後，當午餐供應時，那些吃高脂優酪乳婦女的午餐分量吃得比那些吃低脂優酪乳婦女少，由此可知，**優酪乳中多餘的脂肪讓那些婦女的飽足感時間拉長，所以促使她們在午餐時吃得比較少**。

研究人員還想知道，那些午餐吃比較少的人，是否會在晚餐時多吃補足，不過，根據實驗顯示，那些吃高脂優酪乳但中午少吃的人，她們的晚餐並沒有吃得比任何人多，她們沒有因為中午少吃而感到飢餓，所以一天下來，那些吃高脂優酪乳婦女的總卡路里攝取量比那些吃低脂優酪乳的人要少（註7）。

有一些脂肪所產生的飽足感大於其他脂肪，椰子油則是其中的翹楚，在人類和動物的研究中都證實這一點。例如，在日本進行一項研究，分別餵食老鼠中鏈脂肪酸MCT為主（取自椰子油）的油或蔬菜油，之後每隔一小時測量一次食量。就在餵食一小時後，MCT組的動物食量明顯下降，隨後研究人員給予老鼠兩種食物選擇，以確認是否是口味影響食量，結果發現不是食物的關係[註8]。這項研究指出，中鏈脂肪酸組成的油脂其飽足感優於其他油脂，至少對老鼠而言，結果的確是如此。

　　對人類的影響也是相同的。在一項人類測試的研究中，給予婦女一杯內含中鏈脂肪酸油脂或植物油的飲品，三十分鐘後，她們可以隨意享用一份吃到飽的午餐，結果顯示，MCT組的婦女吃得比較少，作者在研究中指出，「其大幅減少了午餐的卡路里攝取量」[註9]。

　　另一項研究分為三個階段，在每個階段中，受試者可以自由享受為期十四天的高脂飲食。不過，每個階段食物的中鏈脂肪酸MCT（來自椰子油）和長鏈脂肪酸LCT的比例不同。第一階段的總熱量含有20%的MCTs和40%的LCTs；第二階段MCTs和LCTs的比例平均；第三階段MCTs的含量為40%，LCTs的含量為20%。研究人員記錄每位受試者攝取的食物總量，他們發現，當MCT量增加時，總食物的攝取量會減少[註10]。

　　在另一項研究中，正常體重的男士分別給予兩種早餐，其中只有脂肪類型的差異，然後測量他們午餐和晚餐的食量。那些攝取MCTs早餐的男士其午餐食用的分量較少，晚餐則沒有任何差別。這項研究顯示，一餐吃含有MCTs的食物可以減緩飢餓感，下一餐也吃得比較少。此外，很重要的是，雖然受試者午餐吃得少，但他們不會靠晚餐多吃來彌補，一整天下來，每日的食量和總熱量都因此下降[註11]。研究指出，當受試者飲食中以MCTs取代LCTs後，他們平均每日可以減少62.5

大卡的攝取量^{（註12）}。

這些和其他研究指出，以椰子油代替其他油脂可以使飽足感延長，進而降低總卡路里攝取量，基於這個和其他原因，椰子油被認為是低熱量油脂。不過，話說回來，若把所有油脂都當成低熱量來看，這未免也太奇怪了！但椰子油的確稱得上是低熱量油脂。

椰子油之所以稱得上是低熱量油脂的原因，在於它的熱量實際上比其他脂肪低。一般脂肪每公克供給的熱量為9大卡，由於椰子油屬於較小的分子，所以每公克供給的熱量為8.6大卡，其中有0.4大卡的差距，這似乎相差不多，不過，當你以飲食中的總熱量來看，累積起來的熱量就很可觀了。例如，以典型的每日卡路里攝取量2,400大卡來看，其中有30%來自脂肪，我們假設其中一半來自烹調添加的油和沙拉醬汁等等，如果這些添加的油都改成椰子油，那麼每日的總卡路里攝取量就會減少16大卡。這些少掉的16大卡，再加上因飽足感少吃東西減掉的62.5大卡（之前提及），這樣一天總共減少78.5大卡，一個月下來就減少了2,355大卡，這樣看來，結果就有很大的不同了！

低脂飲食促進體脂肪產生

人體需要脂肪，如果飲食中不提供脂肪，身體就會自己製造（除了必需脂肪酸之外）。如果你攝取的脂肪不夠，身體感應到脂肪被剝奪後，**體內製造脂肪的酶就會自然增加**。那些執行極低脂飲食的人，其體內的脂肪率增加地非常快速，所以少吃脂肪其實會讓身體製造與囤積更多的脂肪。

科羅拉多大學的研究人員發現，當人們採取低脂飲食時，一種名為脂蛋白脂肪酶的脂肪儲存酶會變得更為活躍，進而造成你吃下的少量脂肪更容易囤積，進而增加體內脂肪的儲存量。諷刺的是，我們避

免吃脂肪，目的是要減重，結果在過程中反倒增加更多脂肪。

　　脂肪吃得越少，身體就會試圖儲存更多的脂肪，這也難怪低脂飲食無效！最近一項研究清楚驗證這項事實。布里格姆婦女醫院和哈佛醫學院研究人員表示，適量脂肪飲食受試者的減重效果比低脂飲食組的人好，即使攝取的卡路里量相同。那些低脂飲食的人，每日攝取的脂肪量不超過總熱量20%，適量脂肪飲食法的人每日的脂肪量則是總熱量的35%。別忘了，當前美國心臟協會和其他組織的脂肪建議量以不超過總熱量的30%為主，有些還建議不要高於20%，所以脂肪占總熱量35%的飲食法比較起來可算是高脂飲食，然而，那些高脂飲食受試者的體重平均減掉9磅，相對於低脂飲食受試者則平均增加了6.3磅[註13]！兩組人的飲食熱量相同，但高脂飲食組體重減輕，低脂飲食組卻體重增加。從結果看來，如果你想增加體重，你就該降低飲食中的脂肪攝取量！這也難怪，**過去十幾年來，由於我們對脂肪的病態恐懼，因而造就了不斷增加的體重。**

　　近年來，大量的研究證實，低碳水化合物、**高優脂飲食的減重效果和對血膽固醇與血糖控制的效益優於低脂飲食**。例如，著名的《美國醫學協會期刊》（Journal of the American medical Association）發表一份為期一年的艾金斯與區間、歐尼斯（Ornish）和LEARN飲食法的面對面研究。其中LEARN（L—生活方式、E—運動、A—態度、R—關係、N—營養）飲食法是遵循美國政府的建議採取低脂肪、高碳水化合物飲食。歐尼斯飲食法也涉及改變生活方式和限制卡路里和極低脂攝取量。在為期一年的研究後，艾金斯飲食法在減重和整體健康改善的效果上勝出，例如膽固醇和血糖指數。艾金斯飲食法受試者減掉的體重是任何其他飲食法的兩倍，且沒有任何不良副作用的跡象。艾金斯組在體重、**體脂肪**、**三酸甘油脂**和**血壓**都有明顯地下降，且**HDL高密度膽固醇（好的）和心血管及整體健康都有顯著的改善**[註14]。

不管你怎麼看，艾金斯飲食法的效果確實比其他流行的減肥法都還要好，「這是目前為止，比較流行的飲食法中最好的研究」哈佛大學公共衛生學院營養系主任華德‧威利特（Walter Willett）表示。研究結果證實，降低碳水化合物，特別是「精製澱粉和糖」，例如美國的飲食，有助於新陳代謝。其中還指出，**以脂肪取代碳水化合物「可以改善血膽固醇值和血壓」**。

　　許多其他研究也已經證實，低碳水化合物、高脂飲食無論在減重效果、血膽固醇和三酸甘油脂指數、血糖控制和降低發炎指數方面的結果都比低脂飲食好^{（註15-17）}。一般科學界現在承認低碳水化合物確實比低脂飲食好，然而，儘管證據擺在眼前，許多醫療專業人員、組織和企業仍然繼續支持推廣低脂飲食，基於哲學上（例如素食主義）或金錢上的原因。

　　你可以靠低脂飲食減肥，但過程很掙扎，總是感到被剝奪和痛苦。然而，如果以脂肪取代碳水化合物，你可以更享受食物，充滿飽足感，同時還能減重！採取低碳水化合物，攝取足量的脂肪，可以讓你吃和以往使你變胖一樣多的熱量，卻可藉此減重。最重要的一點是，以相同熱量來看，低碳水化合物、**足量脂肪的飲食法比任何其他類型的飲食法更可以讓你減去較多的體重**。此外，除了減肥，你還能**感受到血液化學和整體健康方面的改善**。

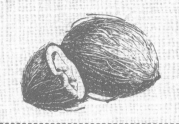

9
Chapter

生酮飲食──
減重者與慢性疾病的救星

Dietary Ketosis

無痛苦減肥法

　　如果你生在歐洲中世紀又被當局指控罪行，最終可能被帶到拷問室，五花大綁直至四肢無法伸展，或者用火熱的鐵在你身上烙印。現今，我們更文明，我們不再將犯錯的人送入拷問室，我們讓他們採用低脂飲食，這種痛苦可以一樣地強烈。

　　大多數減重飲食都大同小異，減少卡路里攝取量、刪除食物所有看得見的脂肪。然而，脂肪可增添食物的風味和口感，當它移除後，你的食物也變得索然無味。原因很簡單，如果食物難吃，你根本不會想吃，這樣下來，你攝取的熱量就會減少。不過，我對引人食慾的飲食想像可不是一盤烤豆腐配生豆芽，如果真要我這麼吃，我寧願變胖！

　　許多減肥法最終失敗是因為讓人飽受飢餓，你能吃的低熱量食物讓人沒有飽足感，老實說，一碗生菜和一片黃瓜可以維持多久？低脂飲食本身就註定失敗，因為錯誤性的假設：認為若要減少熱量，一定要盡可能戒除所有的脂肪。

　　或許你會說，自己靠其中一種低脂飲食法已成功減重50磅，或者也有人真的做到了。不如讓我先問你這個問題：這些重量「真的」減掉了嗎？如果復胖，這就表示這個飲食法無效，如果減重飲食法無法永久減掉體重，那麼這也是徒勞無功。事實上，結果可能比無效更糟，因為這種溜溜球效應減肥法會促使體重增加。統計資料顯示，有超過95%節食減重的人最終還是復胖，也就是有95%的驚人失敗率！

　　為何這些低脂飲食會失敗？因為它們是酷刑！奉行這種飲食簡直就是一種沒完沒了的慢性飢餓，整天感到痛苦與肚子餓，很少有飽足感，滿腦子想的都是食物。當你努力試著不吃東西時，你的肚子仍然咕嚕咕嚕叫個不停，讓你離不開想念食物的情結。

　　理想的飲食讓人充滿飽足感，並且在下一頓飯前不會感到飢餓，

還有，食物應該可口美味。或許你會認為這不太可能吧？的確不太可能，如果你遵照錯誤的理念，認為低脂飲食才是唯一的減重方法。不過，如果你在飲食中添加脂肪，同時避免真正的禍根，你就可以心滿意足吃到飽，而且還能減重。由於你有飽足感，不會經常肚子餓（或者換句話說，感到悲慘），你就可以輕鬆一直保持下去，最終永遠減掉多餘的脂肪。

能量代謝模式切換

葡萄糖是所有體內細胞能量的主要來源，我們從食物中的碳水化合物獲取大多數的葡萄糖。當一段時間不吃東西，例如兩餐之間、睡眠期間或禁食，我們的血糖值就會下降，能源生產量受限。儘管如此，我們細胞對能量的需求可是一天二十四小時不中斷，為了保持能量水平，身體調動體內脂肪，脂肪細胞釋放脂肪酸。透過這種方式，身體永遠可以啟動葡萄糖或脂肪酸作為燃料，供給能量穩定的需求。

雖然這個過程非常適合身體，但卻不適用於大腦，大腦無法利用脂肪酸來滿足其能量的需求，所以它需要替代的能量來源。這種替代燃料來源來自酮體或酮的形式。酮體是一種來自肝臟轉化脂肪酸所產生的特殊高能量燃料，體內所有的細胞，除了肝臟和紅血球細胞外，都可以燃燒酮體產生能量，不過，它們主要是供給大腦和神經系統。在兩餐之間，當血糖值下降時，肝臟會開始將脂肪酸轉化為酮體，血酮值因此上升。當吃過含有碳水化合物的餐點後，血糖值會上升，示意肝臟停止生產酮體，隨後血酮值逐漸下降，透過這個方式，大腦有源源不絕來自葡萄糖或酮體的能量可以維生。

成人的大腦一天大約使用100～150公克的葡萄糖，如果大腦只仰賴葡萄糖，在只喝水的全面禁食下，大腦就得調動體內的蛋白質以獲取葡萄糖。若要供應大腦每日所需的100～150公克葡萄糖，身體需要

每天分解172～259公克的體內蛋白質。不過，**若以這種難以持續的蛋白質分解速率，死亡會在兩周內發生。但只喝水禁食的人卻可以存活兩個月以上**，這又是如何做到的呢？他們之所以可以禁食這麼久，是因為部分**脂肪酸被釋出轉化成酮體，供應大腦能量的需求**，因此體內的瘦肉組織不致於受損^{（註1）}。

　　如果飲食中缺乏脂肪，更多的瘦肉組織會被分解，因為酮體是來自脂肪。很多時候，採取低脂飲食的人之所以體重減輕是因為肌肉組織被分解，而在低碳水化合物、高脂飲食下，瘦肉組織不會受到破壞，減重主要是因為身體的脂肪減少。

　　來自脂肪酸的酮體有三種：**β-羥基丁酸（BHB）、乙醯乙酸（AcAc）和丙酮**，和葡萄糖一樣，任何時刻血液中都含有酮體。

　　一個健康的成人每天肝臟可以產生高達185公克的酮體，當一個人經過一整夜禁食後，酮體可供給身體2～6%的能量需求，當一個人禁食長達三天時，酮體可供給身體30～40%的能量需求。當身體燃燒葡萄糖的機制轉為燃燒脂肪模式而產生酮體時，就表示這個人已進入了生酮狀態（Ketosis）。

　　跳過一餐飯不吃的幾個小時後，體內的酮體會開始增加。通宵禁食的隔天早上，一般血液的正常酮體值大約在**0.1～0.2**mM/L之間，不過也有可能高達**0.5**mM/L。如果繼續禁食（或限制碳水化合物），體內的酮生產量會繼續增加，經過**兩天**的禁食，血液中的酮體值大約會上升到**1.0～2.5**mM/L。純喝水的禁食大約要經過三至五天，丙酮代謝模式才不至退轉，經過一個星期或更多天數的禁食，非糖尿病禁食者的血中酮體值大約在**5～7**mM/L。在禁食期間，一旦酮值達到這個數值，它就會大致保持不變，不會因為禁食的時間拉長而再度升高。

　　除非攝取極低的碳水化合物，**不然你無法進入丙酮代謝模式**，對大多數人來說，這意味著每天大約40公克以下。也就是說，大多數人

每日攝取高達300公克碳水化合物，有些人還更多，不過當你禁食時，你完全不碰碳水化合物，所以體內主要的**葡萄糖燃燒模式會轉換為燃燒脂肪模式**（即丙酮代謝模式），兩至三天的禁食，你會進入酮態。當你採取低碳水化合物飲食時，所需的時間可能更久，通常大約五至七天，或者更長，視你的碳水化合物攝取量和你的總食物量而定。

每個人要維持在酮態，可攝取的碳水化合物總量因人而異，有些人對碳水化合物比較敏感，為了進入酮態，他們得攝取比一般人更少的碳水化合物。大多數人一天攝取**40～50**公克的碳水化合物就可以進入適度溫和的生酮狀態階段，而對碳水化合物敏感的人〈編審註：在此指有胰島素阻抗的人或缺乏運動而肝醣無法排空的人。〉，包括多數過重的個體，可能需要將碳水化合物攝取量減至20～30公克才會有相同的效益。

升級大腦的生酮飲食

因飲食誘發的生酮狀態稱為飲食生酮模式或營養生酮模式，羅伯特・艾金斯（Robert Atkins）博士稱之為良性膳食酮態。他之所以加上「良性」是為了要和糖尿病酮症酸中毒區別，這是第一型糖尿病一種嚴重的併發症。當你採取生酮飲食，這表示你的身體正在代謝儲存的脂肪，利用脂肪來補足身體能量的需求。換句話說，你的身體正在燃燒脂肪，你正在減重。

生酮飲食是讓一個人進入酮態——燃燒脂肪的狀態，它必須是極低碳水化合物、高脂與適量的蛋白質。

生酮飲食不是什麼新鮮飲食法，它們已被應用於治療上已經超過九十年。1920年代，生酮飲食首次用於治療癲癇，當時醫生經常利用禁食療法來治療棘手的健康問題，例如癌症、關節炎、胃炎和神經等方面問題，其中一個對禁食療法反應良好的症狀之一就是癲癇，禁食

長達二十至三十天只喝水，可以明顯降低癲癇的發作。根據觀察，體內持續保持高酮含量具有顯著的療效，特別是針對大腦和神經系統的相關疾病。

根據約翰霍普金斯醫院醫生的發現，禁食越久的患者，其效果越好。不過，很明顯地，一個人的禁食時間長度有限，所以醫生設計一種飲食，模仿禁食時的代謝效應，同時又能供給維持身體健康所需的所有營養素，結果生酮飲食便誕生了。試驗證實生酮飲食非常成功，甚至對非常嚴重的耐藥性癲癇患者也有效果。

由於生酮飲食被證實對腦部缺陷相關的癲癇有效，於是研究人員開始將之測試在其他的大腦與神經系統疾病，以及神經退化性疾病，如老年癡呆症、帕金森氏症、肌萎縮側索硬化症（漸凍人）、亨丁頓舞蹈症、創傷性腦損傷和中風等的初步研究，對生酮飲食都有很好的反應（註2-5）。

生酮飲食不只**改善了大腦和神經功能失調**的症狀，同時也可改善一個人的整體健康情況，例如**血脂**（膽固醇、三酸甘油脂）、**血壓**、**血糖**和胰島素值、CRP指數（體內發炎指數）和**體脂肪**（註6-9），生酮飲食已被證實對身體有全面性的治療效果。

標準生酮飲食的**碳水化合物**攝取量維持在**總熱量2%以下**，目的是要產生酮體的療癒狀態。通常我們每日的碳水化合物攝取量大約占總熱量的**60%**，當生酮飲食降到**2%**時，身體勢必得找另一種能量營養素代替。在生酮飲食中，脂肪取代碳水化合物，供給產生酮所需的材料，占總熱量的**90%**，其餘**8%**為**蛋白質**。

這是用來治療嚴重疾病如癲癇的飲食類型，不過，減重也可以透過這個方法達成，只是放寬飲食的限制，容許更多的蛋白質和碳水化合物，以及較少的脂肪，將每日碳水化合物總量限制在40公克或以下，仍然可以誘發身體進入丙酮代謝模式。

在治療癲癇和其他腦性疾病患者，特別是**兒童**，過程中生酮飲食**會給予足夠的熱量以供給正常生長和發育所需**。雖然修改後的減重生酮飲食法會限制總熱量的攝取，但這不會造成影響發育的問題，因為修改過的生酮飲食仍含有肉類、蛋、乳酪、奶油，比任何飲食法都更讓人有飽足感，你可以吃少但吃飽，而且攝取的熱量也變得更少。

「高蛋白飲食不是生酮飲食」

目前有許多低碳水化合物飲食法，但並不全都是生酮飲食，特別是那些不限制肉類和其他高蛋白質食物的飲食法。早在1920年代，研究人員就發現，加拿大**愛斯基摩人**賴以為生的傳統飲食為肉類和魚類，幾乎沒有碳水化合物，他們**體內的酮體值很低**，與那些以一般碳水化合物飲食為主的人相當。當獵物豐富時，愛斯基摩人吃肉充飢，其中來自肉蛋白質分解所產生的葡萄糖就足以抑制酮態[註10]。

一個臨床試驗也發現類似的結果，其中受試者採無碳水化合物肉類飲食（如愛斯基摩人）長達數月，並且留在醫院密切觀察新陳代謝的狀況[註11]。研究人員根據發現推斷，當一個人採極低碳水化合物飲食時，其酮態現象與吃蛋白質的數量成反比，原因是**存在於膳食蛋白質的胺基酸，大約有48～58%可以轉化為葡萄糖**。在無碳水化合物的飲食中，每攝取2公克蛋白質，大約就有1～1.2公克有可能轉換為葡萄糖。因此，為了使低碳水化合物生酮飲食可以**減重成功，富含蛋白質食物的攝取量就得有所限制**。理解這點是很重要的，因為許多採取低碳水化合物飲食的人，以為肉類和其他高蛋白質食物對減重的影響很小或不受影響，於是**吃下大量的高蛋白質食物，卻奇怪為何減重效果不如預期，或甚至更胖**，隨後就抱怨低碳水化合物飲食對他們沒效。

全部肉類的飲食或許是低碳水化合物，但這並不是生酮飲食。生酮飲食的定義是極低碳水化合物，加上充足的脂肪和適量的蛋白質，

脂肪需占總熱量的60%或以上。

不含脂肪的蛋白質有什麼問題？

　　不管你走到哪裡，人們都會告訴妳要吃去脂蛋白質，切掉肥肉、去皮，只吃精瘦的白肉；選擇雞肉和魚肉，少吃紅肉，因為脂肪較少，要吃低脂乳酪和牛奶等等，真是令人受不了！為何要一直強調去脂蛋白質？很顯然地，這是我們過去幾十年來病態反脂的後遺症，甚至許多低碳水化合物和舊石器時代飲食（paleo diet）的信徒都不斷重複這個「座右銘」——選擇瘦肉。許多低碳水化合物飲食著作的作者，甚至包括那些推崇吃脂肪的作者，也會指示讀者選擇瘦肉，這一點意義都沒有。脂肪不是敵人！正確類型的脂肪是你的朋友，乳製品和肉類中的天然脂肪，包括紅肉，對你有益！**你不應該去掉脂肪或避免有脂的肉類，脂肪讓肉更美味，你應該放膽享受脂肪而無須感到內疚。**

　　生酮飲食，包括椰子生酮飲食，並**不是高蛋白質飲食法**，它是一種高脂飲食，搭配足夠但不過量的蛋白質。這個飲食成功的祕訣在於脂肪而非蛋白質，事實上，若要達到最佳效果，限制蛋白質攝取量是必要的，不僅是為了減重，同時也為了讓身體更健康。

　　只吃瘦肉不吃足夠的脂肪可能不利於健康！其中一個最佳的例子發生在1970年代所謂的「蛋白質保留瘦身法」（protein-sparing modified fast）——高蛋白沖泡飲料風潮。這個飲食法背後的理念是依據降低熱量不只會導致脂肪減少，同時也會造成瘦肉組織流失，所以如果節食者在執行低碳水化合物、低熱量飲食中攝取足夠的蛋白質，那麼肌肉的蛋白質就可以免於被分解。從理論上來看，節食者只會減少脂肪，不會失去任何肌肉組織，而且據說攝取蛋白質最好的方式就是用喝的。因此，幾乎一夜之間，這股熱潮興起，商店的庫存擺滿了高蛋白沖泡飲料。

這些奶昔飲料的蛋白質來自明膠，一種從肌腱、軟骨和牛皮生產而來的純化蛋白質，雖然明膠是很好的蛋白質來源，但這種胺基酸混合物的品質卻略遜一籌，也就是**無法像來自真正食物，如雞蛋、牛奶、肉類和魚類的胺基酸一樣那麼均衡完整**。不過，這並不是該飲食的主要問題，更嚴重的問題是該飲食中完全沒有脂肪。**少了脂肪，蛋白質（胺基酸）無法正常代謝**。不管品質如何，**脂肪是蛋白質代謝完全的必要條件**。因此，長期採取這種飲食法的人會變得營養不良和生病，許多人因此死於**心臟衰竭**，即使他們沒有心臟病的跡象。服用維生素補充品、甚至飲食中補充一小部分瘦肉也無濟於事，至少有**60%**最終仍會死亡，無數的人因此生病。完全採取這種飲食法的人會**迅速消瘦憔悴**，不過，這種高蛋白質沖泡飲料和餐點仍然在市面上可以買到。

　　吃無脂蛋白所導致的疾病被稱為「**蛋白質中毒（protein poisoning）**」或「**兔飢餓症（rabbit starvation）**」，症狀包括腹瀉、頭痛、疲勞、低血壓、心跳慢或不穩定，以及整體上感覺不舒服。**沒有足夠的脂肪，蛋白質確實可能產生毒性**，幾世紀以來，這項事實早已廣為人知並且記載。在過去，我們的狩獵祖先不吃瘦肉，他們盡量避免食用瘦肉，盡情享受肥滋滋的肉和多脂器官與骨髓。他們不吃瘦肉，因為他們知道，如果沒有足夠的脂肪來源，這很可能對身體有害，甚至致命。加拿大北部和阿拉斯加的**愛斯基摩人**對蛋白質中毒一點都不陌生，傳統上，他們的飲食幾乎全都是肉類，但他們知道攝取足夠脂肪的重要性，他們總是隨身攜帶**海豹油（Ω3）**或其他**魚類油脂（Ω3）**供給飲食所需，所有的肉類在吃前都會先浸泡在一碗海豹油中，就像是沾醬汁一樣。除了魚和海豹，他們還會獵捕馴鹿、麋鹿、狐狸、熊、鵝、雷鳥和其他野味，但他們通常會避開兔子。**北極兔非常精瘦**，他們不會捕捉兔子，除非他們有足夠的脂肪可以沾浸。他們的經驗是**吃太多兔肉會生病**，即使兔肉，包括其內臟可以填飽他們的

肚子、提供完整優質的蛋白質來源，但若少了脂肪，他們仍然會生病。**不吃任何東西光喝水的人，可以活得比只吃兔肉和水的人還久，**愛斯基摩人和加拿大印地安人都熟知，**吃兔肉比完全禁食的人還要快「餓死」**，因此有「**兔飢餓症**」這個說法。同樣的情況也會發生在如果他們吃太多的任何瘦肉上，包括如耗盡夏天所儲存的脂肪，因而變得非常精瘦的馴鹿。

北極探險家與人類學家韋希爾‧史戴芬森（Vilhjalmur Stefensson, 1879-1962）記載許多他在加拿大北極有如原始愛斯基摩人的長年生活。他描述他和同伴曾經被迫捕獵精瘦的馴鹿，由於缺乏其他食物，在明知愛斯基摩人不吃瘦肉，卻又沒有食物的困境下，他們照吃不誤。幾個星期後，他們全都生病性命垂危，直到獲得足夠的脂肪才康復。有時糧食短缺，他們只靠**海豹油**維生，與瘦肉不同的是，**只吃海豹油並不會對他們造成任何傷害**。

史戴芬森飽受當時醫生的抨擊，因他寫道光靠**肉類中的脂肪，無須蔬果就可以保持良好的健康**。當時醫生們批評並聲稱這是不可能的，因為這樣會得到**壞血病**或其他缺陷的疾病。為了證明這些醫生的觀點錯誤，史戴芬森和北極的一位同伴卡森‧安德森（Karsen Anderson）同意在紐約貝爾維尤醫院醫療團隊的觀察下，進行為期一年只有肉類和脂肪的飲食生活。當年是1928年，兩人都完成為期一年的試驗，結果沒有任何缺陷疾病，且身體非常健康。雖然這個故事經常被用於告知食用帶脂肉的安全性，但這也證明了**食用脂肪是安全無虞的**。他們吃各種不同類型的肉類，但沒有一種是精瘦肉，而且他們有**79%的熱量是來自脂肪**，其中大多數為飽和脂肪[註12]。

對於史戴芬森所寫的瘦肉論感到好奇，尤金‧杜波依斯（Eugene Dubois）博士帶領一個實驗，想看看瘦肉飲食到底有何影響。史戴芬森勉為其難地同意暫時將飲食限制為只吃瘦肉，而安德森則是任何組

合的肉類都可食用。這個實驗一開始進行後就無法持續下去，因為短短兩天，蛋白質中毒的症狀就出現了。史戴芬森解釋，「在貝爾維尤醫院，因**不完整肉類飲食（只有瘦肉沒有脂肪）**引起的症狀和在北極時一模一樣，只是腹瀉速度變快和說不出所以然的難受感。當時在北極，愛斯基摩人和我在攝取脂肪後馬上痊癒，杜波依斯博士也是以同樣的方式治療我，他給我一些帶脂的沙朗牛排、油煎培根腦髓，諸如此類的食物。兩三天後我痊癒了，但**體重卻降低不少。**」

另一方面，食用肉類和脂肪混合的安德森卻一點問題也沒有。這個試驗在貝爾維尤醫院只花了**幾天**時間就出現蛋白質中毒症狀，在北極則大約需要**三周**的時間。史戴芬森推測時間差異的原因很可能是，當他們在北極吃精瘦馴鹿時，他們有從眼球和**骨髓**中得到一點脂肪，因此拉長這種症狀出現的時間。在醫院裡，他們沒有任何脂肪的來源，所以症狀出現的比較快。

當原始人出外打獵時，他們不會獵捕精瘦的動物，他們會去**找最多脂肪的動物**。他們享受脂肪吃得精光，原始人知道只吃瘦肉的危險性。低碳水化合物和舊石器時代飲食主張吃**瘦肉切掉脂肪**，以及吃**低脂乳製品**和**低脂食物**，但這些對身體是有害的，成功健康減重的關鍵**不在於高蛋白飲食，脂肪**才是真正的王道。

成功減重的必勝法則
降低飢餓感、穩定血糖波動

攝取太多熱量，無論來源為何都會使體重增加，不管是否來自**碳水化合物、蛋白質**或**脂肪**，攝取**超過身體所需的熱量時**，身體會立即將之轉化為**體脂肪**，雖然攝取脂肪對新陳代謝有益，但若攝取過量的碳水化合物則會造成反效果，即使是脂肪，若超過每日所需熱量也會

破壞減肥的成效。所有減肥飲食的共通點都必須降低總卡路里的攝取量，甚至連生酮減重飲食也要限制總卡路里攝取量才能達到最有效的結果。

成功減重最大的絆腳石是什麼？節食的哪個部分會引發最大的痛苦，進而導致失敗？答案是**飢餓**。總是飢腸轆轆會讓節食變成一種折磨，結果註定失敗，如果飢餓的痛苦可以消失，節食會變得更輕易且更容易成功。

生酮飲食提供了解決方案，丙酮代謝模式有**抑制食慾**的作用[註13]，如果你可以克服多數節食所造成的飢餓感，你就不會被零食所惑，或者在正餐時暴食，甚至你還可能會錯過正餐而不自知。**生酮飲食抑制食慾的作用是超級成功減重的祕密武器**，當你進入丙酮代謝模式，飢餓感會大大減少，即使你攝取的熱量變得更少。你可以降低總熱量和減掉更多的體重，無須忍受飢餓、精神不振、緊張、易怒，或任何低熱量飲食常見的症狀，以上這些是大多數節食最終無法持續的原因。同時間，**你可以享受吃帶脂肉類、雞蛋、乳酪、奶油、肉湯和其他富含脂肪的食物**，讓你有飽足感，這樣的食物美味可口令人滿足，你可以一輩子都採用這種飲食法。

卡夫食品公司發表在《美國臨床營養學期刊》（American Journal of Clinical Nutrition）的一項研究報告明確證實生酮飲食對抑制食慾的影響[註14]，在這項研究中，受試者被分成兩組。第一組為典型的低脂、限制熱量飲食，每日總熱量限制在500～800大卡；第二組為低碳水化合物、高脂飲食，不限制每日總卡路里攝取量。低碳水化合物組被指示一天三餐，再加上點心，吃到飽為止，但不過量。從本質上看，只有一組實際上是在「節食」，另一組則是改變他們食物的類型，主要攝取脂肪、肉類和低碳水化合物蔬菜，而不用考慮熱量。十二個星期後，低脂組平均減掉5.5磅（**2.5公斤**），低碳水化合物組平

均減掉10.8磅（**4.9公斤**），是低脂組的兩倍。此外，**低碳水化合物組**的腰圍比低脂組減少將近**兩倍**，減少的尺寸為1.7英吋（**4.3公分**），低脂組為1.1英吋（2.8公分）。

儘管低碳水化合物可以吃到飽，但他們反而只**需要較少的食物就有飽足感**，因此，**他們攝取的總熱量最終比低脂組更少**。在研究一開始時，低碳水化合物和低脂組的平均卡路里攝取量分別為2,050和1,961大卡，經過十二周後，低碳水化合物組平均卡路里攝取量為**1,343大卡**，低脂組則為**1,500大卡**。低碳水化合物飲食讓受試者有飽足感，無須限制他們的熱量攝取，而是順其自然地的選擇，這是一種自然的減重法，沒有那種強迫性，總是飢腸轆轆和不適的感覺。

一些研究顯示，丙酮代謝模式會抑制飢餓感，減少熱量攝取。在某項研究中發現，生酮飲食組的受試者，其卡路里攝取量得降到比低脂飲食組少**1,000大卡**，才會有同等級的飢餓感[註15]。另一項研究指出，研究人員評估飢餓和認知克制力發現，在相較之下，低碳水化合物飲食組的**飢餓感**會比那些低脂飲食組的受試者**減少50%**[註16]。

一些研究人員認為，低碳水化合物飲食之所以降低食慾的部分原因，是因為血液中**胰島素濃度較低，胰島素的分泌會促進飢餓**。研究發現，會促進胰島素反應的食物（如碳水化合物）讓人難有飽足感，且升高的胰島素會增加食物攝取量。使用某些特定藥物**抑制胰島素分泌**也證實可以抑制飢餓和增進減肥效果[註17]。

當你處於丙酮代謝模式時，這意味著體內脂肪細胞正在釋出脂肪，並且將之燃燒轉化為能量。血液中的**胰島素仍然較低**，但在正常值內，這表示血液中沒有過多的胰島素可以將脂肪運送至脂肪細胞，體內這時的代謝狀態從原本的燃燒糖和儲存脂肪，轉變為釋放已儲存的脂肪，並且將之燃燒成為能量，結果就是**體重下降**。

酮體提供身體更優質的燃料來源，產生的**能量比葡萄糖更多**，這

就好比燃燒煤與燃燒紙的差異，煤燃燒的**效應較高且持久**。即使總卡路里攝取量減少，身體仍然不會感覺到飢餓。因此，能量水平和代謝維持正常，或者甚至可能提高，你可以長時間保持這種飲食，卻不會有類似其他限制熱量飲食那種隨之而來代謝降低的問題，由於代謝和能量水平保持正常，**透過生酮飲食減掉的體脂肪可以比只喝水禁食還要更多**。

當你採取生酮飲食時，你可以透過毫無飢餓感來確定自己是否已進入酮態，這可能需要五至七天的時間。或許看似奇怪，不過，如果你採取生酮減重飲食但仍然有飢餓感，就表示你吃太多了！減少食物量會讓你的酮態更扎實，而且實際上不會有飢餓感。

讓我分享幾位遵循本書所述原則的個案經驗：

「我的體重為179磅，不算太重，但就我的身高來看，仍然超重20磅，我太太經常對我的啤酒肚有意見，似乎我多出來的體重都集中在那兒，我曾試圖減肥，但持續的飢餓感讓我最終放棄。我會節食、刪除脂肪類的食物、吃更多的沙拉、降低卡路里攝取量，一開始我會減掉幾磅，但後來卻變得難有起色，體重始終僵持不下，於是我不得不降低更多的卡路里攝取量。經過數周的挨餓人生，我的結論是，這麼痛苦真是不值，倒不如再回到原本的飲食方式。」

「當我知道椰子生酮飲後，我很興奮。終於有一個飲食法可以確保減重，且無須承受不適和飢餓的感覺，它真的是說到做到。我將飲食改為極低碳水化合物、高脂生酮飲食法，一開始一天吃三餐。飲食中的高脂讓我有飽足感，不再像從前那樣需要吃很多，我的食量變小，但覺得很滿足。大約過了一個星期左右，我的飢餓感減少許多，我開始跳過正餐。我會吃早餐，通常包含兩顆雞蛋和一或二盎司的肉類（培根或香腸），搭配大量的脂肪。我會用三湯匙的椰子油烹煮雞

蛋，並且在吃之前將椰子油倒在雞蛋上。偶爾我還會加一杯全脂牛奶配上一點鮮奶油，以增加脂肪的含量。這樣的高脂飲食讓我非常有飽足感，往往到了午餐時間，我幾乎感覺不到肚子餓，因此我會完全跳過午餐不吃，或者吃一點輕食。輕食通常是二湯匙的椰子油外加二湯匙的乾酪，不過，大部分的時間我會直接不吃午餐，然而在晚餐前，我並不會感到肚子餓或忍不住想吃東西。在晚餐時，我會吃大約六盎司帶有脂肪的肉類和一些蔬菜，再一次地加上很多油脂——椰子油、奶油、紅棕櫚油、培根的油脂等，這些食物真是美味極了！我吃下的分量遠比之前一般的分量少。生酮飲食的確抑制了我的食慾，我從未有過像之前其他減重飲食法的那些飢餓感，相較之下，這種飲食真是一大福音。」

「以我的體型和活動量來看，我每天應該攝取約2,500大卡以保持我的體重，即使我吃的是大量的脂肪，但我每天大約只攝取1,700大卡，其中1,300卡來自於脂肪。過程中除了第一個星期之外，我的精力充沛，每周運動三次，就像往常一樣，但**體力或能量絲毫未減**。事實上，我的**精神和體力狀況似乎還提升**，三個月後，我共**減掉了24磅**（約11公斤）——平均每周2磅。我達到了我目標體重155磅，這些年來，我的體重從未有這麼輕過。」

「我已採取低碳水化合物生酮飲長達兩年，這是我生命中最美妙的一件事。我今年55歲，這輩子一直有體重控制的問題，當我體重超過525英磅時，這已是極限了。然而，不到兩年的時間，我已減掉125磅，至今仍在下降中。我從未有飢餓感，而且精力充沛，我的整體血液狀況都逐漸好轉。」

——Brain C.

「我採取低碳水化合物飲食已長達四年，並且在我有生之年將會持續下去（今年我72歲），我是在被診斷患有糖尿病後開始奉行這個

飲食的。光靠飲食和草藥，我的血糖值控制得很好，所有健康指數都在極佳的狀況，我感覺好極了。我的每日碳水化合物平均攝取量大約在25公克，大多數是低血糖指數類，幾乎所有的蔬菜我都吃，除了澱粉。我吃大量的纖維質蔬菜和咖啡研磨機現磨的新鮮亞麻籽，我不計算熱量，從未有飢餓感，不再想減肥，不過一直保持在健康的165磅，對照我身高的標準重量還少50磅。

——**Roy H.**

怎樣不破功

　　聽到成功的故事有助於人們堅信與堅持該飲食的動力，不過還有另一個動機因素，那就是生酮飲食與低飢餓感的關連性可以是一種持續執行的動力，讓你沒有作弊的疑慮。喝水禁食法需要**三天**進入酮態，之後飢餓感會明顯消失。生酮飲食則需**兩倍的時間**以達到同等級的酮態，這過程需要極低碳水化合物、高脂肪、適量蛋白質以達到與維持該狀態。

　　只需要一餐或一份高碳水化合物點心（一塊蛋糕、糖果或汽水、果汁等）**就足以使你跳離丙酮的代謝模式，於是你又得從頭來過**。之後，在達到酮態抑制飢餓的過程中，你需要幾天時間採取極低碳水化合物和**忍受飢餓的痛苦**。

　　很多時候，我們會受到誘惑，例如在朋友家、路過餐廳聞到食物的香味、在聚會上等等，我們試圖欺騙自己說「拜託！只是一小塊而已，無傷大雅！」這真是大錯特錯！絕對有影響，光那麼一小塊派就可以讓你被踢出丙酮代謝區（甚至可能讓你變胖），而且你還得全部從頭再來。一旦你離開丙酮代謝模式，你的飢餓感會再度出現，你會**感覺到餓且想吃更多**。即使你不吃任何額外的碳水化合物食物，你仍然會因為過餓而吃過量允許吃的食物——肉類和蔬菜，結果因為**攝取**

過多的熱量讓你的減重進展停滯不前。

　　任何時候，當你想吃任何高碳水化合物或飲料時，請先停一停並想想後果。如果你吃下這些東西，你之前為了進入酮態的努力都將前功盡棄，你得再來一次（**記住，需要三至七天的時間才能進入丙酮代謝模式**）。光這些想法應該足以讓你保持幹勁堅持下去，而不是心存僥倖想著作弊，即使只是一點點。

高脂飲食的安全性遠大於高糖（葡萄糖）飲食

　　有些人批評生酮飲食，因為含有大量脂肪，尤其是飽和脂肪。他們擔心吃這麼多脂肪可能有害，以及促進動脈粥狀硬化、心臟病發作、中風和其他健康問題等。他們聲稱過重的人，心臟病的風險已經不小，飲食中若再添加更多脂肪則會讓風險大增。

　　前一章節我們提及，吃進去的食物**脂肪不會導致心臟病**。該理論已被推翻，研究人員現在已經承認這個事實。大多數人飲食中若添加更多脂肪，身體狀況反而會更好。生酮飲食經過近一世紀的研究和測試，已被證明有效，且無任何明顯的有害副作用。癲癇患者採取該飲食要長達兩年或以上，成千上萬的人多年來一直都奉行生酮飲食，飽和脂肪已成為他們主要的脂肪來源，但他們沒有因此心臟病發作或導致中風。

　　到目前為止，關於典型生酮飲食的安全性和有效性的最大分析研究中，研究人員**隨著時間發展仍然找不到任何傷害**，即使患者的總熱量有高達**90%**來自脂肪，而且所有的影響都是**正向的**。「我們總覺得就長遠來看，生酮飲食相對比較安全，現在我們已有證據可以證明」，參與該研究的約翰霍普金斯大學神經學家艾瑞克・科索夫（Eric Kossoff）博士說道，「我們的研究有助於平息那些對生酮飲食長遠安

全疑慮的雜音」^{（註18）}。生酮飲食對身體的影響全部都非常正面，不管是治療**腦部疾病**、調整**代謝問題**或**減重**。

高脂生酮飲食不只安全，相較於低脂飲食，它還為我們帶來更好的整體健康。例如，康乃狄克大學的研究人員比較兩組過重男性的心血管疾病危險因子，其中一組是極低碳水化合物、高脂飲食，另一組為低脂飲食。研究一開始和六個星期後都進行血液檢測，這兩組在**血膽固醇值**、血液中**胰島素**都有改善，且兩組差異不大，這表示高脂和低脂飲食一樣好，不過，只有低碳水化合物組的空腹**三酸甘油脂明顯較低**，因此，從三酸甘油脂／高密度膽固醇指數和血糖值來看，低碳水化合物飲食優於低脂飲食。

低碳水化合物的低密度膽固醇（**LDL**）指數也比較好，低密度膽固醇往往被視為**壞**的膽固醇，因為人們認為它就是堆積在動脈血管內主要的膽固醇類型。然而事實上，有兩種低密度膽固醇：一種大而蓬鬆，另一種小而密集。大而蓬鬆的LDL對身體無害，實際上它還有益身體健康，因為這種類型的膽固醇可以與細胞膜結合，使細胞具有強度，同時可以生產許多我們需要的激素（荷爾蒙原料）；真正與心臟病風險增加有關的是小而密集的LDL。血液測試一般不會分開這兩者，得到的數據只是一個單一的總數值，因此，總LDL數據完全無用。在這個研究中，研究人員分別測量這兩種類型的LDL。低脂飲食組的LDL明顯下降，低碳水化合物飲食組並不明顯。表面上，這似乎表示低脂飲食較好，但其實並非如此。雖然低碳水化合物飲食組的總LDL指數沒有明顯改變，但LDL的類型卻有明顯變化，不樂見的小而密集LDL降低，大而蓬鬆有益的LDL增加。雖然低脂飲食的總LDL指數下降，但在好的LDL比例上卻沒有明顯的增加。

除了血脂和血糖改善較多之外，低碳水化合物飲食組的減重效果也較為明顯——13.5磅（6.1公斤）比8.6磅（3.9公斤）。這些改變都一

再表示，低碳水化合物飲食在降低心臟疾病和糖尿病風險方面比低脂飲食還要好。

杜克大學研究人員進行類似的研究[註20]，120位超重高血脂症（膽固醇高的人）的男性和女性自願參與研究，其中半數的受試者採取低碳水化合物、生酮飲食（每日碳水化合物攝取量少於20公克），沒有熱量限制，他們可以隨意吃肉類、脂肪和雞蛋，另一組則是低脂、低膽固醇、限制熱量的飲食法（降至每日500～1,000大卡）。

二十四個星期後，低脂組減掉10.6磅（4.8公斤），生酮組減掉20.7磅（9.4公斤），是低脂組的兩倍。就減重來看，這個研究清楚顯示生酮飲食的優勢；就**血壓**來看，兩組受試者都有**降低**的現象。在低脂組，收縮壓（最大值）和舒張壓（最低值）分別下降7.5和5.2mmHg；在生酮組，收縮壓和舒張壓分別下降9.6和6.0mmHg。你的血壓越高，罹患心臟病的風險就越大，即使血壓只有升高一點點也會使風險增加，從這個數據再一次顯示，生酮組優於低脂組。

血液中的三酸甘油脂被視為有別於膽固醇，是另一種獨立分開的心臟病風險因子，血液中三酸甘油脂越高，風險也越大。低脂組血液三酸甘油脂下降27.9mg/dl，生酮組下降74.2mg/dl，是低脂組的2.5倍之多。高密度膽固醇（**HDL**）被視為是「**好的**」膽固醇，有助於預防心臟病，這個數值**越高越好**。在低脂組中，**HDL下降1.6mg/dl**，不過在生酮組中，**HDL提高了5.5mg/dl**。

和總膽固醇或LDL值相較之下，這個膽固醇比例（總膽固醇／HDL）被認為是更為精確的心臟病風險指標，當比例越低時，罹患風險也越小。低脂組在這個比例上下降0.3，生酮組則下降了0.6，是低脂組的兩倍。

另一種獨立風險因素為三酸甘油脂／HDL比例，這個數值越小越好。低脂組在這方面下降0.6，生酮組下降了1.6，幾乎是低脂組的三

倍。三酸甘油脂／HDL比例被視為是心臟病風險最準確的指標之一，比例在6以上屬於極高風險，4以上是高風險，2或以下是理想值或低風險。在研究結束時，低脂組平均比例在3.4或中風險，生酮組的平均比例為1.6，這表示罹患心臟病的風險非常低。隨著測量每種風險因素的結果得知，生酮飲食確實優於低脂飲食，這與之前提及的研究結果不謀而合。

這兩項研究都在2004年發表，隨後許多研究都證實這些結論。低碳水化合物、高脂、生酮飲食在各方面的結果——膽固醇比例、三酸甘油脂／HDL比例、LDL顆粒大小、血糖值、胰島素值和胰島素敏感度等都優於低脂、限制熱量的飲食[註21-26]。

甚至在長達兩年的研究中，結果也相同[註27]。高脂、生酮飲食被證實不僅安全，且對於心臟病和糖尿病的預防效果更勝於低脂飲食。

糖尿病酮症酸中毒（ketoacidosis）

不管是醫生或非專業人士，大家對生酮飲食和酮症都搞不太清楚。許多醫生對生酮飲食發表異議，認為它會導致酸中毒（acidosis）——血液酸鹼值過低（太酸），這種觀念是基於觀察未經治療的第一類型糖尿病患者，有時會產生危及生命，稱為酮症酸中毒的症狀。酮體屬**微酸**，血液中若存在太多酮體則會呈**酸性**，進而導致酮症酸中毒，使一個人陷入糖尿病昏迷不醒的狀態。醫生們在學校學習酮症酸中毒的病理現象，卻沒有學習很多關於膳食酮態和生酮飲食的資訊，因此，他們偏向將任何酮態狀況視為一種酮症酸中毒的警告徵兆，並且經常告誡患者要小心生酮飲食。

不管你從醫生那兒聽到或在網路上看到何種訊息，採取生酮飲食是**不會導致酮症酸中毒的**，膳食酮態與糖尿病酮症酸中毒完全不一

樣，前者是一種透過**飲食控制**的體內正常代謝狀態，後者則為一種**疾病狀態**，只會發生在第一型糖尿病患者和胰島素依賴型糖尿病患者的身上，與生酮飲食無關。

The Ketone Zone 血液丙酮區間

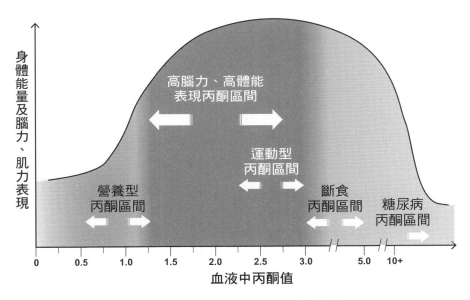

血液中丙酮濃度與丙酮區間的分類表

　　身體需要胰島素才能將葡萄糖從血液送入細胞，第一型糖尿病患者無法生產足量的胰島素，因此，他們需要定期注射胰島素。酮症酸中毒可能發生在進食高碳水化合物飲食之後，倘若沒有注射胰島素，血糖就無法進入細胞，血液中的血糖值就會飆高至異常危險的狀態。此時，高血糖值不僅具有毒性，細胞中沒有葡萄糖，體內的細胞會開始餓死，進而危及生命，影響大腦、心臟、肺和所有其他器官。為了避免即將來臨的死亡，身體會進入危機模式，開始瘋狂地將酮體注入

血液，以提供細胞生存必需的燃料。**細胞可以直接吸收酮體，無須借助胰島素之力**。由於葡萄糖無法進入細胞，所以酮體會不斷被注入血液作為替代燃料，因此體內酮體值升高，從而使得血液變酸性，最終導致酸中毒的現象。

酮症酸中毒只發生在未經治療的第一型糖尿病患者身上，以及在非常罕見，嚴重酒精中毒的情況下，光是飲食無法引發酮症酸中毒。低碳水化合物生酮飲食產生的血液酮值大約在1～2mM/L左右，隨著生酮飲食的時間拉長，血液酮值會達到5～7mM/L，這是透過膳酮飲食控制可以達到的最高值，因為身體會嚴密地調節酮產量。在酮症酸中毒的情況下，血液酮值可能超過23mM/L，雖然在空腹的情況下，身體有足夠能力減緩酮體的衝擊，但若超過20mM/L，這就遠遠超過身體可以應付的能力了。

酮試紙

一個知道你是否處於酮態的簡單方法是使用**尿酮試紙**，又名為脂解試紙。這種試紙是經過化學處理的薄紙條，其中一端浸入新鮮的尿液樣本，之後根據尿液中酮的濃度會產生顏色的變化。使用這種試紙，人們就可以知道他們的血酮值是「無」、「微量」、「少量」、「適中」或「大量」，這種試紙有助於指出膳食改變所產生的體內酮體數值。

另一種測試酮值的方法是血液儀器，這種方法需要用針戳破手指採取血液樣本，這比尿檢更為精準，因為它直接測試血液，數值以mM/L表示，得到的數據更準確，但成本相對也較高。

當一個人進入膳食酮態時，這表示身體正在分解和燃燒脂肪作為能量，在某種意義上，這是在測量身體有多少脂肪被燃燒。這些檢驗

有助於讓你知道你何時進入酮態，以及大約處在何種程度，同時還可以知道飲食如何影響體內的酮值，如果飲食中碳水化合物增加，酮態就會下降，此時若要提高酮態，你可以減少碳水化合物的攝取量，這個方法可以確保你不會吃進太多的碳水化合物。

酮試紙聽起來是一個很好的工具，而且一些低碳水化合物飲食法都推薦使用它們，不過它們的**準確度不佳**，在減重計畫中似乎效用不大，它們的目的是用來測試酮症酸中毒，而不是用來測試膳食酮態。

膳食酮態會受到幾個因素影響，進而使數據產生偏差。例如，酮體值會隨著一天的時間和身體活動量產生變化，早晨醒來或久坐不動時，其數據會比活動時或運動後低。此外，你喝的**水量**也會影響尿試紙讀數，如果你飲用大量的水，水會稀釋你的尿液和內含的酮體值，得到的讀數會比實際來得低。

讀數也會受到飲食中脂肪數量和類型的影響，當一個人處於酮態時，大多數吃下的脂肪會直接轉化為酮體，進而使血酮值升高。如果你吃大量的脂肪，你的血酮值會受到該飲食的影響而升高（這種情況只發生在身體已進入酮態或禁食時）。此外，中鏈脂肪酸（**MCTs**）**會直接轉化為酮體**，所以如果你吃椰子油，血酮值也一樣會上升。MCTs會產生酮體，不管飲食中其他食物為何，例如你可以採取典型的碳水化合物飲食，然而在吃椰子油後做測試，結果會呈酮態陽性。這時你處於一個暫時誘發酮態的MCT或飲食狀態中，不是代謝性質的酮態，這些酮體是來自飲食中的脂肪，而非來自分解的體脂肪。富含脂肪和MCTs的飲食會使尿液和血液中的酮值讀數偏高，因此這些讀數已失去了減肥指標的意義。

作為評估體脂肪消耗的程度來看，酮試紙唯有在禁食或只喝水的情況下最準確，即便如此，你喝下的水也會影響尿試紙的讀數。如果你吃任何類型的食物，讀數將反映出你的飲食，而不是你燃燒的脂肪

總數。這也是為何在早晨、在八至十二小時禁食後，血酮值通常會比白天活動時和飲食時還低的原因。

酮試紙可以知道你何時處於酮態，可以控制酮態範圍至微量、適度和大量。然而，試紙並非必要，因為你可以**透過飢餓感降低得知你正處於酮態，你的飢餓感越少，就表示你越深入酮態**。如果你真的想要使用試紙，你可以選購實惠的試紙，完全無須購買無法提供額外更多有用資訊的昂貴血液檢測設備。

讓新陳代謝重新開機

你是否曾經在使用電腦時陷入當機，或被困在一個程式中無法退出？為了擺脫這種困境，你會按住其他的按鍵或者關機然後再開機，等到電腦重新啟動回復時，剛才的麻煩已經消失，一切似乎恢復正常運作。

我們的身體就像是電腦，它們會當機，無法做出適當的反應。這些故障現象所呈現的症狀如**高血壓、高血糖、胰島素抗性、瘦體素阻抗現象、高三酸甘油脂、低高密度膽固醇**（HDL）、**消化不良**、免疫力低下、各種**疼痛、僵硬和關節痠痛、發炎、甲狀腺機能低落、慢性頭痛、便祕、精神不濟、失眠、肥胖**以及其他各種症狀。藥物通常治標不治本，只能舒緩表面症狀，不能完全根治。

症狀本身不是疾病，而是指出某些部分出現問題，就像車子的引擎機油警示燈，這個紅燈或許很惹人厭，你可以在上面貼膠帶或將燈泡從儀表板上移除，但真正的問題卻沒有解決。症狀（閃亮的紅燈）或許可以移除，但根本的問題（引擎機油過低）仍然存在。如果你忽視警示燈，最終你的引擎會過熱燒壞。同樣的情況也會發生在我們身上，當我們**忽略身體的警示燈而濫用藥物掩蓋症狀時**。

在一般情況下，一旦你開始服用藥物減輕某種症狀後，它會導致另一種症狀出現，於是醫生會開第二種藥物對付副作用一，不過，第二種藥物又可能會導致其他的副作用，因此，又得再開另一種藥，沒完沒了。過沒多久，你吃下一大堆藥物治療所有的症狀，但仍然感到痛苦，因為問題的根源沒有解決，就像一台許多程式正在運行的電腦在當機後，如果再試著安裝或運行新程式並無法解決問題，反而一切會變得更糟。

若身體有重新開機的按鈕，可以清除所有症狀，讓我們重新啟動體內的化學機制恢復平衡，不是一件很美好的事嗎？事實上，我們確實有重新開機鈕可以做到這點，那就是透過椰子生酮飲食重新啟動我們的身體機制。

生酮飲食最初是被用來治療癲癇，效果非常成功。它重新啟動大腦，這麼說好了，它重新將身體的神經電路佈線，糾正原本的潛在問題[註28]。生酮飲食也可用於治療**阿茲海默症、帕金森氏症、**漸凍人（肌萎縮側索硬化症）、**亨丁頓舞蹈症、自閉症、多發性硬化症、腦創傷、腦腫瘤、中風和其他腦部疾病**[註29-36]。在每個實例中，生酮飲食對以上症狀都有顯著的改善。甚至在沒有神經退化性疾病的健康人體上，它也有助於提高了人們的靈敏度和清晰度。

生酮飲食對**糖尿病**患者也有很大的幫助，它可以**降低高血糖和胰島素**的阻抗和過度分泌，**逆轉糖尿病症狀**，例如神經病變和腎臟病，這些曾一度被認為是不可逆轉的疾病[註37-41]。

它有助於**恢復生殖系統健康，提高精子的活力**和動力〈編審註：由於生酮飲食可以成功提升HDL與極低密度LDL（VLDL），因此能提供足夠的性荷爾蒙前趨物質，讓生殖系統運作正常且大大提高男女的受孕能力。〉，這對於**成功受孕**非常重要[註42-43]，它還可以啟動**免疫系統**功能和**抵抗癌細胞**[註44-45]。〈編審註：根據史丹佛大學教授Dr.Thomus

Syefried研究顯示，由於葡萄糖是癌細胞唯一的能量來源，癌細胞細胞膜上的胰島素受體為正常細胞的6～17倍，胰島素所含的增生因子（IGF）更是刺激腫瘤血管增生（angiogenesis）的主要因素，故生酮飲食對治療癌細胞有極大的意義，尤其是針對腦部腫瘤的治療。〉

它可以**利用較少的氧氣**（耗氧量低）提高**心臟效率**和強度，以**增強心臟功能**，酮體使心臟強而有力，心臟喜歡酮體作為燃料來源更勝於葡萄糖，如果有足夠的酮體可供利用，**心臟的液壓效率會比使用葡萄糖高出25%**（註6,46）。酮體可以減少發炎，而發炎幾乎與所有的疾病類型相關，包括心臟病、糖尿病和動脈粥狀硬化，舒緩失控的發炎則有助於減輕許多健康問題的不利影響（註6,9,47）。

生酮飲食可以**減少體內破壞性自由基形成**（註48-49），例如發炎現象，自由基與大多數疾病有關，並且會導致傷害和疼痛等症狀。

生酮飲食有助於平衡體內化學機制，可以重置或重設激素受體的敏感度、逆轉瘦體素和胰島素抗性，在控制食慾方面做得更好。它可以提高甲狀腺腺體和系統功能、改善血脂、平衡血糖、使血壓正常，而且和其他飲食相比，它能減掉更多體重。

透過椰子生酮飲，你可以預期以下的轉變：

減重

腰圍變小

飢餓感降低，食慾控制得更好

更有精神

午後不再精神不濟

對食物更有自制力，渴望感降低，不再成癮

血糖改善

如果有高血壓，血壓會降低（正常血壓不受影響）

HDL提高

三酸甘油脂降低

膽固醇比例降低

全身發炎指數降低（C-反應蛋白指數降低）

夜間睡眠品質更好

消化系統改善

思緒更清晰，警覺性更高

疼痛減少

與甲狀腺機能低下相關的症狀改善（詳情請看223、224頁）

整體幸福感提升

　　椰子生酮飲食並無相關有害的副作用。大多數人都極度缺乏脂肪，但碳水化合物過量，以脂肪的熱量取代碳水化合物的熱量，對減重和整體健康有顯著正面的影響，以下是一些見證者的分享，他們在低碳水化合物飲食中添加椰子油或初榨椰子油，以增加每日脂肪的攝取量。

見證者分享

　　「就在我開始看你的書之後，我就開始使用椰子油了。短短兩周內，我做了一次血液檢測，我的促甲狀腺激素值有顯著的改善，HDL/LDL膽固醇比例也有改善。這個比例非常明顯地改善，連我的醫生都說從來沒看過這種情況，最重要的是，比起以往，我感覺好多了，我只能說這都是椰子油的功勞，我很感激在一個偶然的機會下發現了你的書。」

——**Margaret**

「我一定要告訴你，初榨椰子油真是太棒了，我的血壓從210/142降低至134/77，實際上，這還是我在減少服用降血壓藥物之後的結果呢！」 ——**Alice**

「我的膽固醇值穩定健康，血糖值穩定，這意味著我不需要忍受那些討人厭的胰島素注射針。我的家族有糖尿病史，透過控制血糖，我或許可以免於罹患糖尿病，或至少拖長發病的時間。我皮膚癢的症狀也隨著偏頭痛消失了，我剛在11月跑完五公里路跑，迎接我的50歲。感謝低碳水化合物，我瞭解到椰子油對健康的好處，我不知何時還能再有「更健康」的飲食法可以比得上，我這個年紀的婦女通常有骨質疏鬆症，幾年前，我不得不照一次骨骼X光，結果顯示骨骼很健康，這點讓醫生大感驚訝，但我並不訝異，因為我奉行健康低碳水化合物飲食，我從未像現在這樣，不再為我的健康擔憂。」 ——**Mary**

「我的膽固醇在短短三個月內，從270降至200，同時間我的HDL從36大大上升至56，甲狀腺機能減退的症狀已經消失，醫生們都一頭霧水，他們無法理解，我怎麼可能在不服藥的情況下，讓甲狀腺值恢復正常。」 ——**Edie**

「在我開始使用初榨椰子油之前，我的甲狀腺機能低下，即使服用甲狀腺激素，也只能算勉強過關，這大約是六個月之前。現在它已恢復正常，是六個月之前的兩倍以上。上個星期，我做了血液檢測，我的膽固醇值正常，不過我的好膽固醇值極高，使得我的不好和好的膽固醇值比例為2比7。我的三酸甘油脂指數降低了50，當我知道這一切後，我感覺好極了，我仍然會持續下去，此外，我也沒有脂肪肝的徵兆。」 ——**Pat**

「我每日吃三大匙，分別在不同的餐前時間點，我的甲狀腺機能低下有顯著的改善，我剛做的血液檢測結果比以往都還要好，這表示自從我開始使用初榨椰子油後，我的膽固醇、HDL和三酸甘油脂都有改善，在我開始使用之前，我做過血液檢測，大約是在六個月之前，而再次做的血液檢測報告，結果都很好。我的醫生告訴我，不管我用什麼方法，繼續保持下去就對了！我唯一做的改變就是使用椰子油，過去我總有疼痛和疲累感，但現在感覺很好、更有精神，椰子油對我整體健康的幫助真是無法用言語道盡。」——**Patricia**

　　「我瘦了33磅，感覺就像回到30多歲，雖然我實際已經65歲了。我不再吃止痛藥，精神比我想像的還要更好，血壓下降，我的同事對我看上去神采奕奕感到驚訝，也不再因疼痛而抱怨了。我感覺很好，不用再吃藥了！」——**Wendy**

　　「我有糖尿病，現在每日膳食中我都使用初榨椰子油，我不再需要吃任何糖尿病藥物，除非我蠢到來點甜頭，例如一支冰淇淋，這樣我就得吃藥了，不然，初榨椰子油完全控制得了我的血糖。」——**Bonnie**

　　「到目前為止，我瘦了56磅，離目標還有20～50磅，但我知道我一定會達成，我在低碳水化合物飲食中添加椰子油已長達十一個月。現在我不再使用高血壓、氣喘和過敏的處方藥物，我的膽固醇值有很大的改善——之前三酸甘油脂指數為940，三個月內已降至247，我的體力再次恢復，也可以做運動了。一年前，我走路逛商場時一定得停下來休息，現在我可以和老公一起登山健行，椰子油和這種飲食法相輔相成，我又重新找回我的生活了！」——**Dabs**

只需要在日常飲食中加入椰子油，就可以為健康帶來有益的變化，當你配合低碳水化合物和生酮飲食計畫時，改變將更為顯著，這就是椰子生酮飲食的基礎。

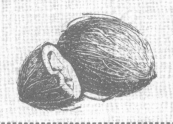

10
Chapter

衰退的甲狀腺讓你變胖？

Is Your Thyroid Making You Fat?

我們正面臨一個嚴重的問題，一種巨大的疾病正席捲文明世界，號稱有數以萬計的受害者，你很可能是其中之一，不過，這種疾病不像過去那些疾病會快速衝擊身體產生病症，這種新式疾病善於偽裝，容易讓人掉以輕心。它會慢慢侵襲受害者，潛伏多年不被察覺，一旦你開始懷疑有何不對勁時，症狀早已定形。這個險惡的疾病到底是什麼呢？它不是一種傳染病，而是一種影響甲狀腺機能代謝失調的疾病，其中包括甲狀腺機能減退、甲狀腺機能亢進、甲狀腺腫大、葛瑞夫茲氏症、橋本氏症等等〈編審註：後兩者皆為自體免疫所引發的甲狀腺亢進及甲狀腺低下疾病〉，最常見的就是甲狀腺機能減退或甲狀腺機能低下症。

估計大約有二千萬名美國人有甲狀腺方面的疾病，其中有60%以上的人並不知道自己的狀況。**女性**在甲狀腺方面的問題是男性的**五倍**至**八倍**之多，至少每八位女性中就有一位在其一生會被診斷出有甲狀腺疾病，然而許多人卻因漏診而未察覺到該疾病。左旋甲狀腺素「Lovethyroxine」（如甲狀腺素）是一種**合成甲狀腺激素**，在美國是**第四大熱銷藥物**。全美五十大熱銷藥物中，有十三種直接或間接與甲狀腺機能衰退有關，每年受甲狀腺疾病影響的人數正不斷攀升中。

甲狀腺是一種類似蝴蝶形的腺體，位於頸部喉結下方，甲狀腺會分泌兩種重要激素：三碘甲狀腺氨酸（triiodothyronine, T3）和甲狀腺素（hyroxin, T4）。**體內每個器官和細胞都需要足量的甲狀腺激素才能正常運作，甲狀腺素可調節體溫、代謝率、再生、生長，產生血液細胞、神經和肌肉功能、體內鈣的利用等等。它們會影響細胞利用血糖和胰島素的能力**，並且決定熱量的代謝速率，因此對體重有絕對性的影響力。

你的腦下垂體和下視丘控制甲狀腺激素分泌與釋放的速率，這個過程始於下視丘——位於大腦的基底，是整個身體系統的恆溫器，指

示**腦下垂體**分泌一種激素，稱為**促甲狀腺激素（TSH）**。於是你的腦下垂體（位於大腦的基底，能釋放一定量的TSH）視血液中T3和T4的濃度而定。隨後，你的甲狀腺會基於來自腦下垂體的TSH量調節其激素的分泌。如果甲狀腺分泌的甲狀腺激素不足，低甲狀腺的狀況就稱為**甲狀腺機能低下，怕冷、精神不佳**和**體重增加**是常見的症狀。如果甲狀腺激素分泌過多，最後就會造成一種亢奮狀態，稱為**甲狀腺機能亢進**，症狀包括**心跳快速或不規則、易怒、緊張、肌肉無力、不明原因消瘦、睡眠障礙**和**視力問題**等。

甲狀腺機能可能受到許多因素影響，例如**遺傳、飲食、接觸化學物質**（如氟化物、汞中毒）、**幅射、感染**等。在某些情況下，甲狀腺會受到**自體免疫**系統的攻擊，進而導致發炎和腫脹（甲狀腺腫大），這些稱為自體免疫性甲狀腺炎。雖然很罕見，不過，**葛瑞夫茲氏症**和**橋本氏症**是最常見的兩個自體免疫性甲狀腺疾病。以葛瑞夫茲氏症為例，免疫系統會產生抗體攻擊甲狀腺，造成甲狀腺分泌過多甲狀腺激素（甲狀腺機能亢進），這種過度刺激易導致甲狀腺腫脹；橋本氏甲狀腺炎則是遭受抗體攻擊的甲狀腺受損，導致甲狀腺機能減退。

醫生對於為何免疫系統會攻擊自己的身體，進而導致自體免疫性疾病的原因不甚完全理解。目前有許多理論，根據著名的甲狀腺研究專家《乳癌與碘》（Breast Cancer and Iodine）一書的作者大衛・德里（David M. Derry）博士指出，「在一些小病過程中，受損的甲狀腺細胞會進入血液，其中有些來自死亡細胞的蛋白質，對人體免疫系統而言，它是外來份子，於是免疫系統針對這些蛋白質產生抗體，但現在這些抗體卻轉為攻擊正常的甲狀腺組織，進而引起發炎和進一步甲狀腺細胞死亡的狀況，這種機制就是引起橋本氏甲狀腺炎和葛瑞夫茲氏症的開始。」[註1]

甲狀腺機能減退

　　當人們說他們代謝功能不佳或甲狀腺功能低下時，通常他們所指的是甲狀腺機能減退。如何分辨是否有甲狀腺機能低下的問題？**甲狀腺機能低下的症狀包括超重、怕冷、精神不濟、肌肉無力、心跳減緩、肌膚乾燥易剝落、掉髮、便祕、易怒、抑鬱、講話遲鈍模糊、眼睛下垂和腫脹、臉部浮腫、反覆感染、過敏、頭痛、鈣代謝有問題、各種女性生理問題，如經血量大、抽筋等。**掉髮通常與甲狀腺問題有關，其中一個特殊的特徵是**眉毛稀疏**，尤其是外邊緣，甚至可能不見。眉毛外緣脫落是甲狀腺機能低下一個非常獨特的徵兆，如果甲狀腺問題得到解決，眉毛往往會再長出來。如果甲狀腺機能減退發生在幼年卻沒有治療，那麼可能會導致生長遲緩、性發育緩慢，並且阻礙大腦的正常發展。

　　如果你的甲狀腺機能減退，你或許不會有上述全部或大部分的症狀。症狀的嚴重度取決於甲狀腺激素缺乏的程度，輕微不足可能沒有明顯的症狀，嚴重不足則或許會產生上述諸多明顯反應。

　　甲狀腺激素調節我們的新陳代謝，新陳代謝是控制身體運用能量，驅動細胞內過程的速率。隨著細胞消耗能量，熱能就會產生。從代謝過程中產生的熱能非常穩定，全天波動通常小於一度以下。當我們休息時，這時為最低值（能量需求低），並且在活動量增加時升高（能量需求變大）。激烈的運動可以提高身體的溫度，最多可提高二或三度。

　　正常的體溫約為98.6°F（37°C）左右，在一天之中，體溫會上下變化在華氏一度（或攝氏半度）以內，如97.6°F（36.4°C）算是正常，取決量體溫時的條件。**如果是因甲狀腺激素分泌不足而新陳代謝低下，體溫就會長期低於正常值**，明顯症狀則是怕冷，經常手腳冰冷，這都

是甲狀腺功能減退的典型症狀。

　　另一個代謝低下的後果是**超重**，當代謝變慢時，身體使用的能量更少，如果身體沒有消耗吃下食物的所有能量，最後都會轉換成脂肪。所以你的新陳代謝越低，你的脂肪似乎就會儲存起來，並且使體重增加。基於這個原因，卡路里攝取量並不是導致肥胖的唯一因素，**一個甲狀腺機能低下的人，即使吃正常量的食物，體重仍然會增加。**

　　有許多因素會促進甲狀腺機能減退，包括遺傳、生活方式、飲食和環境。在大多數情況下，甲狀腺機能低下可以透過藥物或飲食，與改變生活方式來調整，以下我們將討論一些共同的促進因素和提供有助於克服這些症狀的方法。

營養不良
過重但營養不良

　　信不信由你，你超重的原因很可能是因為營養不良，是的，你沒有看錯，你超重的原因很可能是因為營養不良。當我這麼說時，我不是建議你馬上吃進更多的食物，而是你需要學習如何做出明智的食物選擇。

　　營養不良是造成肥胖的主要根源之一，但吃過量的人怎麼可能營養不良呢？你吃下的食物量並不能確定你的營養狀況，你可以每天吃掉10磅甜甜圈，但仍然營養不良，它們雖然提供大量的卡路里，但幾乎沒有**維生素**和**礦物質**。

　　現在我們吃的食物大多缺乏營養素，加工和精製過程破壞了許多營養成分，例如糖；完全沒有維生素和礦物質，不過卻含有促進肥胖的卡路里。同樣地，白麵粉已被去掉富含維生素和礦物質的麩皮和胚芽，只留下幾乎是純澱粉的成分。澱粉無非是糖，白米也一樣，富含

維生素的米糠被去除，留下白色的部分只是澱粉。馬鈴薯幾乎全是澱粉，且大多數的營養素全留在皮上，不過又有多少人會連皮吃下馬鈴薯呢？

我們通常吃的食物大部分是由糖、白麵粉、白米和馬鈴薯所做成，這些食物供給大多數人每日60%的熱量，其餘的20～30%熱量則來自脂肪和油脂，這聽起來似乎還好，除了最受歡迎的油脂是人造奶油、起酥油和加工過的植物油（如大豆油與玉米油）之外。油脂往往隱藏在我們的食物中，**所有的包裝食品、便利食品和餐廳的食物都含有大量劣質油品，包括高比例的反式脂肪，這真是太恐怖了！**

在大多數情況下，我們典型飲食的食物多數是空熱量，如澱粉、糖、加工植物油，我們很少吃水果和蔬菜，如果有，通常是配菜——如三明治上的酸黃瓜和生菜、披薩上的番茄醬和洋蔥。我們的食物熱量很高但缺乏營養素，**我們攝取大量熱量，營養成分卻很少，後果是你吃不停直到超重，但卻反而營養不良。**

美國農業部聲明，大多數的人都沒有攝取足量（每日百分百建議攝取量）的至少十種必需營養素，只有12%的人口百分百達到七種必需營養素的攝取量。少於10%的人做到每日建議的水果蔬菜攝取量，有40%的人不吃水果，20%的人不吃蔬菜，而大部分我們吃的蔬菜則是炸薯條（且用反式脂肪油炸）。

《美國飲食協會期刊》（The journal of the American Dietetic Association）發表一份紐約州1,800名二年級和五年級學童的飲食研究發現，在他們當時的調查中，40%的兒童不吃任何蔬菜，除了馬鈴薯或番茄醬；20%不吃水果；36%吃至少四種不同類型的高熱量、沒營養零食，這也難怪現在的兒童愈來愈胖[註2]。

食物營養不足已經夠糟了，不過更糟糕的是，事實上，這些食物還會破壞我們從其他食物中所得到的營養素。**例如糖，它沒有任何營**

養成分，而且還需要耗損其他的營養成分來代謝。攝取糖和澱粉會促使身體排出鉻，然而這卻是製造胰島素的一種必需礦物質。沒有胰島素，你會產生血糖問題，例如糖尿病。食品加工越多，我們就越需要營養素來代謝。人造脂肪、沙拉油，另一種空熱量來源會消耗**維生素E、維生素A和鋅**；某些食品添加劑則會耗損**維生素C**。飲食中充滿白麵粉製品、糖和沙拉油迅速耗盡了身體儲備的營養素，讓我們營養不良的問題惡化。健康的甲狀腺機能需要良好的營養，少了營養，甲狀腺機能就會受損。

攝取過量的碳水化合物也會促進胰島素抗性，甲狀腺功能本質上類似胰島素功能，如果你的甲狀腺功能低下，很可能你會有某種程度的胰島素抗性[註3]。即使當甲狀腺激素分泌值在正常值最低點，胰島素抗性的風險也會明顯增加[註4]。

維生素 C 缺乏症

如果你一天吃的碳水化合物超過200公克（300公克為典型），且大多來自精製的穀物和糖，沒有太多的蔬菜或水果，我敢保證你體內的維生素C是不足的。**維生素C很重要，因為它是甲狀腺激素分泌的必要條件。**

當你吃大量的精製碳水化合物，即使你的維生素C攝取量達到每日建議量（美國每日為60毫克），你還是會有維生素C缺乏的現象，如果你有糖尿病或糖尿病前兆，那你的風險則更大。

葡萄糖和維生素C分子在結構上非常類似，大多數的動物可以利用來自飲食中碳水化合物轉化的葡萄糖自行製造維生素C，這是一個非常簡單的過程，不過人類卻沒有這項功能，我們體內沒有可以將葡萄糖轉化成維生素C的轉化酶，所以我們必須額外從食物中獲取。葡萄糖和維生素C之間的相似度，除了分子結構外〈編審註：維生素C的分子式

為$C_6H_8O_6$，而葡萄糖的分子式為$C_6H_{12}O_6$，有微小的差異性。〉，還包括它們誘導與進入細胞的方式，這兩種分子都需要**胰島素**的協助才能穿透細胞膜。

葡萄糖和維生素C會**相互競爭**進入我們的細胞中，但這種競爭是不平等的，**我們身體偏愛葡萄糖勝於維生素C，當血糖值升高時，細胞吸收維生素C的量就會受到嚴重的限制**。當你吃含有碳水化合物的食物時，它會轉換為葡萄糖，進而干擾維生素C的吸收。**你吃越多碳水化合物，你的血糖值就越高，而身體可利用的維生素C則越少**。這真的很諷刺，你可以喝添加額外維生素C的甜柳橙汁或含糖早餐麥片，然而這些食物中的**糖卻幾乎完全阻礙維生素C的吸收**。高碳水化合物飲食會導致維生素C缺乏，如果一個人有糖尿病或胰島素抗性（哪怕只是一點點），只要血糖值升高一段時間，受阻的維生素C吸收量可能更多。

為此，**高碳水化合物可能導致維生素C缺乏，最終造成甲狀腺機能低下**。碳水化合物阻礙維生素C吸收的影響極為明顯，但醫療界卻普遍無法辨識。即使我們以為飲食中富含維生素C來源，但還是有可能會發展成嚴重缺乏維生素C症（即壞血病與亞臨床型壞血病）。

嚴重的維生素C缺乏會導致**壞血病**，其中症狀包括：**貧血、憂鬱、易感染、牙齦出血、牙齒鬆動、肌肉退化和疼痛、骨質疏鬆、傷口和損傷癒合緩慢**，以及形成**動脈粥狀硬化**（動脈硬化），進而導致**心臟病**發作和**中風**，最終造成死亡。所以，**採取促使維生素C喪失的高碳水化合物飲食，會讓人罹患心臟病或中風的風險，遠比採取高脂飲食還要來得高出許多**。

在二十世紀尚未發現原因之前，壞血病是一種常見疾病，其中**船員**們最容易得到這種病。由於長時間在海上，首先吃完的是新鮮農產品，剩下的旅程則是以**醃肉**和**硬餅**為生。硬餅是一種由麵粉、鹽和水製成的乾餅乾，是大多數水手的主食，不過，因為麵粉和肉少有維生

素C，因而往往導致壞血病。在缺乏維生素C的飲食中，壞血病症狀可能在一至三個月以內浮上檯面，視個人之前儲備的維生素量而定。

當症狀出現後，在船員的飲食中補充新鮮農產品，如檸檬和柳橙可以預防該疾病。英國海軍是第一個提供船員柑橘類水果以預防壞血病的國家，為此，英國的船員們經常被戲稱為「limeys」。

十九世紀後期和二十世紀初期時，許多探險家航行加拿大北極圈，企圖尋找西北航道，或想成為第一個抵達北極的人，為了預防壞血病，他們在麵粉、糖、咖啡和醃肉的標準供餐中添加水果和蔬菜，結果一次又一次的遠征都以壞血病悲劇收場，他們供應的產品不足以使他們免於壞血病。

在1900年代早期，人類學家韋希爾‧史戴芬森（Vilhjalmur Stefensson）前往加拿大北極地區研究愛斯基摩人的生活方式，他對原始愛斯基摩人特別感興趣，並且與他們共同生活好幾年。在他的探索過程中，他攜帶的食物僅夠維生一、二個月，當他的補給品用盡後，他和他的同伴就完全以來自大地的食物為生，就像愛斯基摩人一樣。他的報告指出，**愛斯基摩人完全不吃植物，食物全來自野生動物，他照這種方式吃了幾年，從來沒有得過壞血病**，與他在一起的當地人也沒有。不久，當他發表他的經歷後，遭受到強烈的批評，當時人們認為只有肉類的飲食缺乏維生素，一定會引起壞血病。為了平息外界對他的抨擊，**史戴芬森和同事完全以肉類和脂肪飲食維生長達一年，結果並沒有任何壞血病的徵兆**。

史戴芬森和愛斯基摩人之所沒有罹患壞血病的原因，是因為他們**沒有吃任何的碳水化合物**，雖然他們的肉類飲食維生素C含量極低，但少了葡萄糖的競爭，全數的維生素C都可以被身體所吸收，不過，當飲食中添加麵包或麵粉後，壞血病的症狀很快就一一出現。史戴芬森指出，在他的探險團隊中，吃麵粉或糖的人很快就罹患壞血病，不過，

當他們恢復無碳水化合物、高脂和肉類飲食後，壞血病也得以痊癒。

　　大多數採取高碳水化合物飲食的人未必會出現嚴重的壞血病症狀，不過他們仍然可能有**維生素C缺乏的現象，並且患有輕度或亞臨床壞血病**。這些維生素C缺乏的疾病可能比嚴重壞血病更隱晦，因為這些症狀和徵兆難以診斷和辨識。健康狀況日漸走下坡、小小的警示讓人容易忽略，等到發現時已為時太晚。隨著時間的發展，造成**牙周病**、疼痛及蛀牙產生、形成**動脈粥狀硬化**和**甲狀腺機能下降**，因此，這又是另一個讓你減少碳水化合物攝取量的好理由。

亞臨床營養不良

　　嚴重營養不良會有以下明顯的疾病症狀，例如壞血病（缺乏維生素C）、腳氣病（缺乏維生素B_1）和糙皮病（缺乏維生素B_3），這些症狀讓身體容易受到感染、免疫力低、癒合緩慢、干擾正常生長和發育，以及促進組織和器官退化，如果不及時治療，這些都足以致命。

　　根據世界健康組織的資料顯示，已開發國家中有70～80%的人死於生活方式或飲食引起的疾病，大部分的癌症肇始於我們所吃下的東西，工業化國家最大的殺手心臟病、中風和動脈粥狀硬化則是膳食造成的疾病；糖尿病也是一種與飲食有關的疾病。許多研究顯示，食物中的維生素、礦物質和其他營養素可以保護我們免於受到現代文明疾病的摧殘。

　　當我們提到營養不良時，我們往往想到非洲瘦骨嶙峋的災民或印度的饑民。在較為富裕的國家中，這個問題更加隱晦，由於營養不良的症狀並不明顯，超重的人看起來不像營養不良，而且缺乏診斷的方法，需要營養不良已達到嚴重程度才能夠被檢測出來。

　　當有各種食物可供選擇時，很少人會有明顯營養不良的症狀，即使他們飲食中缺乏營養，不過，他們可能患有亞臨床營養不良。亞臨

床營養不良是指一個人攝取的必需營養素，剛好足夠避免產生嚴重營養不良的症狀，但身體營養仍然不足，容易遲緩、提早退化。這種症狀容易被忽略，在西方國家中亞臨床營養不良的問題正在蔓延。可悲的是，我們的食物缺乏營養素，我們有得吃，甚至吃太多，但仍然營養不良，因為我們的食物並不包含使身體運作最佳化所需的全部必需營養素。因此，免疫系統長期低下、身體無法抵抗感染、體內組織和細胞缺乏營養慢慢退化，而我們的身體由於意識到缺乏營養，於是轉換成低速擋，降低新陳代謝以保存其得到的營養素。

當身體極需營養素時，身體會處在進入甲狀腺機能低下和體重增加的狀態，**為了使甲狀腺腺體和激素正常運作，你需要補足維生素A、維生素B$_{12}$、維生素C、D和E；礦物質碘、硒、鋅、銅和氨基酸**（蛋白質基礎），**缺乏任何一種都可能引起甲狀腺機能低下**。例如為了分泌甲狀腺素，甲狀腺需要碘和酪氨酸，飲食中缺乏含**酪氨酸**的蛋白質或**碘**都會**抑制甲狀腺功能**，由於碘對甲狀腺功能非常重要，在下一章中會更詳盡地說明。肉類和其他動物製品很重要，因為它們不只供應蛋白質，它們還供應維生素A和B$_{12}$。維生素A可以從植物性食物中的 β-胡蘿蔔素中產生，但有些人體內難以轉換；維生素B$_{12}$只存在於動物產品，無法從任何營養素中合成而來，這時維生素和礦物質補充品就可能有必要，以確保營養的完整性。

食品添加劑

我已探討過糖、人工甜味劑和高果糖玉米糖漿如何影響你的體重，此外，許多其他食品添加劑在這場戰役中也有推波助瀾的效應。

如果你想變胖，其中一個屢試不爽的方法就是在飲食中添加味精，味精是一種增味劑，同時也是一種**增脂劑**，當研究人員做肥胖老鼠研究時，首先他們需要創造一些肥胖的老鼠，由於沒有天生肥胖品

種的老鼠可用，所以科學家們在它們出生後就為它們**注射味精**，劑量是胰腺分泌胰島素的三倍，以促使老鼠變胖^{（註5）}，當我們吃下含有**味精**的食物時，同樣的事情也會發生在我們身上。

味精可能是助長肥胖流行病的主要元兇之一，它存在於所有的湯罐頭、午餐肉類、薯條和沙拉醬，以及數以千計的包裝、罐頭、盒裝和冷凍食品中，此外，如果味精沒有列在成分標籤上，這並不表示產品內就不含味精。食品製造商用到多種含有味精，但實際上卻又無須特別標示出的成分。其他含有味精的成分包括**水解植物蛋白、肉湯、谷氨酸、谷氨酸鹽、谷氨酸鈣、自溶酵母、酵母萃取物、組織蛋白、大豆蛋白、乳清蛋白分離物和天然調味料**等等，這份清單還可以繼續列下去，數量多到你不太可能記下所有的名稱。

這些食品添加劑大多用在加工調理食物，若要避免食用味精和其他有害添加劑，最安全與最簡單的方式就是不吃這類型的食物，相反地，多吃新鮮農產品、肉類、雞蛋和乳製品這些真正食物，能提供最優質的營養素，且幾乎不含添加劑。當你在成分標籤上看到味精時，想想它就是**增脂劑**，不管你吃下什麼，都會將之轉化為脂肪。

油脂是常見的食品添加劑，當植物油氫化後，天然脂肪酸經過化學轉化過程會變成一種奇怪的物質，稱為**反式脂肪**。當我們吃下這些有毒的人工脂肪後，它們會像天然的脂肪一樣進入我們的細胞和器官，不過它們的功能不像正常脂肪，而且**還會破壞正常的細胞運作**。這些脂肪會大肆破壞甲狀腺、腦下垂體和其他與調節和控制代謝及體重相關的腺體。部分氫化植物油是常見的食品添加劑，如果你在成分標籤上看到其名，請不要食用，你的甲狀腺會很高興的。

未經氫化的蔬菜油也可能會產生問題，當我們將之用在包裝、調理或油炸（如薯條、薯片和玉米脆片、洋蔥圈、炸魚、炸雞塊、甜甜圈等）食物上時，雖然我們的飲食需要一些多元不飽和脂肪中的Ω6，但

過量很有可能會促使體重增加，例如它們會抑制甲狀腺機能，導致代謝降低。任何添加於包裝加工食品的多元不飽和植物油都已受到破壞，植物油之所以是一大問題，是因為它們氧化速度快且容易酸敗，氧化油脂會阻礙甲狀腺素分泌、循環系統和組織對荷爾蒙的反應(註6)。

第三章我們提及，多元不飽和植物油極易氧化，當暴露在熱源中，即使是低溫烹調，也會加速其氧化和產生自由基。由於自由基具有毒性，我們身體有一個內置的防禦機制是抗氧化酶，抗氧化劑可以消除自由基，而我們能從食物中獲得抗氧化酶的基本原料，營養素如維生素**A**、**C**和**E**與礦物質**硒**、**銅**和**鋅**都是合成抗氧化酶的必需營養素。例如，鋅和銅是合成超氧化物歧化酶的必要營養素，是最強的抗氧化酶之一，除了維生素和礦物質，植物內含的多種植物化學成分也有抗氧化劑的屬性，例如 β-胡蘿蔔素、葉黃素、番茄紅素、花青素和其他成分等。

攝取過量沙拉油（大豆玉米油）油脂，尤其是那些經過高溫破壞，產生大量自由基的反式脂肪，會促使身體的抗氧化劑儲備量快速用盡，從而導致體內缺乏必需抗氧化營養素。這些營養素不僅可用於合成抗氧化酶，同時還可用在我們身體的正常調節功能所需的數千種酶之中。

維生素**C**和**E**、**硒**和其他抗氧化營養素是生成和利用甲狀腺激素的必要營養素，當這些營養素不足時，不管是飲食營養不足或攝取過量多元不飽和油脂，甲狀腺功能都會因此受到影響。研究顯示，過度使用多元不飽和油脂會干擾甲狀腺和系統功能，進而導致甲狀腺機能減退(註7-8)。

硒是甲狀腺生成T4和T4轉化為T3必不可少的元素(註9)，**富含Ω6的油脂（沙拉油）會干擾T4轉化為T3**，或許是因為它會耗盡硒的儲存量(註10)。任何抗氧化營養素不足都會導致甲狀腺功能異常，自由基本

身也會直接干擾T4轉化為T3，因此，減少飲食中的多元不飽和油脂，並且添加抗氧化營養素可以提高甲狀腺功能[註11-13]。

氧化的多元不飽和植物油不是攻擊我們身體自由基的唯一來源，化學食品添加劑、酒精、香菸、有毒金屬（如汞、鉛、鋁）、污染的空氣和其他環境毒素也會產生自由基，即使你避免所有的多元不飽和脂肪來源，你還是會接觸到自由基。

攝取優質的抗氧化劑是維護健康甲狀腺功能的必要條件，所以攝取各種抗氧化劑可以提供身體最佳的保護，雖然服用抗氧化劑膳食補充品有助於此，但研究一致顯示，來自全食物的抗氧化劑更為有效，因為全食物含有大量的抗氧化劑，而不是錠劑中少量的抗氧化劑。

當植物油氧化酸敗後，它們所產生的化學反應會影響其味道和縮短保存日期，為了盡可能延長其保存期限，食品製造商會添加抗氧化劑作為防腐劑。維生素E經常被應用作為天然抗氧化防腐劑，但最常見的卻是合成抗氧化劑**二丁基羥基甲苯（BHT）、羥基茴香二丁酯（BAH）和叔丁基對苯二酚（TBHQ）**，幾乎所有冷式早餐麥片粥都含有一或多種這些合成抗氧化劑。你還可以在糕點、蛋糕、麵包、餅乾、沙拉醬和口香糖，以及口紅、保濕劑與其他化妝品找到這些抗氧化劑。幾乎任何含有脂肪的包裝食品都會有這些抗氧化劑，它們被添加於這些製品中，專門用來延長多元不飽和脂肪的氧化速度，有時甚至還會被添加至加工的植物油和人造奶油之中。

雖然這些合成的抗氧化劑可以減緩脂肪氧化，延長包裝食品的到期日，但它們本身也存在一些問題。研究顯示，長期使用（90天或以上）**對肝臟、肺、腎臟、膀胱和甲狀腺可能具有毒性與促進癌症產生**——這是研究人員最擔憂的其中一個問題[註14]。更糟的是，這些化學物質往往會在體內累積，雖然這些化學物質在一份早餐穀物中或許傷害不大，不過，經常吃這些東西就會在體內累積，進而具有潛在的

破壞性影響力。

　　此外，還有許多附加的食品添加劑，如染料、乳化劑、人工香料、防腐劑等等，皆需留意其害。一些天然來源的維生素E、檸檬酸、海鹽或不含鋁的發酵粉相對來說是比較好的，不過許多其他類型，特別是那些難以發音、字又長的化學名詞更是讓人擔憂，因為它們具有潛在的負面影響，最好的方法是避免食用那些含有任何不熟悉成分在其中的包裝食品。

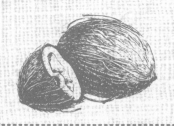

11
Chapter

碘與你的新陳代謝
馬達——甲狀腺

Iodine and Your Health

必需營養素

碘是必需營養素，存在於身體每一個細胞，而且所有細胞都能將之利用，其中**甲狀腺**的碘含量比任何器官或組織都還要高。甲狀腺體每日從體內循環中大約占用**6毫克**的碘，以供給甲狀腺激素分泌使用。甲狀腺所分泌的兩大激素——**T3**需要**三個**碘分子，**T4**需要**四個**碘分子，當這些激素合成後會儲存於體內，隨後再視身體需要從甲狀腺釋放出來。在理想的情況下，體內應該有足夠的甲狀腺激素以滿足人體每日所需，即使每日碘的攝取量不定。然而，當每日碘攝取量無法維持甲狀腺的儲存量，或無法滿足身體所需時就會導致碘缺乏，進而造成甲狀腺功能低下或甲狀腺機能減退症。

關於碘的一個常見誤解是，它在體內的功能只負責甲狀腺素分泌。甲狀腺並不是唯一凝聚和使用碘的器官，碘在體內絕大多數並非用於甲狀腺激素合成，而是存在於甲狀腺之外的組織中。我們的**唾液腺、腦脊髓液、大腦、乳房、卵巢、腎臟、關節、動脈、骨骼和眼睛睫狀體**都含有大量的碘。

碘對體內每個細胞都很重要，它是維持**乳腺功能**和結構的必需營養素，它的功能如同防禦性的**抗氧化劑**，具有**抗腫瘤**的特性，可作為一種**解毒劑**，支持免疫系統和**對抗致病性細菌**。

缺乏碘會導致一連串的疾病，包括**甲狀腺腫大、甲狀腺機能減退、智力遲滯、呆小症**和不同程度的兒童生長和**發育異常**，這是世上可預防性大腦損傷的主因。世界衛生組織（WHO）估計，全世界有七億四千萬人受到碘缺乏症的影響，而且有將近有**35%**的人口，大約**二十億人缺乏碘**[註1]。此外，缺乏碘會增加罹患**甲狀腺癌、乳腺癌、子宮內膜癌、卵巢癌和前列腺癌**，以及可能性的**嬰兒猝死症**（SIDS）、**多發性硬化症**和其他疾病的風險[註2-4]。

在甲狀腺旁的乳房是身體儲存和利用碘的地方，碘是維護與發展正常乳房結構和功能的必要元素，尤其對女性更為重要。**哺乳期的母乳含碘量是甲狀腺的四倍**，喝母乳的嬰兒其唯一的碘來源便是母乳^(註5)。乳房組織缺乏碘會導致**乳腺癌**和**乳腺增生**疾病，在缺乏碘的情況下，甲狀腺和乳房會用盡僅存的碘，最後導致這兩種組織產生碘不足的狀況。

碘可以作為一種保護性**抗氧化劑**，預防來自多元不飽和與單元不飽和脂肪酸所衍生的破壞性自由基；可以結合不飽和脂肪的雙鍵和三鍵，讓它們在運往**大腦**、**眼睛**和其他器官的過程中，保護這些脆弱的脂肪酸免於受到氧化^(註6)。

我們整個身體的細胞膜是由脂質（脂肪）組成，**碘本身會與脂質**結合組成**細胞膜**，這些物質稱為**碘基脂**（iodolipids）。碘有助於穩定細胞膜和參與調節細胞的正常生命週期。

正常細胞有明確的生命週期，並且在細胞死亡一段時間後，由新的細胞取而代之。例如，消化道內的黏膜細胞生命週期為三至四天，紅血球細胞為四個月，皮膚細胞為二至三周，這個程序性細胞死亡的過程稱為**細胞凋亡**（apoptosis）。癌細胞不像正常細胞，沒有正常的生命週期，它們的細胞凋亡程式已關閉，因此可以不斷分裂，永遠不死，結果它們無限制蔓延，最終包圍覆蓋周圍的組織。

碘在細胞膜的其中一項功能，是監測細胞的生命週期和在適當的時候**誘導細胞凋亡**。碘飽和的組織可以大大**降低癌變風險**，已有研究證實，增加碘攝取量可以使乳腺癌恢復的正常組織^(註7)，攝取大量碘的人口，例如日本人得到**乳癌**的機率和**甲狀腺的問題**都相對較少。

女性患有甲狀腺問題的機率是男性的**八倍**^(註8)，為何女性比男性更容易罹患甲狀腺機能減退症？其中一個原因是**女性對碘的需求量比男性高**。據估計，如果體內的碘足夠，甲狀腺一天會吸收的碘量為6毫

克，以一個體重110磅（50公斤）的女性而言，**乳房大約每日吸收5毫克，體型較大或乳房較豐滿的女性對碘的需求量會更高**，其他組織和器官則需要**3毫克**，因此，所有這些組織都在爭奪可利用的碘量。由於男性的乳房比女性小很多，他們對碘的需求量也較少。因此，缺碘飲食對女性的健康影響會比男性來得更加明顯。

碘缺乏症

　　碘對我們的健康很重要，但大多數的食物並未含足夠的碘。植物從土壤中吸收碘，我們透過吃這些植物和餵食這些植物的動物得到碘。飲食中的碘含量不定，通常這反應出土壤中的碘含量。雖然碘遍佈地球表面，但其實含量並不多，它的數量被歸類在地球元素的倒數第三名。

　　海洋的碘含量比例最高，曾經被海洋覆蓋，如今佈滿沉積岩和泥土的陸地也富含碘，來自火成岩和火山岩的土壤幾乎不含碘。由於幾十年來的連續耕作，大多數內陸土壤中的碘已經耗盡，雖然沿海的土壤有海洋水氣補充，儘管如此，在這些土壤上生長的農作物碘含量也很低。家畜在餵食含有碘土壤生長的農作物後，其體內組織也會含有碘。對人類來說，碘集中在家畜的**乳腺，增加**它們**乳汁的營養度。全脂牛奶、鮮奶油、奶油**和其他**全脂乳製品**是很好的碘來源，低脂牛奶和乳製品則完全不含碘，就像人造奶油和植物油一樣。雞蛋的**蛋黃**也是碘的優質來源，動物脂肪也會供給一些碘，如果它們夠幸運餵養自含碘土壤所生長的農作物，或有餵食碘補充劑。最豐富的碘來源為海鮮，如海魚、貝類和海藻，尤其海藻含量特別豐富。它們從周圍的海水獲得碘，並且將碘集中濃縮至大約是海水的二萬倍。

　　缺碘症在土壤或水質缺乏該營養素的地區很常見，在**碘嚴重缺乏**

的情況下，**甲狀腺細胞開始變大**，以便盡可能獲取更多的碘原子。如果腺體腫脹已是肉眼可見的情況，該症狀則稱為**單純性甲狀腺腫大**。在一些極端的情況下，腺體可能腫脹如葡萄柚一般。全世界大約有二億人口受到甲狀腺腫大的折磨，大多數在非洲，其中有**96%**是因為缺乏碘。

有一些地區缺乏碘，因為地表屬於火山岩和土壤，例如奧勒岡州和愛達荷州的內陸山谷，或者含碘土壤受到冰河時期冰川的剝除，如美國五大湖區和加拿大中部。

許多年來，生活在碘貧乏地區的農民經常會餵食牲畜岩鹽，這是從古代海底開採而來的鹽，可以供應牛隻碘營養素。這些來自岩鹽和飼料的微量碘營養素會集中在牛乳脂肪中，之後再從牛乳脂肪製成奶油，以提供人類足夠的碘來預防甲狀腺腫大，**只要人們攝取足量的奶油，就不會產生甲狀腺腫大的問題**。

在經濟大蕭條拮据的那段期間，人們開始使用便宜的人造奶油取代奶油。當時對許多人來說，**奶油是主要的碘來源**，雖然在某些地區，甲狀腺腫大已成為一大問題，然而當人們轉向使用人造奶油後，這個疾病突然流行起來，這時為了預防甲狀腺腫大，人們開始在鹽中添加碘。

碘是一種非常有效的**殺菌劑**，但當它與某些有機元素結合後會產生劇毒。自從1800年代起，碘已被公認為是一種重要的營養素，不過，由於害怕擔心過量可能有害，因此碘的供應量都盡可能採取保守的作法。預防甲狀腺腫大所需的每日最低劑量已成為標準，美國成人碘的每日建議攝取量（RDA）為150微克（0.15毫克），由於**懷孕**和**哺乳**期間**需求量變大**，所以在這些情況下，建議的**攝取量**分別為每日220微克與290微克。大多數國家都採取類似的建議指南，雖然這些攝取量足以預防甲狀腺腫大，但有關整體健康的最佳攝取量卻從未訂出一個

標準。

　　加碘的鹽並不是飲食中唯一添加碘的來源，在推出加碘鹽後，有些製品也陸續效法，例如烘焙業者在製品中添加碘化鉀作為一種軟化劑。碘化鉀可以增加麵糰的彈性，以包覆更多空氣，進而使麵包組織更柔軟細緻。一片麵包可提供150微克的碘，也是政府每日的碘建議攝取量。由於**食鹽和烘焙製品添加碘，因此美國和加拿大的單純性甲狀腺腫大發生率幾乎是零。**

　　1965年，國家衛生研究院指出，平均每日從烘焙製品攝取的碘量大約為726微克，到了1970年，碘攝取量每日已超過800微克。由於害怕人們吃太多鹽和麵包，可能因此攝取過量的碘，於是政府禁止烘焙製品使用碘化鉀，在1980年代早期，烘焙業者已不在烘焙製品中添加碘化鉀，而是改以溴化鉀來代替碘化鉀。

　　大約在同一時期，鹽的批評聲浪四起，它被指出是增加高血壓機率的一個因素，醫生們開始告訴心臟病患者避免吃鹽，並且規定限鹽飲食。其他人則害怕高血壓和心臟病，也都減少鹽的攝取量，食品製造商開始製造減鹽或不加鹽的產品，過去三十多年來，鹽的攝取量已下降65%。由於烘焙製品去除碘，以及鹽的攝取量減少，過去三十年來，碘的攝取量大幅下降，更糟的是，干擾碘吸收的甲狀腺腫素物質不斷增加，我們都暴露其中，進而使缺碘的風險大增。

　　隨著碘鹽廣泛使用，過去碘缺乏症被認為已成為歷史，雖然甲狀腺腫大在使用碘鹽地區很少見，但現在缺碘症幾乎是一種流行病。《碘：為何需要它，為何生活不能沒有它》（Iodine: Why You Need It, Why You Can't Live Without It）一書作者大衛‧布朗斯坦（David Brownstein）博士指出，「**缺碘症正在蔓延**」，在檢查四千名各種健康問題的患者後，布朗斯坦說，有超過95%的人在實驗室無機碘檢測方面都出現缺乏的現象。疾病預防控制中心調查員做的一項研究發現，在

1971～1994年間，美國人體內的碘含量降低了50%左右[註9]，至今，碘的攝取量甚至還可能更低。在過去三十年來，甲狀腺機能減退症的發病率一直在持續升高中。

體內碘含量低會降低甲狀腺功能，嚴重缺碘則會導致甲狀腺腫大和嚴重甲狀腺機能減退症；中度缺碘或許不會有甲狀腺腫大的任何症狀，但會出現明顯甲狀腺功能減退的症狀；輕微缺碘會導致亞臨床甲狀腺功能低下症，出現一些甲狀腺功能減退的現象，但其甲狀腺激素值仍在公認的正常範圍值之內。代謝低下和體重容易增加是甲狀腺功能低下症共同的特點，其中也包括亞臨床甲狀腺功能低下症。

氟化物的傷害

你家的自來水會讓你變胖嗎？這聽起來或許很怪異，喝自來水會變胖？怎麼可能！你或許會問：水不含營養，沒有脂肪、沒有熱量，怎麼可能助長體重增加？事實上不是水本身的問題，而是水內所含的物質引發的問題——鹵素（halogens）。鹵素是一組含有**氟、氯、溴**和**碘**的相關元素。

當人們討論這些元素時，你通常會聽到兩種不同敘述的說法，例如氟和氟化物，氟（Fluorine，英文字尾有ine）是指氟這個分子，氟化物（Fluoride，英文字尾ide）通常是指氟離子與其他元素的組合。例如，鈉和氟結合會成為氟化鈉，雖然各有差異，但分子和離子的名稱常常可互換（氟／氟化物、氯／氯化物、溴／溴化物、碘／碘化物）。所有純質的鹵素都具有毒性，不過，當與其他元素結合後，毒性會降低或甚至變成良性，以氯化物和**碘化物**為例，則是變成了**必需營養素**。不過，**氟化物**和**溴化物**與其他元素結合也可能含有**劇毒**，基於如此，這些含有劇毒的鹵素經常被用於作為**消毒劑**，以及殺蟲、

殺菌劑和老鼠藥的活性成分，牙科更普遍使用於治療過程。

　　所有的鹵素都有類似的結構和某些類似的性質。在體內，氯和溴會和碘競爭相同的受體，例如在甲狀腺激素合成中，這些**有毒的鹵素可以代替碘，當它們取代碘時，這些甲狀腺激素就失去功能**，變得無用。**碘的吸收量因此減少，經由腎臟排出的量增加，結果導致碘缺乏、甲狀腺機能減退，甚至甲狀腺腫大**^{（註10）}。

　　美國本土的**自來水**中都含有**氟**和**溴**，溴主要是作為一種**消毒劑**，氟則可**減少蛀牙的風險**。這兩者都會污染該區水源，滲入土壤中或者成為工業廢物。每日攝取和沐浴含有鹵素的水，可能會造成**甲狀腺機能低下，結果促進體重增加**。所以，飲用自來水也可能因此造成體重問題。

　　在所有的鹵素中，**氟化物**或許是最具毒性的一種，因為它最類似碘，如果體內有氟化物存在，它很容易就可以取代碘。事實上，氟化物已被作為一種藥物，用於治療甲狀腺功能亢進症（甲狀腺反應過度），因為它可以**非常有效地阻斷甲狀腺激素的分泌**。

　　市面上以預防蛀牙作為一種手段行銷氟化物，因為它可以被牙齒（骨骼和其他組織）和硬琺瑯質所吸收。雖然氟化物可能會使牙齒變硬，但從來沒有被證實可以確實預防蛀牙，事實上，有些研究顯示它還會增加蛀牙的發生率。在飲用水中加入定量氟已被證實，除了甲狀腺功能低下症外，還會導致各種健康問題，包括**骨關節炎、氟斑牙**（牙變色）、**記憶減退、兒童大腦發育遲緩和精神疾病**等^{（註11-12）}。

　　即使你的社區水源沒有添加氟化物，你仍然還是會接觸到含氟的水。商業化生產的汽水、果汁、運動飲料、啤酒和其他飲料，通常都是用含有氟化物的水製成。任何罐裝或瓶裝產品的水在過程中都可能含有氟化物，這也包括罐裝的蔬菜和水果。由於商業製品不會標示用水的類型，所以你根本無從得知產品內是否含有氟化物。

茶是氟化物的主要來源，即使泡茶的水不含氟化物，大多數的紅茶和綠茶都含有氟化物。茶株本身很容易吸收土壤中的氟化物，並且將之集中在樹葉上，因此，茶葉含有高濃度的氟化物。香草類的茶是比較安全的選項。

　　牙膏、漱口水、口香糖和許多其他產品也會添加**氟化物**，你一定要閱讀標籤成分，選擇不含氟化物的產品。

　　鐵氟龍不沾鍋炊具是以三氯甲烷和氟化氫所製成，烹調食物時，一些氟化物會被釋放到食物和空氣中，你或許會認為量可能很小，但它可以讓不含氟水的氟化物含量變成氟化水的兩倍，讓原本氟化水的氟化物濃度變成三倍。**鐵氟龍塗層鍋釋放至空氣中的氟化物，特別是如果加熱，其濃度可能高到足以殺死房子內的寵物鳥**（如金絲雀），它們對毒素的反應比人類還要敏感。杜邦公司宣稱，溫度達到500℉（260℃）左右其塗層仍完好無損，然而，通報寵物死亡的主人們，他們的烹飪溫度只有大約在325℉（160℃）左右。

　　由於具有毒性，氟和溴通常都用於農藥中以殺死昆蟲和囓齒動物。水果和蔬菜幾乎都有農藥殘留，所以一定要徹底洗淨。由於有些產品會吸收農藥，因此食用有機農產品會是更好的選擇。

　　溴存在於許多地方，和氯一樣，溴也用於消毒溫泉池和游泳池的處理中，某些牙膏和漱口水會添加它作為防腐劑和收斂劑。溴化植物油會用來製作軟性飲料，例如Mountain Dew、Squirt、Sun Drop和Fresca，以及一些**帶有柑橘味的運動飲料**，例如檸檬萊姆和橘子口味的開特力（Gatorade），**溴化植物油**之所以添加至柑橘飲料中，其目的有助於液體的定香作用。

　　從1980年代起，烘焙業就以溴酸鉀取代碘化鉀，在1970年代，一片麵包含有150微克的碘，可以供應每日建議碘的需求量。今日，麵包含有大約等量的溴，這意味著如果今天你吃了幾片麵包，就表示你

正在攝取大量的溴。如果你吃的是一般市售的夾心麵包、漢堡麵包、甜甜圈和其他烘焙食品，或者餐廳的麵包，你的甲狀腺可能會大叫：「不要再給我溴了！」

氯氣（Cl2）和碘氣（I2）一樣含有**劇毒**，在純質的型態中都被作為一種消毒劑。不過，當它們與鉀、鈉或其他金屬元素結合形成鹽後，它們就變成無害，甚至是有益的。食鹽由氯化鈉（NaCl）組成，像碘化物（I-）和氯化物（Cl-）一樣，是一種重要營養素；氯化物是所有已知物種生存的必要元素，和鈉相同，是人體內第五大豐富的礦物質，不過，它和氟化物與溴化物不同，氯不會干擾身體對碘的吸收或利用。

當氯與氫和（或）氧結合後，它會變成一種強效氧化劑，並且產生一些劇毒的化合物。其中一種為**高氯酸鹽**——這是一種常見的環境污染物，存在於地表和地下水，不幸地是，也存在於自來水成分。高氯酸鹽由四個氧原子包圍一個氯原子組成，在高氯酸鹽的形式中，氯可以取代我們體內的碘。受到高氯酸鹽污染的供應水已日漸普遍，且情況正在惡化中。

大多數我們接觸到的有毒鹵素來自烘焙製品和受到污染的自來水、高碳水化合物飲食和飲料中，如汽水、果汁、麵包和其他烘焙製品等，都可能是扼殺甲狀腺的鹵素來源，採取低碳水化合物或生酮飲食可以消除這些麻煩製造者。飲食過濾水可以去除氟、溴、高氯酸鹽；洗淨水果蔬菜或吃有機種植的農產品，也有助於消除含鹵素的農藥殘留。

促甲狀腺腫食物

有些我們每天吃的食物會抑制甲狀腺活動和促進甲狀腺功能減

退，這些食物含有抗甲狀腺物質，稱為甲狀腺腫素（goitrogens）。甲狀腺腫素會**干擾碘吸收**和甲狀腺激素的分泌與功能，甚至可能引發甲狀腺腫大，因食物毒素引起的**甲狀腺腫大**稱為毒性甲狀腺腫大症。

諷刺的是，一些人認為的健康食品，大多含有甲狀腺腫素。所有的**十字花科蔬菜**（甘藍家族）都含有甲狀腺腫素，這其中包含包心菜、花椰菜、球芽甘藍、豆芽菜、芥菜、西蘭花、白菜、蘿蔔、蕪菁、球莖甘藍、羽衣甘藍、散葉甘藍、小紅蘿蔔和辣根等等。全世界大約有八百萬人有毒性甲狀腺腫大症，主要分布在非洲，因為攝取過量的十字花科蔬菜。**豆科**植物也含有甲狀腺腫素，其中包含大豆、豌豆、扁豆、菜豆等，此外，還有兩項健康食品商店中經常銷售的產品也含甲狀腺腫素，那就是芥花籽和亞麻籽。芥花油存在於許多產品中，特別是烘烤製品；亞麻籽不只用於膳食補充品，同時也存在於眾多產品之中。

這是否意味著你要避免這些產品？幸運地是，大多數甲狀腺腫素對熱敏感，**在烹調的過程中會被中和**。**發酵**過程也可減少甲狀腺腫素的活性，當這些食物被煮熟或發醇過，甲狀腺腫素的毒性會顯著降低或排除，讓食物變得安全可食。

對那些攝取足量碘的人而言，生食少量這些蔬菜並無大礙，不過，如果你懷疑自己有甲狀腺問題，你最好不要生吃，除非已烹調或發酵過。

在所有含有甲狀腺腫素的食物中，由於大豆的抗甲狀腺物質不會因烹調而受到破壞，所以**大豆**的威脅最大，如買氣超高的豆腐和組織化植物蛋白，尤其是取代肉類的素肉製品。不過，你或許會說你不吃大豆？再想一想，如果你的飲食和多數人一樣，那麼不管你知道或不知道，每一天你多多少少都會吃到大豆製品。由於大豆應用於各種食品，所以我們接觸的來源眾多。我們日常食品中的大豆副產品多到難

以想像，它通常是肉類和乳製品的替代品。它可以成為乳酪、牛奶、漢堡、熱狗、冰淇淋、優酪乳和蛋白飲料的化身，它甚至出現在嬰兒配方奶粉中。美國賣場貨架上至少有60%的食物含有大豆衍生物——大豆粉、組織化植物蛋白、植物油、部分氫化油、大豆分離蛋白等。此外，幾乎所有看得到的包裝調理食品都含有某種形式的大豆成分。這讓我不禁懷疑，我們日漸增加的大豆製品是否也是甲狀腺功能低下症和超重問題日益嚴重的原因之一。

許多含大豆的食品都標榜著低脂、無奶或高蛋白肉類替代品，而這些食品也是那些在乎體重的人會選擇的食物。不過，他們不知道的是，吃這些「低脂」食物會破壞他們的新陳代謝，進而導致肥胖。

我們長期被告知大豆的好處，因此許多人對大豆會干擾甲狀腺功能與促進體重增加的看法難以置信，不過有大量的研究顯示，大豆製品會影響甲狀腺腫素，甚至是致癌效應^(註13)，也有許多報導關於使用兒童大豆配方奶所產生的甲狀腺腫素影響^(註14-15)，甚至是健康的成人也有可能形成甲狀腺問題^(註16)，當他們開始食用大豆後。研究人員已經證實**大豆蛋白**（異黃酮）會**抑制甲狀腺分泌激素**的能力^(註17)，大豆蛋白甚至與**自體免疫性甲狀腺疾病**（如葛瑞夫氏症與橋本氏症）有關，而這是一種導致甲狀腺功能退化的機制^(註18)。

大豆蛋白不是唯一的壞蛋，**大豆油**也會攻擊甲狀腺，雖然它不一定會引起甲狀腺腫大，但由於含有劇毒，因此會干擾甲狀腺激素的分泌和利用。我們飲食中大約有80%的油來自大豆：大豆油、部分**氫化油、人造奶油和起酥油**。你可以閱讀成分標籤，如果你看到大豆成分就不要碰它，唯一的例外是經過長時間發酵的豆製品。在發酵過程中，微生物的作用可以中和大部分的毒素，發酵大豆製品包括味噌、醬油和豆豉，偶爾少量食用這些食品並不會受到影響，不過其他豆製品則要避免，包括豆腐。

千萬別憑藉幾世紀以來，亞洲人都吃大豆產品這個論點，就相信大豆製品一定是安全的，與大豆產業企圖想說服你的相反事實是，大豆從來就不是亞洲人的主食。一項亞洲大豆食用史的研究指出，窮人會在食物極度短缺時使用大豆，並且利用**發酵過程中和毒素**，他們知道大豆的危險性。即使是現在，大多數亞洲人也不常吃大豆，只占每日總熱量的1～2%以下，他們主要用於主食的調味，而不像西方人現在大量食用豆類，作為取代肉類、乳製品和蛋白質的來源^{（註19）}。

影響甲狀腺正常運作的藥物

市面上有數百種會干擾甲狀腺或激素功能的藥物，如果可能，這些藥物要謹慎使用或完全避免。

許多藥物含有**氟**或抑制碘吸收與合成T4的溴，有一些還含有潛在致命劑量的氟或溴，其中極享惡名的有抑制食慾的Redux和Fen-Phen（芬芬減肥藥），以及降低膽固醇的史坦汀類藥物Baycol，這些藥物在造成大量死亡和殘疾後已全面下架停止銷售。

β受體阻斷劑（降血壓藥物）、**皮質類固醇**、**可體松**和其他**類固醇**，會影響身體處理甲狀腺激素的方式，**阻礙T4轉化為T3**。高劑量皮質類固醇會大幅降低T3值，通常用於抑制甲狀腺功能，以治療重度甲狀腺亢進症（甲狀腺功能反應過度）。

苯巴比妥（Phenobarbital，抗驚厥、鎮靜）、**苯妥英**（phenytoin，抗癲癇）、**卡馬西平**（carbamazepine，抗癲癇）和**利福平**（rifampin，抗生素），**會誘發T3和T4代謝降低**。

根據報告，甲狀腺機能減退症和亞臨床甲狀腺機能減退症占人口的5～20%，其中高達**50%**的人有服用**碳酸鋰**（過去用來治療精神疾病的一種藥物，小劑量可治療甲狀腺亢進症）。在經過服用鋰長達五個

月至二年不等期間的觀察後，有**60%**以上的人或許沒有甲狀腺機能減退症，但都出現甲狀腺腫大的症狀。

其他會影響甲狀腺功能的藥物部分清單有：**磺胺類藥物、抗組胺藥**（Livostin）、**抗憂鬱藥**（Prozac, Luvox, Paxil）、**制酸劑**（Prevacid）、**抗生素**（Cipro）、**降膽固醇藥**（Lipitor）、**抗心律失常藥**（Cordarone）、**慢性阻塞性肺炎和氣喘吸入器**（Atrovent）、**化療藥物、潰瘍藥**（Pro-Banthine）和**非類固醇消炎藥／NSAIDS**（Celebrex, Arava, Clinoril, Aspirin）等，並不是以上的每一種藥物對甲狀腺功能都有不良的影響，例如屬於NSAID的布洛芬（Motrin, Advil）即不會抑制甲狀腺功能。另一種NSAID阿斯匹靈是世上最常用的藥物之一，經常用於作為血液稀釋劑和止痛藥，儘管它被視為是一種比較良性的藥物，**但研究證實它會減少血液中T4轉化T3的數量**。在服用一顆阿斯匹靈後就可以測得甲狀腺激素下降的數值[註20]，因此長期服用阿斯匹靈會導致甲狀腺系統機能下降。

一些藥物，包括**鐵劑**和含**鋁**製品（例如硫糖鋁sucralfate、抗酸劑和去羥肌苷didanosine）、聚苯乙烯磺酸鈉（sodium polystyrene sulfonate）、樹脂黏著劑和碳酸鈣會破壞甲狀腺激素藥物的吸收，降低藥的療效。如果你要服用甲狀腺藥物，最好在空腹時服用以達到最佳的吸收效果。

諷刺的是，如果你正在服用甲狀腺激素藥物，你或許也會缺碘，甲狀腺激素治療會使碘缺乏的狀況惡化。甲狀腺藥物會加速代謝，因此細胞對碘的需求量更大。如果你在碘不足的情況下服用甲狀腺激素藥物，你的碘缺乏症將會更糟。有一些甲狀腺功能減退症狀或許會改善，有一些則不會，這些往往是服用甲狀腺藥物治療患者常見的現象。

碘的攝取量

你缺碘嗎？

在美國，保健機構聲稱大多數人都有「足夠」的碘，意味著他們可從飲食中獲得足夠的該營養素，主要來自添加碘的鹽。這種假設是以每日建議攝取量（RDA）150微克為標準，然而這具有爭議性。根據一些成功治療過無數甲狀腺患者的醫生表示，**每日碘的建議攝取量實在太低，這種攝取量只能預防甲狀腺腫大，而無法預防甲狀腺功能低下症或亞臨床甲狀腺功能低下症**，但這兩種疾病都正逐漸流行中。

每日碘的建議攝取量是根據預防甲狀腺腫大的最低攝取量為標準，至於維護甲狀腺最佳功能和其他組織與器官的需求量，並不在每日建議攝取量的考量之內，RDA只是假設那樣的攝取量對身體整體而言就已足夠，因此從未有對身體最優化的碘建議攝取量值出現。

如果你有甲狀腺功能低下，或代謝低下與體重增加的症狀，原因很可能是體內含碘量太低。如果你不吃鹽，海鮮也吃得不多，並且住在離最近海岸超過100英哩（160公里）以上的距離，那麼你可能有碘缺乏症。此外，如果你吃很多麵包和烘焙製品、喝汽水或運動飲料，或者你飲用含氟的自來水，你也可能有碘缺乏症，即使你有吃海鮮和住在靠近海岸的地方。

研究碘至少二十年以上的布朗斯坦博士表示，在他的診所中，至少有95%的患者都缺乏碘，許多其他甲狀腺專家都同意布朗斯坦博士的看法。我們對碘的需求比過往還多，因為可以從食物中獲得的碘量已愈來愈少，再加上我們接觸無數各種阻礙碘吸收的物質。不良飲食習慣、食品添加劑、鹵素、甲狀腺腫素、藥物等的影響和其他抑制甲狀腺功能的症狀，都被放大為是碘缺乏症所致。

不管你是否患有甲狀腺功能低下症，你仍然很有可能缺乏碘。雖

然加碘的鹽是最常見的碘來源，但我不建議你以這種方式攝取碘。食用鹽經過精製純化，這意味著所有最初存在於鹽中的微量元素早已被去除。此外，食鹽中會添加矽酸鋁鈉（Sodium aluminosilicate），一種鋁來源，作為防結塊劑。**鋁**已被證實是一種**神經毒素**，與**老年癡呆症**風險增加有關，我想你不會為了要維護甲狀腺而摧毀你的大腦吧！因此建議你使用海鹽。未精製海鹽也含有碘，且包含許多重要的海洋微量礦物質，不幸地是，它無法提供日常生活所需足量的碘，所以你仍然需要從飲食中獲得其他的碘來源。

你可以透過吃海菜（如**海帶**和**紫菜**）和海魚增加碘攝取量，而淡水魚則不是一個很好的來源。膳食補充劑也可以提供碘來源，大多數天然的碘補充品是由乾海帶粉所組成，雖然海帶補充劑的碘萃取量不一，不過由於它是天然產品，成人多半一天可吃一到三顆600毫克的膠囊。請注意，膠囊大小並不是相對的碘含量，一個600毫克膠囊並不是指含碘量600毫克，你要閱讀每個品牌標籤上實際註明的劑量。幾千年來，海帶一直是一種安全傳統的食品，因此海帶補充劑很安全，你可以每天依建議量補充而不會有任何不良的副作用。

海帶也富含銅、鋅、錳、鉻等幾十種重要微量礦物質，微量礦物質對人體很重要，它們可以與體內的各種酶結合。大多數人可以從這些微量礦物質中獲益，因為典型食物往往缺乏這些營養素，有一些公司將海帶製成調味顆粒，讓人們可將之灑在食物上作為調味料。

魯格爾試劑（Lugol's Solution）

大多數碘補充劑所含的碘只有一種形式：碘化物。然而，我們身體實際上需要兩種碘的形式。碘（I2）是其中一種，另一種則是碘化物（I-），體內不同的組織要求與吸收的碘形式不同，甲狀腺主要是利用碘化物，為此，碘化鉀才會被添加至食鹽中。相反地，**乳房組織偏好**

碘，缺乏碘會改變乳房組織的結構和功能，因而可能導致乳癌。動物研究顯示，碘化物（食鹽中的形式）對扭轉癌前病變的動物乳腺組織起不了太大作用，碘則比較有效。碘，不是碘化物，**也會阻礙乳腺組織中多元不飽和脂肪氧化**[註21]，這點很重要，因為脂肪氧化產生的自由基會破壞細胞，包括脆弱的DNA，進而導致癌症。

前列腺體會凝聚碘，皮膚則偏好碘化物，有一些組織如腎、脾、肝、血液、唾腺和腸道會利用兩種形式，由於不同組織會凝聚不同形式的碘，所以使用同時含有碘化物和碘的補充劑比只使用單一種形式更好。這種形式的碘補充劑稱為魯格爾試劑（Lugol's solution）。這不是品牌名稱，而是一種使用已近二百年的碘和碘化物混合物。

1829年，法國醫師瓊・魯格爾（Jean Lugol, 1786～1851）在調查可以治療結核病和其他疾病時，開始對碘產生興趣。他開始試驗各種不同形式的碘，碘本身不易溶於水，魯格爾發現將碘化鉀與碘結合可以增加它在水中的溶解度。他開始使用「魯格爾碘溶液」，它是一種混合**5%碘、10%碘化鉀**和**85%蒸餾水**所製成的溶液。兩滴魯格爾試劑（0.1毫升）含有5毫克的碘和7.5毫克的碘化物，魯格爾建議每日使用兩滴溶液以治療傳染性疾病，這個劑量總共提供12.5毫克的碘和碘化物混合物。魯格爾醫師的溶液在藥局廣泛使用，是許多不同症狀的常用處方藥，它也常被用來作為防腐劑和飲用水中的消毒劑。在1900年代早期，所有的醫院都用它作為一種消毒劑。多年來，它被安全廣泛地應用在甲狀腺過高或過低症狀的治療中，其推薦的每日建議量為二至六滴，提供12.5～37.5毫克的總碘／碘化物。魯格爾試劑至今仍然可用，不過濃度較低（2%的碘和4%的碘化鉀），所以你需要五滴才能獲得與原始溶液二滴同等的12.5毫克的碘／碘化鉀，之所以要稀釋配方是要阻止其使用在非法生產甲基安非他命之用。魯格爾試劑是一種膳食補充劑，可以在各大健康食品店或網上購買。此外，不可將這種溶

液和碘酊劑混淆，其組成元素是碘和碘化鹽，溶解在酒精製成的酊劑中，通常僅供急救殺菌外部使用。

碘專家大衛・布朗斯坦博士說，他用含有碘化物的補充劑來治療甲狀腺患者時，成效很一般，雖然有些人病情有改善，但多數人沒有顯著的好轉。不過，當他開始使用含有碘和碘化物的魯格爾試劑後，效果非常明顯。他說，這種形式的碘非常安全，建議量可以達每日6～50毫克。

攝取魯格爾試劑是滴幾滴在一杯水中，視水量而定，試劑會讓水有種難聞的金屬味道，由於一滴的大小略有不同，有時吸管滴出的劑量也不一致。為此，人們發展出一種魯格爾試劑錠片，稱為Iodoral。Iodoral是許多醫師的首選，因為便於服用，且劑量一致，目前市面上有12.5毫克和50毫克兩種劑量可供選擇。

請注意，當前每日建議的碘攝取量為150微克，相當於0.15毫克，一滴魯格爾溶液提供2.5毫克或2,500微克的碘／碘化物，是每日建議量的17倍。五滴共提供12.5毫克或12,500微克的碘／碘化物，是每日建議量的83倍。1930年代，甲狀腺腫大在美國流行之際，醫生以每日使用魯格爾試劑達36毫克成功治癒患者。近二百年來，醫生們持續使用這種溶液，有的劑量甚至更高但都無害，表示這種形式的碘很安全，同時也顯示出每日建議攝取量不足以維持身體最佳的健康狀態。

一開始，布朗斯坦博士使用的劑量接近每日建議攝取量，當初他不願意使用較高劑量，因為他看了一些研究，推測高劑量的碘補充劑可能會產生不良的影響，甚至引起甲狀腺亢進的症狀。然而，更深入詳盡的醫學文獻從未證明，毫克劑量的碘會不利或引起甲狀腺亢進的症狀。

我們身體對碘的需求量比幾十年前更高，因為環境中鹵素和甲狀腺腫素增加，以及飲食中碘營養素減少。布朗斯坦博士和一些其他碘

專家建議每日攝取量為12.5毫克，是每日建議攝取量（RDA）的83倍。他指出，這個建議量不只出於他治療甲狀腺疾病的個人心得，同時也是觀察世界各地那些食用大量含碘飲食，進而少有甲狀腺問題的經驗而定。

日本內地每日碘攝取量為13.8毫克，是RDA的**92倍**，沿海地區的攝取量甚至更高。他們飲食中的碘多數來自海藻，然而，這種高碘攝取量似乎沒有任何不良影響，事實上對身體反而有益。與生活在美國的人相比，他們罹患**甲狀腺功能低下症、甲狀腺腫大、纖維囊性乳腺疾病、乳腺癌、子宮內膜癌、卵巢癌和前列腺癌**的機率相對較低，同時他們也是世界上壽命最長、最健康的人口。

碘在預防乳腺癌和其他癌症方面占有重要的功能，日本女性的碘攝取量是世界之最，而她們的乳癌發生率相對也最低；美國女性的碘攝取量只有日本的零星部分，因而擁有最高的乳腺癌發病率。這不是一種遺傳性症狀，當日本女性遷移至美國採取低碘飲食後，她們的癌症發生率會比那些生活在日本的女性高[註2]。

1960年代，美國的乳腺癌風險是一比二十。至今，碘的攝取量已下降超過50%，因而乳腺癌的風險也逐漸增加為一比七。.

甲狀腺本身每日需要6毫克的碘[註22-23]，遠遠高於（RDA）每日建議攝取量的150微克，這也是為何RDA之所以不足的原因。

碘過量

許多醫生和健康作家都警告攝取碘過量的危險性，他們認為只要超過1.1毫克（1,100微克）就可能會危害健康。他們引用那些顯示降低碘攝取量而使甲狀腺患者症狀減輕的研究，或訴說那些因補充碘而造成甲狀腺症狀加劇的案例。在某些情況下，那些因碘補充劑引起甲狀腺功能亢進症的人，在此之前，其實早已被診斷出甲狀腺功能低下

症。就算那些沒有甲狀腺問題的人也被警告，攝取太多碘（每日400微克）很可能會導致甲狀腺功能低下症[註24]。有趣的是，400微克（0.4毫克）就被認定足以使正常甲狀腺功能的人引起甲狀腺功能低下症，這點似乎很奇怪，因為有些人補充碘會引起甲狀腺功能低下症，有些人則剛好相反。

有趣的是，過去兩個世紀以來，無數的人每天使用魯格爾試劑超過50毫克以上，但卻沒有任何受害報告。事實上，它已成功被用於治療甲狀腺功能低下症和甲狀腺功能亢進症。日本內陸平均每日攝取13.8毫克碘，卻沒有甲狀腺亢進症、甲狀腺功能低下症或任何不良的後果。日本沿海的碘攝取量每日高達80毫克，也無任何明顯的傷害[註25]。研究顯示，在碘攝取足量的情況下，甲狀腺每日會吸收6毫克，布朗斯坦博士和其他專家在觀察數千名補充碘的患者後建議，每日碘的攝取量為**6～12.5毫克**，治療劑量則提高至每日**50毫克**以上。1.1毫克的限制是基於理論和假設，12.5毫克才是基於真實條件——一個人實際生存所需的情況。

之所以存在這些差異有許多原因，別忘了，大多數關於碘的警語都是來自本身就有不舒服症狀的人，其中一個最常見的聲稱是「它會導致甲狀腺機能亢進」。我們都認定，因碘缺乏所致的甲狀腺功能低下，只要在飲食中添加碘，就可以改善症狀。因此，這個想法被進一步解讀，認為攝取過量的碘會促使甲狀腺功能激進，進而造成過度活躍的問題。

過量的碘會導致甲狀腺機能亢進的說法，就像是在說攝取太多鈣，會使骨頭太緊密、硬度太高，或者吃太多蛋白質會使肌肉變得太大，過於強健一樣。你需要鈣來強化骨骼，但吃過量的鈣並不會使骨骼過度生長。同樣地，我們需要蛋白質，但過量的蛋白質也不會神奇地滲入你的肌肉，讓你的體格變成像年輕的阿諾史瓦辛格一樣，因

此，吃太多的碘並不會使甲狀腺的運作變快。醫學上公認的碘過量症狀是甲狀腺腫大和甲狀腺機能低下，症狀和碘缺乏症一樣。換句話說，過量的碘並不會使甲狀腺功能更好或更快，症狀反而類似於碘缺乏症。

在那些報告服用碘後甲狀腺功能亢進的人中，似乎也同時在服用治療甲狀腺功能減退的甲狀腺藥物。由於他們已罹患甲狀腺功能低下症，因此很可能本身就有碘缺乏症。透過攝取碘補充劑提供缺少的養分，可以讓他們的甲狀腺功能運作更正常，並且分泌更多的激素。不過，如果他們同時也在服用甲狀腺藥物，這樣一來，**藥性會變得太強，進而導致出現甲狀腺機能亢進的症狀**。甲狀腺機能亢進不是因碘引起的，而是藥物，所以，當服用甲狀腺藥物搭配碘補充劑時，患者需要仔細監控藥劑所需的用量。

一些甲狀腺低下的患者回報，當他們在飲食中添加碘補充劑後，他們會開始生病或症狀加劇，碘簡直就像是火上添油，非常危險。有些報告甚至指出，低於RDA劑量的碘就足以為他們帶來麻煩，這是怎麼一回事呢？

再一次重申，碘不是元兇，它是解決方案之一。甲狀腺功能低下的人往往缺乏碘，同時體內的甲狀腺腫素如鹵素藥物過量。飲食中加入足量的碘可以啟動排毒或淨化反應，碘在體內可以與其他的鹵素競爭，如果體內有足量的碘，它對其他的鹵素則有強效的解毒作用，一天攝取12.5～50毫克的碘，可以逼出其他鹵素，大大增加氟化物、溴化物和高氯酸鹽的排泄量^{（註26-27）}。

除了排除有毒鹵素外，**碘補充劑也可以清除重金屬**。在一項確定最佳碘攝取量的研究中，給予女性每日12.5毫克的碘補充劑，一天之後，其尿液的排**汞**、**鉛**和**鎘**量增加，碘是如何增加有毒金屬的排出量的？碘可以改善甲狀腺功能、促進新陳代謝、提高免疫功能，因此，

碘對全身均有顯著的解毒作用。當這些毒素從體內排出時，它的症狀就好像生病——**腹瀉、流鼻涕、噁心**，以及伴隨著強烈甲狀腺功能減退相關的症狀。這些症狀都是暫時性的，會持續幾天到幾周，不過一旦症狀消失，你會感覺更好，而且體內毒害身體的物質也變得更少。

　　一些研究顯示，補碘劑的甲狀腺患者之所以愈來愈嚴重，很可能是由於解毒的影響。另一個原因則可能是因低脂飲食所引起——這種飲食在過去三十多年來已成為我們社會的標準。**碘是親脂性，意思是它會被脂肪所吸引，這也是為何奶油、蛋黃和其他動物脂肪是碘的良好來源。**像那些非常精瘦的蛋白質，飲食中如果沒有足夠的脂肪，攝取碘反而會造成反效果（請參考152頁）。脂肪膳食有助於提高體內的碘吸收量，相對地，碘也可以減少身體中體脂肪的堆積。人體需要脂肪才能充分利用碘，在現有的低脂飲食中添加碘來源，但不提高脂肪攝取量，可能會加劇甲狀腺低下的症狀，因而讓人產生誤解，認為即使劑量很小，碘仍然有害。在那些因碘補充劑而產生不利影響的研究中，我懷疑許多人，未必是全部，都是因為低脂飲食與添加碘的結合效應所致。

　　在過去三十年，甲狀腺功能低下症和甲狀腺功能亢進症一直在迅速增加中，同時間，碘和脂肪的攝取量卻相對減少。如果碘攝取量超過400微克真的可以促進甲狀腺疾病，那麼以上這些疾病應該是處於減少的趨勢，而不是有增無減。

碘負荷量檢測

　　如果你沒有缺碘，當然你就不需要在飲食中多補充碘，唯一可以告知是否缺乏碘的途徑是檢測體內的碘值，其中最常見的方法是測量尿液中的碘含量。不過，這不是可靠的方法，因為這個方法只是檢

測離開身體的碘量，而不是檢測保留在體內的碘含量。接觸甲狀腺腫素，例如溴化物和氟化物會影響膳食碘實際被身體吸收的量，所以**尿液檢測是不可靠的**。

一個測量碘值更準確的方法是碘負荷量檢測，這種檢測是基於缺碘越多，體內留住的碘也就越多，相對地排出體外的碘會越少這個概念。碘會與全身的受體結合，如果體內的碘受體有足夠的碘，那麼大部分吃下的碘會經由尿液排出體外。

這個碘負荷量檢測包括服用50毫克的碘／碘化物補充劑（Iodoral），然後採二十四小時尿液收集。在碘足量的情況下，50毫克的碘／碘化物劑量中，大約有90%（45毫克）會排出體外，有10%（5毫克）會保留在體內，這個檢測結果只要排出的碘量低於90%，就表示有碘缺乏症。

豪爾赫・佛萊崔斯（Jorge Flechas）醫生一直是使用這種方法的佼佼者，他在檢測超過四千多名患者後發現，美國人平均的碘尿排泄值低於40%，正常值應該在90%或以上。根據這些資料，大多數美國人不只是缺乏碘，而是嚴重不足，可能有95%的機率，你也是碘缺乏症！如果你是，那麼你的甲狀腺功能將無法正常運作、你的新陳代謝受阻，減重和保持苗條會成為一個艱鉅的任務，不管你採取何種飲食，基於這個原因，我強烈建議你做做碘負載量檢測。

目前在北美地區有三個實驗室可以做碘負荷量檢測：

Doctor's Data, Inc.
3755 Illinois Avenue
St. Charles, IL 60174-2420, USA
Phone: 630-377-8139
Toll Free: 800-323-2784
Fax: 630-587-7860
http://www.doctorsdata.com

FFP Laboratories
576 Upward Rd. Suite 8
Flat Rock, NC 28731, USA
Toll Free: 877-900-5556
Fax: 828-697-9020
Email: ffp_lab@yahoo.com

Labrix Clinical Services, Inc.
16255 SE 130th Avenue
Clackamas, OR 97015, USA
Phone: 503-656-9596
Toll Free: 877-656-9596
Fax : 877-656-9756
Email: info@labrix.com

　　你可以聯絡以上這些實驗室，請他們寄檢測包和說明書給你。你只要收集二十四小時的尿液，然後將樣本寄回實驗室，他們會分析你的尿液，與你討論檢測結果。如果你有碘缺乏症，他們可能會建議你每日攝取50毫克的碘補充劑（Iodoral），直到你的碘排泄值大於90%，然後再將碘攝取量減至維護的劑量，這通常需要三到六個月的時間才能達到碘飽和量。大多數非肥胖型，平時又很少接觸甲狀腺腫素的人，大約只需要三個月就能達到全身碘飽和量，視個人碘的缺乏程度而定。幾個月後，他們會再要求你再做一次碘負荷量檢測，以評估你的進展，並確定你體內的碘值。

　　如果你現在正服用甲狀腺激素藥物，當你開始服用Iodoral後，你一定要請醫生監督你的用藥劑量。補充碘劑有可能使你的甲狀腺功能好轉，如果你**感到心跳快速或不規則、緊張、焦慮、煩躁、發抖、出汗、怕熱、難以入眠、疲勞、肌肉無力、月經週期改變或有其他甲狀腺亢進症狀**，你就知道要減少用藥劑量了。

補充碘劑會提高**氟化物、溴化物、高氯酸鹽、汞、鉛**和其他**毒素排泄量的增加**，由於排毒過程或許會產生一些不舒服的症狀，但並不是每個人都有這些症狀。如果你有這些症狀，讓這個過程順其自然，你不是生病，只是在淨化，它是無害的，這些症狀是淨化過程的自然效應。

　　我建議每個人都可做碘負荷檢測，以評估自己體內的碘值，這是唯一知道你是否缺碘的途徑。如果你缺碘，接下來你需要採取一些措施來調整，如果你放任不管，那麼你的減重之路將會更加困難，我建議你在採取生酮飲食之前就先做碘負荷量檢測。

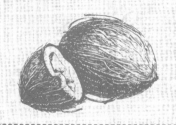

12
Chapter

甲狀腺系統失調──
無法減重的主因

Thyroid System Dysfunction

威爾森甲狀腺症候群（Wilson's Thyroid Syndrome）
可治癒的甲狀腺疾病

　　琳達戒煙後體重開始增加，她的體重高到她自知必須有所行動。她曾試著私下減肥，但沒有成功，這讓她很挫敗。她意識到需要求助他人，於是她去減肥中心，開始執行他們的計畫，不過卻毫無進展，他們甚至質疑她在飲食上一定有鬆懈，因為她的體重絲毫未減。之後，她轉戰另一家減肥中心，嘗試更嚴格的飲食計畫，經過六個月每日熱量限制在800大卡內的飲食後，她只減掉了4磅（2公斤）。

　　氣餒加上鬱悶，她求助內分泌專家，醫生確定她的**甲狀腺功能低下**，於是開立處方藥左旋甲狀腺素「Synthroid」給她，這是一種甲狀腺合成藥物。不過，對她的療效並不大。一年過後，她更加沮喪，每天疲累外加頭痛，體重還是超重。最後，醫生告訴她得自求多福靠自己了，她告訴醫生，她不要這樣度過餘生。醫生建議她去看心理醫生，協助她接受自己的狀況，這讓她感到更絕望、沮喪和氣餒。

　　終於，她知道一種名為**威爾森溫度症候群**（Wilson's temperature syndrome, **WTS**），也名為威爾森甲狀腺症候群的疾病，而這很可能是導致她新陳代謝緩慢的原因。她開始接受治療，在短短幾個星期內，她感到更有活力，不再那麼憂鬱，幾個月後，她減掉40磅（18公斤），疲勞感完全消失，抑鬱、勞累和頭痛不再是她生活的一部分了。

　　五年前，黛比承受極大的壓力，在那段時間，她開始出現頭痛、皮膚乾燥脫屑、精神不佳、抑鬱和體重增加，即使她已減少食物攝取量，她的體重仍然不斷上升。她開始水腫，雙腳和關節腫脹疼痛，有時行走或站立時都非常不舒服，她心知肚明身體出了狀況。

　　此時，她決定尋求醫療的協助，她看了兩個醫生都得到相同的答案。他們沒有發現任何異狀，她的血液檢測正常，甲狀腺和代謝無任

何異常，他們不知可以為她做什麼。

後來，她聽到關於威爾森甲狀腺症候群治療中心，並且預約。當她在填寫病患資料表格與核對所有的症狀時，她覺得很不好意思，因為她的許多症狀都和列表上一樣。護士為她測量體溫，登記為低於正常值。她告訴護士，「還好啦！一直都是這麼低」。不過，她的低體溫就是她的健康每況愈下和體重不斷膨脹的關鍵。

雖然她的血液測試顯示她的甲狀腺是「正常」，但她確實有甲狀腺問題。**那些有威爾森甲狀腺症候群的人往往血液測試讀數為正常，不過他們的甲狀腺系統功能卻不正常。**

黛比開始接受治療，並且在一周內症狀逐漸消失，她的家人和朋友無法相信她的快速轉變，她說，她都快忘了什麼叫舒服的感覺了。

以琳達的案例來看，**她被診斷甲狀腺功能低下，但甲狀腺藥物無法減輕她的症狀**。黛比沒有檢測出甲狀腺問題，但仍為甲狀腺系統問題所苦。這兩位都是威爾森甲狀腺症候群的受害者，這是一種甲狀腺系統失調所引起的可逆性症候群，它很難被醫生診斷出，因為甲狀腺問題一般的血液檢測是無法測出這種症狀。

數以千計過重的人都受到WTS的影響，但卻沒有意識到自己的症狀。與WTS相關的疼痛和體重增加的症狀，往往被歸因於老化或其他一些因素。許多人因這些症狀痛苦多年，卻絲毫不知還有一種治療的方法。

治療的方法很簡單，且在大多數的情況下是永久性的。患有甲狀腺功能減退的患者必須一輩子服用甲狀腺藥物，不過，WTS是一種**可逆性**的疾病，只要幾個月的治療就可以痊癒，當治療結束後，患者就不再需要服用藥物。那些為超重和其他症狀所苦長達10年、20年、30年或甚至更久的人，終於可以克服這個疾病，並且痊癒與永遠減掉多餘的體重。

甲狀腺系統失調

　　許多過重的人都懷疑自己有甲狀腺問題，因而導致或至少助長體重增加。當某人說他們有甲狀腺問題時，通常他們指的是甲狀腺功能。然而，甲狀腺只是甲狀腺系統的一部分，一個人可以在甲狀腺運作正常的情況下，仍然出現甲狀腺系統的問題。

　　甲狀腺的功能實際上是由名為**腦下垂體**的腺體所控制，一個如豌豆般大小，位於大腦底部的器官。這個腺體往往被稱為「**主腺體**」，因為它會分泌激素、調節體內大部分腺體的活動。腦下垂體分泌的其中一個激素為促甲狀腺激素（**TSH**），這種激素能刺激甲狀腺，分泌與釋放其本身的激素（**T4和T3**）。

　　血液中甲狀腺激素的含量被一個名為負回饋的自我調節過程嚴密控制，當TSH值提高時，它會刺激T4和T3分泌。隨著T4和T3值升高後，TSH的分泌會逐漸減緩，之後造成甲狀腺激素下降，但這樣一來又會觸發TSH值上升，周而復始。體內的激素以這種方式保持一個微妙的平衡，在某種意義上，腦下垂體就像體內恆溫器，視身體的需要釋放TSH來提高或降低甲狀腺激素，進而控制代謝和體溫。

　　當進行甲狀腺激素血液檢測時，我們假設這些激素可被細胞充分吸收和利用。如果TSH和甲狀腺激素在正常範圍內，這就表示甲狀腺（和腦下垂體）功能正常，沒有任何的甲狀腺相關問題。

　　一些典型甲狀腺功能減退的徵兆，包括如疲勞、**抑鬱、體重增加、手腳冰涼、皮膚、頭髮乾燥與便祕**等。有這些症狀的患者可能會懷疑他們有甲狀腺功能低下的問題，進而找醫生診斷。目前診斷甲狀腺功能低下症的標準方法是血液檢測，測量血液中TSH和甲狀腺激素的含量。然而，**如果這些激素值都在正常範圍內，醫生就會假設甲狀腺功能正常，甲狀腺沒有問題**，但那些症狀又該如何解釋？為何會出

現那些症狀呢？很明顯，患者就是覺得不對勁，這時醫生或許會建議患者回家好好休息，多吃營養的食物。如果患者堅持身體一定哪裡出了問題，醫生也許會下結論說「患者想太多」，**然後開立抗憂鬱、抗焦慮藥、利尿劑、抗酸劑、輕瀉劑和其他治療這些症狀的處方藥給患者帶回家**，但這些藥物都無法真正解決甲狀腺系統失調的問題。

新陳代謝低下可能導致甲狀腺功能低下或甲狀腺系統失調，而血液檢測只能確定甲狀腺的功能。根據首位辨認與成功治療WTS的丹尼斯·威爾森（Denis Wilson）醫生指出，大多數代謝或甲狀腺問題不是因為甲狀腺功能障礙，而是甲狀腺系統失調，這也是為何許多人懷疑自己代謝有問題，但甲狀腺激素值卻很正常的原因，威爾森代謝症候群就是一種甲狀腺系統的問題。

甲狀腺功能低下的情況類似糖尿病，最常見的兩種糖尿病為第一類型和第二類型。第一類型糖尿病患者的胰臟無法分泌足夠的胰島素，進而導致糖尿病。第二類型糖尿病患者的胰臟或許可以正常分泌胰島素，不過**細胞對它的反應遲鈍**，這種症候稱為胰島素抗性，在這兩種情況下，它們的症狀都很類似。

甲狀腺功能低下也有兩種主要的甲狀腺功能低下症，你可稱之為第一型和第二型。和第一和第二型糖尿病一樣，一種是腺體問題，一種是細胞問題。其中一種涉及甲狀腺低下，無法分泌足夠的甲狀腺激素，**另一種WTS，也可稱為第二型甲狀腺功能低下症，症狀是甲狀腺激素分泌正常，但細胞無法充分利用這些激素**（甲狀腺素阻抗）。

甲狀腺會分泌T4（甲狀腺素）和T3（三碘甲狀腺胺酸）兩種激素，其中有80～90%是屬於T4，甲狀腺劑「Synthroid」和大多數其他的合成甲狀腺激素藥物都是T4成分，當一個人有甲狀腺功能低下症（第一型）時，他們的甲狀腺無法分泌足量的T4和T3，因此他們會被認定有甲狀腺方面的問題。

很多甲狀腺功能低下的人會藉由服用藥物，供給身體足夠的甲狀腺激素T4，透過增加血液濃度的T4讓身體可以吸收需要的激素，以保持新陳代謝運作正常。然而，**攝取T4不是治癒之道**，它只是一個助力，協助功能不佳的甲狀腺持續運作，因此患者必須終身服用甲狀腺藥物。

當甲狀腺釋放T4後，它會循環進入血液被細胞吸收，進而轉化為T3。體內大多數的T3是經由細胞內的T4轉化而來，T4幾乎沒有生物活性，然而**T3的生物活性卻是T4的四倍**，因此對代謝的影響更大。所以，當T4的量不足以轉化為T3時，甲狀腺系統失調的問題就會產生。甲狀腺或許會分泌正常的T4量，甚至過量，但**如果T4沒有轉化為T3，代謝就會受到抑制**，這就是威爾森甲狀腺症候群的狀況——T4也許足夠，但T3不足。有時候WTS的患者也會有甲狀腺的問題，然而，**以T4藥物治療WTS助益不大**，因為它無法協助T4轉化為T3，這也是為何有些人服用甲狀腺藥物治療，但症狀卻一點都沒有改善的原因。

多酶功能障礙（Multiple Enzyme Dysfunction）

WTS最典型的特徵是體溫低或不穩定，事實上，**體溫低**被認定是與**甲狀腺功能低下**有關的最主要原因。

甲狀腺激素控制著我們細胞和身體的代謝率，**代謝**可以形容為是**體內所有生化反應的總和**，幾乎所有這些反應的副產品就是釋放出來的熱能，而這些熱能就是我們測量得到的**體溫**。

體溫是體內其中一個受到嚴密控管的部分，如果你的體溫**太高**（高於107°F／41.7℃），**大腦可能因此受損**，同樣地，如果體溫**太低**（低於90°F／32.2℃），對身體也有害。理想的體溫（口腔溫度）約在98.6°F（37.0℃），這適用所有人，無論有其任何遺傳背景或特性。最理想的溫度是一個化學常數，就像水結冰的溫度在32°F（0℃）一樣，

不管你在阿拉斯加或夏威夷，水的結冰點仍然在32℉（0℃）。我們身體的結構只能在溫度有限的範圍內運作，任何高於或低於溫度的範圍都會影響身體機能。

幾乎所有體內的化學反應都需要酶（又稱為酵素）的協助，這些酶如同催化劑，會促使**化學反應**發揮最大效率，但實際上它們不會併入反應之中，成為最終產品的一部分。**酶是一種蛋白質**，其活性取決於它們的形狀或結構。當太熱時，它們會變得太過鬆散；太冷時，則會變得太過緊密，所以不管是太熱或太冷，酶的形狀都會變得不適合運作，無法發揮正常效益。因此，**當身體體溫過低時，酶幾乎就無法有效地運作。**

體內最適合酶運作的溫度為98.6℉（37.0℃），當偏離這個溫度越多時，酶的活性和效果就會降低，即使一度的變化也會造成很大的影響，如果酶的活性變慢，長久下來就會產生健康方面的問題，這種症狀稱為多酶功能障礙症（multiple enzyme dysfunction，MED）。威爾森醫生確定有多達六十種健康問題與MED有關，其中最常見的有：

超重	體液滯留／水腫
手腳冰冷	焦慮／驚恐
疲累	掉髮
週期性偏頭痛	沮喪／消沉
經前症候群	記憶力／注意力減退
容易過敏	低血糖
性趣缺缺	頻繁或持續性感冒
頭髮和皮膚乾燥	經常尿道發炎感染
便祕	經常黴菌（念珠菌）感染
腸激躁症	免疫力低下
失眠	痤瘡

蕁麻疹	關節炎與關節痛
疥癬	腕隧道症候群
氣喘	潰瘍
過敏	身體協調性差
容易食物過敏	耳鳴
患處或傷口癒合緩慢	胃酸過多
指甲脆弱	不孕
容易瘀傷	月經不順
怕熱或怕冷	

　　長期體溫低可能是上述任何症狀的主要原因，或至少是因素之一。那些患有WTS的人不一定有以上所有的症狀，但大部分的人會出現少部分症狀，而有些人會出現多數症狀。我見過有人出現十六種以上的症狀（不過，大多數人的症狀都在遵循本書提及的飲食和生活方式改變後有明顯的減少）。

　　你如何分辨是否有WTS？其中一個方法是對照上述的症狀列表。你是否有以上任何症狀？有一些症狀也很可能是因為其他疾病所引起，例如甲狀腺功能障礙，有些輕度的WTS或許沒有明顯的症狀，最簡單最佳的方式即是測量體溫。如果你的體溫一直低於正常值，那麼體內的酶則無法有效發揮功效，這樣一來，你很可能有甲狀腺系統的問題。**如果T4藥物的療效有限，那你的問題很可能就是WTS。**

　　低體溫是WTS最典型的特徵，有些人或許會說，他們的體溫「本來」就很低，又或者低體溫對他們而言很「正常」。對任何人來說，低體溫都是不正常的，為了讓你的酶功能達到最佳效果，你的體溫必須在或接近98.7°F（37.0℃）。我們的正常體溫不會因人而異，所以當體溫不一時，這代表新陳代謝出了問題。

　　無時無刻都怕熱，對維持正常體溫而言並不是一個好現象，很

多人，特別是**超重的人，經常感覺到熱，然而他們的體溫很可能低於正常值**。他們之所以「感覺」熱，是因為他們對溫度的波動敏感或難以忍受，在一般情況下，夏天總是難耐酷熱的人，到了冬天就變得很怕冷。如果你碰巧和這樣的人結婚，你就知道你們可能會發生的衝突了！在冬天，一方可能不斷起床調高暖氣蓋被子，另一方則調降溫度蓋小被；到了夏天則角色互換，這是一個長久的戰爭。

造成長期體溫過低的原因？

莉莎年輕時從未有體重的困擾，但在第三個孩子出生後，體重開始增加，感覺上好像有人打開脂肪增生的開關，短短幾年內，她增加了30幾磅，她的飲食習慣並沒有改變，但體重仍然不斷上升。**頭痛、煩躁、低血糖**和其他健康問題開始出現，她將體內多餘的脂肪歸因於懷孕期間體重增加的後果，以及這是一個老化的自然過程。然而她真正的問題是，在她上一胎懷孕時，她已經患有**WTS**。

我們身體的新陳代謝基本上是三段式——高速、適中、低速，在一天之中，代謝會根據不同的情況轉換這三種速率，有時我們身體的代謝在快速時可以發揮最佳功能，有些時候它喜歡慢下來，不過，大部分的時間都是在中等，不太快也不太慢。

在某些情況下，代謝會變快以回應身體的需要，例如當我們涉及體力活動時，我們肺的呼吸會變得更深更快、心跳加速，這時產生能量所需的大量氧氣會傳輸到我們的肌肉。此外，如果我們受到感染生病，新陳代謝也會變快，以加速產生抗體和加快治癒與修復的速度。

當我們睡覺、休息或食量減少時，我們的代謝會切換至低速檔；禁食或甚至節食時，身體會解讀為飢餓期，進而讓代謝變慢以保存能量，確保食物短缺時可以存活。

一個正常健康的身體會不停切換這三種代謝速率。當促使身體

切換高速或低速的條件消失後，代謝速率會自然回復正常，這是新陳代謝的運作方式。不過，以威爾森甲狀腺症候群而言，當造成身體代謝變慢的條件消失後，身體卻無法恢復正常代謝——它陷入低速的情況，時間可能持續幾周、幾個月或幾年，再加上後續促使代謝切換至慢速的條件累積，代謝可能會變得更低。由於代謝變慢，體溫於是下降，這也是為何有些人的體溫只低於正常值一點，有些則可相差二至三度以上。

是什麼因素讓代謝陷入低檔？原因是壓力與營養不良雙重的結果。當我們在壓力之下，身體的反應是提高代謝。如果你要參加重要的考試、比賽或工作截止期限迫近，身體的反應是**加速代謝**。隨著代謝提高，細胞的過程全數切換至高速檔，因此對能量的需求大增，以補給這些活動燃料。此刻，身體對維生素和礦物質的需求增加，因為體內的**酶**必須依賴這些營養素，才能運行所有的**化學活動**，所以**維生素和礦物質**的消耗速度變快。如果身體的營養素儲備量足夠，那麼在短暫壓力解除後，身體是足以應付這種代謝轉變的。

然而，當壓力變成長期或更大且營養不良時，問題就會出現。經常性的壓力或身處高壓下，**若要酶發揮最大效益則需要大量的維生素和礦物質**，這時如果需要的養分不足，身體會偵查到類似飢餓的感覺，進而切換至低速檔。當**營養素耗盡**後，身體會進入一種**疲憊**的狀態，於是**代謝陷入低速檔**，這是一種自我保護的方法，以節省維持生命必需的能量和營養素。維生素和礦物質對大腦、心臟、肺和其他重要器官功能非常重要，如果這些營養素全都耗盡，身體可能會產生永久性傷害，甚至死亡，因此代謝減慢是自我保護的方法。

如果此時**身體沒有補充足夠的營養，代謝則會停滯在低速檔**，反覆的壓力會促使新陳代謝更低，讓身體更難恢復。什麼類型的壓力會導致這種情況？任何慢性或急性生理、心理或情緒壓力，例如懷孕和

分娩、離婚、至親死亡、工作要求、家庭困擾、手術、意外、疾病或缺乏睡眠等，都會觸發WTS，其中有80%是女性，這是可以理解的，因為首要的原因是懷孕和生產。

在遇到壓力時，腎上腺會分泌皮質醇激素（cortisol）以增加心跳率、加快代謝、提高血糖，使身體處於備戰狀態。當**皮質醇值提高時，TSH和甲狀腺素會減少**，即使是輕微的壓力，也可使血液正常值的皮質醇產生些微變化，進而導致激素顯著改變^{（註1）}。

長期壓力和**營養不足**對甲狀腺功能的影響，可以從一群年輕健康的軍校學生身上得到驗證。在五天的密集訓練課程中，軍校學員睡眠不足、熱量攝取不足且從事激烈的體能活動，在練習期間，學員們的**甲狀腺激素大幅下降**，然而，在訓練課程結束後的四至五天內，他們的T4值漸漸恢復正常，但**T3值仍然很低**^{（註2）}，這個部分的恢復時間視個人的營養狀況和健康而定。從復原速度來看，較不健康的個體，甲狀腺恢復所需的時間較長，特別是如果再加上營養不足的情況。

不管是營養不良或亞臨床營養不良，在現今社會是很常見的現象。吃甜食、精製穀物和其他加工食品等這些已被去除營養素的食物，造就當今一群處於營養邊緣的人。孕婦對優質營養的需求增加，未出生的胎兒需要豐富的營養，以提供正常生長和發育，然而如果**孕婦飲食營養不足，胎兒就會竊取母體的營養素，若孕婦並未適時補充營養，那麼她本身儲備的營養很可能會達到嚴重耗盡的地步**。再加上，懷孕期間壓力可能很大，之後九個月的壓力累積到幾個小時的艱苦分娩中達到最高點，這也難怪懷孕和生產是WTS首要的主因。

節食會使WTS惡化，低熱量飲食，特別是那些品質不良的食物，會讓身體解讀處於為飢餓時期，這時已缺乏優質營養素的身體會將其代謝切換至更低檔，使得減重更為困難。隨後，當恢復「正常」飲食時，體重反而暴增變得更重，因為此時的代謝已比以往還要更低。

你如何辨識自己是否有威爾森甲狀腺症候群？

標準的血液檢測無法發現WTS，血液檢測可測量血液中的激素值，這是腺體功能運作的一個指標，但血液檢測無法得知體內組織和細胞的現況。在WTS的情況下，甲狀腺激素分泌往往正常，但組織處理激素的速度可能變慢，進而導致不平衡，使得患者有體溫低和典型甲狀腺功能低下的症狀。

通常甲狀腺激素分泌低的人也易受到WTS的影響，根據威爾森醫生指出：「罹患WTS的人數遠遠超過所有甲狀腺低下問題綜合的人數。」所以，WTS是很常見的症狀，如果你懷疑自己有甲狀腺問題，其實很可能是WTS。

辨識WTS的方法是檢查症狀，你可以參考223、224頁所列的症狀表，看看自己是否有列表上的症狀，並且記下症狀，即使只有一個也是徵兆之一。生病是不正常的，失調也是不正常的，只要條件許可，我們的身體會努力維持健康最佳化，因此當有不對勁時，這表示其中有問題出現了。

超重是WTS最常見的症狀之一，很明顯地，當代謝減緩時，體重很容易增加。如果你超重，原因不太可能只是因為你吃太多，大多數超重的人都有甲狀腺問題，進而加劇他們體重的問題。

但不是每一個超重的人都有甲狀腺系統問題，不過多數確實是如此。如果你吃得少但體重增加、容易變胖、過去採取低熱量飲食、吃垃圾食物、不做運動，以及壓力大，那你或許很可能有WTS。**如果你是女性，曾經懷孕過，或者年輕時身材一般，但突然間變胖（短短幾年內），那你很可能也疑似有WTS。**

WTS最強烈的指標為**體溫**，如果你每日的平均體溫低於正常值，那你也疑似有WTS。已故的布羅達‧巴尼（Broda Barns）博

士，《甲狀腺機能減退症：意想不到的疾病》（Hypothyroidism：The Unsuspecting Illness）教科書之作者，指出「單憑普通的溫度計就可以提供醫生更多資訊，勝於所有其他綜合的甲狀腺功能檢測。」

測量體溫

一天測量一次體溫不是評估體溫很準確的方法，我們的體溫會受到身體活動、氣候、沐浴和進食的因素影響，同時在一天之中，我們的溫度也會有所波動。通常早晨醒來時最低溫，隨著一天活動下來，體溫逐漸升高，然後保持在一定溫度，之後在一天即將尾聲後慢慢降低。這個每日溫度週期可以相差高達一度，視個人健康狀況而定。如果你總是在早晨量體溫，那你的體溫會低於正常值，不管你的「真實」體溫為何。

為了避免早晨與夜晚最低溫，你應該在白天代謝巔峰時測量體溫。當你在巔峰期測量體溫時，體溫應該在正常值（98.6℉/37.0℃），為了得到最準確的體溫，一天要測量三次，然後取平均值。如果你的體溫是正常的，那溫度應該在或接近98.6℉（37.0℃）左右。

威爾森醫生建議**起床後三小時測量第一次，之後每三小時測量一次，連續兩次**。例如，如果你早上六點起床，那麼你第一次量體溫的時間會在九點，第二次在中午十二點，第三次在下午三點，然後將三個體溫加起來除以三取平均值，至少連續測量五天。對女性而言，月經週期前幾天和中間幾天體溫會產生變化，所以應避免在這幾天測量體溫。

每個月都進行一次，將體溫計含在口中至少三分鐘。食物可能會影響嘴巴的溫度，所以在進食或喝水前，或至少十五分鐘後再測量體溫。記住，許多常用的電子數位體溫計的準確度會有0.2℉（0.1℃）的落差。

當你在白天量體溫時，你記錄的是體溫的正常高溫，它應該在98.6℉（37.0℃），上下相差0.3℉（0.2℃）左右，如果偏離正常值越多，你患有WTS的機率就越大。如果你的平均溫度低於98.3℉（36.8℃），那你很可能有威爾森甲狀腺症候群。記住，並不是所有的低體溫都由WTS所引起，你的體溫越接近正常值，你的症狀就較不嚴重。一個平均體溫在98.3℉（36.8℃）的人，很可能沒有明顯的症狀，不過體溫在97.5℉（36.3℃）的人可能就會出現許多症狀，通常在中午體溫低於96.0℉（35.5℃）或更低的人身上並不足為奇。威爾森醫生指出，一些有出現WTS症狀的患者平均體溫可能高於98.4℉（36.8℃），不過大多數有明顯症狀的患者，其平均體溫多在97.8℉（36.5℃）或更低。

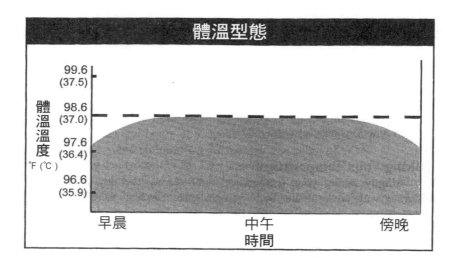

體溫通常在早晨或晚上時最低，白天時體溫應該在或接近98.6℉（37.0℃）；那些患有WTS的人，一整天的體溫往往低於正常值1℉（0.6℃）左右。

如果你的體溫有明顯的變化，這可能也是代謝問題的徵兆。體溫波動大表示身體難以保持正常體溫，而這也很可能是WTS的跡象。在一般情況下（不是暴露在極端溫度的環境下），溫度相差0.2～0.3℃的變化屬於正常。如果波動大於一度或更多，表示其中一定有問題。最理想的是，在正常情況下，**一整天體溫的波動在0.6℉（0.3℃）之內**。

如果你的體溫正常，但你有許多WTS的相關症狀，那麼你的體溫計很可能有誤。威爾森博士建議使用不同的溫度計再次檢查，他聲稱，有WTS症狀的人，其體溫正常的機率只有二百分之一，最大的可能是你的溫度計有誤，而不是你體溫正常。

治療方法

治療WTS的方法很簡單。由於**體溫低**，**酶**無法發揮最大效益，所以**T4**轉換為**T3**的過程受阻，如果體溫可以提高到接近正常值一段時間，這時酶就可正常運作，因此只要提高體溫就可以增加T4轉換T3的量。當體內T3值增加後，新陳代謝會跟著加快，體溫也會隨之升高，有些時候，體溫會持續保持高點，以維持T4轉T3的正常速率。當體溫達到接近正常值後，從此刻開始，身體會自行運作，這整個過程可以在幾星期或幾個月內完成。在某些情況下，如果甲狀腺系統嚴重失調，那麼這個過程可能需要更長的時間。一旦恢復正常，體溫就會保持正常，新陳代謝也會回歸正常，酶在全身的運作功能也會保持在正常的速率之下。結果是身體從多酶功能障礙中復原，這其中包括減掉多餘的體重，當代謝恢復正常，之後再搭配適當的飲食，減重之路就變得容易多了。

要如何提高體溫呢？口服T3會提高血液中此種激素的濃度，進而反過來刺激代謝提高體溫。T3規定必須由醫生才能開立處方，所以你的醫生一定要熟悉WTS才行；並不是所有的醫生都熟悉WTS，有些醫

生甚至無法辨識其症狀。醫生在開立任何藥物之前，或許會讓你做血液測試，不過，如果你的醫生不熟悉WTS，那麼該測試很可能只會檢查T4值和甲狀腺功能。

大多數合成的**甲狀腺激素藥物**（如Synthroid、Levoxyl、Levothyroid等）都只包含**T4**，這是目前最常用的處方藥物，不過卻有一些不良的**副作用**，其中之一是造成**骨骼的鈣嚴重流失**。如果你服用合成甲狀腺激素藥物，你一定要增加**鈣**和**鎂**的補充劑。天然的甲狀腺藥物（如Armour、Nature-Throid等）是從脫水的豬甲狀腺製成的，這種類型比較好，因為這種激素本質上和身體分泌的相同，所以即使有不良的副作用也會比較少。天然的甲狀腺包含T4和極為重要的T3，這才是你需要的甲狀腺藥物類型。

給予患者T3刺激新陳代謝、增加體溫，可以減輕WTS患者的症狀，威爾森醫生透過這種方式已成功治癒數千名患者，其他很多醫生也以這種方式治療WTS，不過，並不是所有的醫生都有經驗，所以要慎選對此症狀熟悉的醫生。

甲狀腺激素必須遵照嚴格的時間表每天服用，如果錯過一次服藥時間，或者即使晚幾個小時服用，在大多數的情況下，該療程也必須重頭開始。當沒有準時服藥時，身體會切換至低速檔，這時強力啟動代謝的過程得重新來過。T3之所以可以發揮療效的原因是它可保持體溫升高，或接近正常值一段時間，好讓身體能調適與繼續其本身的運作過程。這意味著，在白天體溫必須不斷保持在接近正常值長達幾個星期，以讓身體持續正常運作。

T3療法另一個阻礙是，如果患者沒有解決營養需求問題，當她再次感受壓力時，她可能會經常復發。在這種情況下，患者可以重複T3療法，如果已知即將面臨壓力的情況，那麼服用低劑量T3則有助於預防症狀復發。然而不幸地是，壓力是生活的一部分，我們永遠無法擺

脫，因此我們的身體要夠健康，才能足以面對隨時而來的壓力。

　　T3療法只是治療WTS其中一個方法，對於其他嚴重的病例，T3療法或許必要，不過改變飲食和生活方式也能達到相同的效果，不需要服用處方藥物。由於體溫高有助於改善WTS症狀，所以任何可以達到這個目標的方法，再加上補充足夠的維生素與礦物質營養飲食，都可能具有潛在治療的效果。在下一章，你將學習如何自然提高新陳代謝，克服甲狀腺系統失調，以及提高能量與燃燒多餘的熱量。

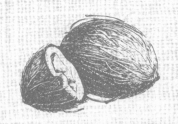

13
Chapter

修復甲狀腺——
重新啟動新陳代謝的馬力

Supercharge Your Metabolism

你是否覺得，有些人就是天生苗條，吃再多都吃不胖，看了真令人討厭？他們充滿活力和生命力，什麼脂肪都吃，毫不忌口，但就是胖不起來。另一方面，你連吃一根芹菜都馬上增加5磅，為什麼呢？答案就在新陳代謝。你的**基礎代謝率**（BMR）比他們慢！在活動量相同的情況下，他們體內燃燒的卡路里比你多，因此，他們可以吃得比你多，但體重卻比較輕。

如果你可以強力啟動你的新陳代謝，讓它切換至高速檔，這不是一件很美好的事嗎？在這一章中，你將學習如何重振你的新陳代謝，使它恢復更正常與健康的速度運作。

良好的營養使甲狀腺運作正常

珊卓超重、患有經常性頭痛、易怒、抑鬱，她總是覺得冷、沒有精神，常常感冒或受到流感病毒傳染。她的醫生診斷出她患有甲狀腺功能低下症，並且開立**甲狀腺素「Synthroid」**和其他藥物給她，以緩解她的症狀，雖然藥物或多或少有幫助，但她仍然覺得不對勁。她留意到，飲食或許是造成健康問題的原因，因此她停止吃垃圾食物、甜食和大豆，並且將以前常吃的便利調理包改為新鮮蔬菜和水果，同時開始吃有機肉類、雞蛋和乳製品。除了改變飲食之外，她還補充可以加強甲狀腺功能的膳食營養品。當她的改變開始生效後，她的健康情況變好，慢慢她讓自己停止服用甲狀腺藥物。**現在她完全不再服藥，甲狀腺功能完全正常**，感覺好極了。珊卓是眾多人之一，透過簡單改變飲食就成功逆轉甲狀腺功能低下症。

過去幾十年來，代謝或甲狀腺系統問題已是司空見慣，發病率提高顯示出這些問題是受到飲食或生活方式的影響，飲食越健康，你的身體也會越健康，相對地，你的甲狀腺系統問題就會越少。如果你有

甲狀腺系統問題，這表示你需要良好的營養。

新陳代謝變慢的因素之一是營養不良，或是更常見的亞臨床營養不良。如前一章所述，**營養不良再加上不斷的壓力，會對甲狀腺系統功能造成負面影響，並且抑制新陳代謝。**

營養不良也會影響甲狀腺健康，造成維生素和微量礦物質缺乏，特別是缺碘，會對甲狀腺功能產生不良的影響。來自未煮熟的十字花科蔬菜和黃豆的甲狀腺腫素（goitogens），也會抑制甲狀腺活動。

扭轉代謝的第一步是攝取你可以負擔的高品質食品，最優質的食品不一定最貴，它們是那些含有最多營養價值、最少有害添加劑的食物。最劣質的食品則含有最多的**糖**、最多的**化學添加劑**和提供最低的營養價值。一般來說，加工越少的食品，品質越好，加工越多或越精製的食品，其營養價值就越低。

食物生長的方式也會影響其品質，在人工培養土或礦物質貧瘠土壤生長的水果和蔬菜，其營養價值遠不及生長於有機土壤中的蔬果，有機種植的食物在天然土壤中生長，不受農藥污染，所以營養價值高於非有機食品。

以牧草飼養的有機動物，其肉類的品質優於餵食玉米、大豆與施打抗生素和人工激素的動物。不過，這兩種肉類來源的品質，還是比加工肉類，例如熱狗、富含防腐劑、人工香料和其他添加劑的便當肉類好。

那些營養最少、品質最差的食物往往含有最多的化學添加劑，剛好大部分也都是高碳水化合物，例如烘焙製品、早餐麥片、甜點和糖果等等。

最好的食物是新鮮蔬菜、水果、肉類、蛋類和全脂乳製品，這些是加工最少的食品，新鮮食物永遠是第一選擇，勝於包裝加工食品，一般來說，加工越多的食物，營養品質也就越低。

代謝奇蹟

增強活力

　　當有人來跟我說：「我總是覺得累，我該怎麼做才能打起精神，不靠吃藥或使用咖啡因？」我的答案很簡短：「使用椰子油！」

　　當我告訴人們這個方法，一開始他們都很吃驚，「這難道不會讓我變胖嗎？」我告訴他們：「不會，椰子油會讓你更有精神，而且有助於減掉多餘的體重。」

　　椰子油和其他油脂主要的分別在於它的消化和代謝方式。椰子油之所以有別於其他油脂，是因為它的主要成分是**中鏈三酸甘油脂（MCTs）**，我們飲食中的大多數油脂，不管是飽和或不飽和，都屬於較大的長鏈三酸甘油脂（LCTs）形式。植物油和動物油幾乎全都是LTCs，光這點差別就產生很大的不同。

　　當我們吃含有LCTs的食物，這些脂肪會透過消化酶慢慢分解為脂肪酸（長鏈脂肪酸LCFAs），也就是分子夠小，足以被腸壁所吸收。當它們通過腸道內膜後，它們會聚集在一起形成小脂肪（脂質）和蛋白質，稱為脂蛋白。隨後，這些脂蛋白被送入血液中，透過循環流經全身。當它們在血液中循環時，這些脂肪會分配至全身所有的組織。有些長鏈脂肪酸在胰島素的協助下會輸送至你的脂肪細胞，過多的血糖也會轉化為長鏈脂肪酸，儲存在脂肪細胞中，這就是脂肪組織累積脂肪的過程。

　　然而，椰子油的中鏈脂肪酸其消化過程不太一樣。由於它們的分子更小，在消化過程不需要胰酶，當這些脂肪到達腸道時，它們已分解為單獨的脂肪酸（中鏈脂肪酸MCFAs），不過，它們不像LCTs需要通過腸道壁，就可立即被肝門靜脈吸收，直接輸送進入肝臟，並且在此轉化為能量，點燃新陳代謝。**MCFAs不會像其他脂肪那樣聚集成為**

脂蛋白，所以它們對你的脂肪細胞影響不大，椰子油是直接進入肝臟產生能量，而不是進入體脂肪，因此，身體處理椰子油MCFAs的差異方式對代謝和體重就有相當重要的影響。

飲食中含有MCTs就好比車子加入高辛烷值燃料，汽車可運行地更平穩，且耗油量更少。同樣地，添加MCTs可以使身體整體的運作更佳，因為MCTs是直接轉化為能量，所以你的能量會提升。這種能量的提升不同於使用咖啡因，是一種難以言喻但更持久的感覺，其中最顯著的就是耐力增加。

MCTs可立即消化，產生能量的事實，使得運動員們開始利用它作為提高運動成績的一種手段，有些研究即證實這種情況。例如，在一項實驗中，研究人員測試每日餵食MCTs和LCTs飲食的老鼠體能，這個研究長達六個星期。每隔一天，老鼠要接受游泳耐力的測試，他們將老鼠放在有恆定水流的池中，然後測量它們游多久會耗盡體力的總時數。一開始，兩組時間不相上下，**後來餵食MCTs組的表現開始優於另一組，並且在整個測試期間，體力不斷提升**[註1]。像這類的測試表明，MCTs確實可以提高耐力和運動表現，至少在老鼠身上已得到驗證。

另一項人體研究也支持這些發現。在這項研究中，限制自行車騎士的踏板阻力為最大值的七成，在連續踩踏二個小時後，馬上進行40公里計時賽，同時間，在過程中喝三種飲料中的一種：MCT溶液、運動飲料或運動飲料加MCT混合飲品，**其中喝運動飲料加MCT飲品的騎士表現最好**[註2]。

由於這些類似的研究，許多在健康食品商店中銷售的粉狀運動飲料和能量棒都含有MCTs或椰子油，以提供運動員快速能量的來源，目前一些想要以營養而非藥物來提高運動成績的運動員已開始使用這些產品。

超重者其中一個問題就是缺乏能量，部分原因很可能是甲狀腺功

能低下，或者單純只是因為承載沉重多餘的體重是一件累人的事，反讓人更不想動，因而促使體重增加。椰子油可以提振你的能量，有助於你一整天下來的體力活動，幫助你燃燒更多額外的熱量。

許多人在白天使用椰子油作為提神飲料，到了下午當能量開始下降時，這時喝一口椰子油可提振你的精神，協助你撐過接下來的時間；也有些人喜歡**將椰子油加在早餐或熱飲中，作為一天的開始，加速他們一天的動力；**有些人則在咖啡或茶中添加椰子油；有些人則是直接飲用。

下午五點過後，我不可以喝超過一茶匙，因為如果晚上喝太多，我的精神就會變得很好，一整晚我都會在清醒的狀態，這個效應似乎會持續六個小時左右，不過因人而異，未必每個人都會如此；有些平日晚上難以入睡的人宣稱，**在晚上吃椰子油有助於他們睡得更好。**椰子油可以促進整體健康，改善能量平衡，所以平日睡不好的人反而因此睡得更好。許多人指出，在飲食中添加椰子油，會讓他們晚上睡得更好，不分吃油的時間點。

人們經常表達生活中添加椰子油如何改變了他們的健康，讓我與你們分享幾位透過椰子油能量大增的評論。

「三個星期前，我開始使用初榨有機椰子油，我的能量（之前由於甲狀腺功能減退，精神非常差）立即大增六倍，哇！我覺得年輕了十歲，同時在這段期間，我的體重也減掉了16磅。」

——**Noah Kersey, PhD**

「自從我開始用椰子油取代其他油脂後，我發現我比以前更有精神，我以前在散步四小後就覺得沒力，感覺很糟，但現在我一整天都很有精神。」

——**Sue**

「第一周沒什麼進展，我認為我的身體在排毒，現在我吃椰子油已經三個星期，我覺得自己充滿能量。」　　——**Donna**

「六個星期前，我開始確實服用初榨椰子油，一天2盎司，我體驗到驚人的成效。一個月多來，我對甜食已經失去興趣，我的胃口恢復正常，我感覺很棒，也更有精神。」　　——**Bruce W.**

「我的能量大增到我願意每天跟隨錄影帶一起做運動，這對我來說是全新的開始，我迫切需要！」　　——**Barbara**

「我留意到自己的精神體力變好，從青少年開始，我就有新陳代謝低下的問題，現在我76歲了，一星期仍會散步三次，每次一個小時，前天我覺得體力很好，散步了二個小時，依然很有精神。謝謝你為我開啟這扇神奇的窗。」　　——**Sally**

「直到我開始吃初榨椰子油後，我才搞清楚甲狀腺功能低下症如何影響我的生活，突然間我的能量大增，有如金頂電池的兔子！**我也不再接觸白色毒物（如澱粉類、白糖、馬鈴薯和其他會升高血糖指數的食物）**，並且配合攝取初榨椰子油，這讓我的荷爾蒙平衡、情緒穩定、耐力和整體能量有很大的改變，而且我還穩定緩慢地減去多餘的體重，不費吹灰之力，你一定會愛上的！」　　——**Julia**

強力啟動你的新陳代謝

如果吃一顆藥丸就能將你的新陳代謝率切換至更高檔，這不是很好嗎？在某種意義上，每當我們吃東西時，情況正是如此，食物會影

響我們的基礎代謝率，每當我們飲食時，身體的細胞活動量會大幅增加，以促進消化和吸收。這種刺激細胞的活性稱為**飲食生熱效應**（diet-indaced thermogenesis），大約占每日總能量攝取的10%。或許你已留意到，特別是在寒冷的日子，當你吃完飯後身體會感到溫暖，這時你身體的代謝燃燒速率會提高一些，所以產生更多的熱量。不同食物會產生不同的生熱效應，富含**蛋白質**的食物，例如肉類，**可以提高生熱效應**，對身體有刺激或激勵作用。**蛋白質比碳水化合物具有更大的生熱作用，這也是為何有些人突然減少肉類攝取量，或成為素食者後，經常抱怨精神不濟的原因，同時這也是高蛋白質飲食有助於減肥的原理之一，因為代謝會增加燃燒更多的熱量。**

但有一種食物能**比蛋白質更快加速你的新陳代謝**，那就是**椰子油**（註3）。**中鏈脂肪（MCTs）可以將代謝切換至更高速檔**，也就是說，這樣一來你將燃燒更多的卡路里。每當你吃MCTs，代謝就會加速。由於這種效應，實際上椰子油可說是一種能促進減肥的膳食脂肪！

膳食脂肪可以燃燒多餘的脂肪，而不是累積在體內。對多數人來說，這是一個難以理解的概念，不過事實的確如此，只要不要攝取超過身體所需的熱量。理由是MCTs容易被身體吸收，並且會快速燃燒成為能量，而這可以增加代謝活動，甚至加速LCTs的燃燒（註4）。因此，不只中鏈脂肪酸被燃燒產生能量，同時也助長飲食中的長鏈脂肪酸燃燒（註5）。

暢銷書作家和知名營養健康權威朱利安·惠特克（Julian Whitaker）博士用一個有趣的比喻來形容這個過程，他解釋：「LCTs就像是放在小營火堆上極為潮濕的木頭，不斷添加木頭，很快地，你的木頭堆會比火還大。另一方面，MCTs就像捲起來淋上汽油的報紙，不只火焰明亮，還可以點燃潮濕的木頭」（註6）。

研究證實惠特克博士的看法。一項研究比較分別含有40%MCTs和

LCTs的高熱量飲食，**結果MCTs的生熱或脂肪燃燒效應幾乎是LCTs的兩倍**——120大卡比66大卡。研究人員得出結論，MCTs形式供給的多餘脂肪不會儲存成脂肪，而是會燃燒掉。一份後續的研究證明，**連續六天以上使用MCTs可以提高飲食生熱效應達驚人的50%左右**[註7]。

在另一個研究中，研究人員比較一餐分別含有MCTs和LCTs的400大卡餐點[註8]，其中MCTs的生熱效應超過六個小時，是LCTs的三倍之多。研究人員做出結論表示，以MCTs取代LCTs可以達到減肥效果，只要卡路里攝取量保持不變。

義大利研究人員指出，在吃完一頓含有30公克（2湯匙）的MCTs餐點後，一般正常體重的人其新陳代謝會提高48%[註9]，對超過的人而言，影響更是令人驚訝，他們的代謝提高至不可思議的65%！所以，體重越重的人，MCTs對其代謝的激勵作用也越大。這對於超重的人是一個好消息，因為這意味著MCTs有助於提振他們的新陳代謝，並且燃燒多餘的卡路里。

這種代謝刺激效應不限定於只有餐後一或二小時內，另一項由瑞士研究人員研究的結果指出，這個效應可持續24小時以上[註10]！這意味著，**在吃完含有MCTs的餐後，整整24小時左右，代謝會提高，卡路里會以加速的速率燃燒，這對於想減掉多餘體重的人而言，簡直就是一大福音！**

有些人推測，MCTs的代謝效應可能會因每天使用，日子一久而逐漸減緩，不過，結果似乎並非如此。MCTs的代謝效應並沒有隨著使用時間拉長而變慢，事實上，持續使用效果反而愈來愈好。在另一項研究中，研究人員讓受試者每天攝取含有MCTs的飲食長達一個星期，過了一周後，受試者的代謝效應不但沒有減緩，反而增加**30%**。顯然MCTs有加乘的效應，長達四周至十六周的臨床研究顯示，代謝刺激效應可以持續燃燒多餘的卡路里，並且**促進減肥長達一段時間**[註11-14]。

脂肪囤積

　　動物和人類的研究顯示，和LCTs相比，攝取含有MCTs脂肪的食物所產生的體脂肪較少。在動物研究中，以MCTs取代LCTs，結果體重較輕、累積的體脂肪較少，甚至連脂肪細胞本身也較小^(註15-18)，這些結果促使研究人員建議，可利用MCTs作為一種工具，用來**預防和治療人類肥胖症**^(註10, 19-21)。

　　許多研究會測量身體質量指數（BMI），以評估減肥飲食和整體健康。BMI是一個人身高和體重比例的指數，是以一個更準確的方法來推斷一個人的體重，因為將身高也列入其中。很顯然一個高的人其身體質量會比一個較矮的人多，而且也會比較重，即使他們的體重都是在正常範圍內。BMI可用來確定一個人是否超重、正常或過輕，以及在何種程度。在北美和歐洲，BMI指數在18.5～24.9之間為正常，25以上算是超重（關於BMI，請參考第335頁）。然而，這些定義不適用於亞洲人，因為他們一般體型較小，日本社會對肥胖的研究報告指出，亞洲人的BMI在23或以上算是超重。

　　2001年，《營養學期刊》（The Journal of Nutrition）發表一項在日本進行的研究，關於MCTs與BMI、腰圍和體脂肪的評估。這是一個長期研究，涉及78名BMI平均值在24.7的健康男性和女性^(註12)。大多數參與者的BMI超過23，這對亞洲人而言算是超重。

　　這是對照雙盲黃金標準的臨床研究。「對照」飲食研究表示，其中參與者會被隨機分配接受測試飲食或對照飲食；雙盲意味著受試者與研究者都不知被分配至哪一組，以這種方式進行研究，就不會有無心的偏見介入研究之中，所以對照雙盲被認為是最可靠的研究類型。

　　受試者分為兩組，一組給予含有MCTs的飲食，另一組為LCTs組。LCTs組的來源為芥花油和大豆油混合，此為對照組。他們的飲食總熱量為2,200大卡，其中有60公克（540大卡）為油脂，其中也包含測試的

油脂和來自天然膳食的脂肪，所有總熱量和脂肪的攝取量都在營養師嚴格的控制下進行。

在研究一開始，以及四周、八周和十二周後，分別測量受試者的體重、腰圍和體脂肪。在這三個階段中，**MCTs組的最初BMI是23或以上，其減掉的體重、體脂肪和腰圍很明顯比LCTs組還多**。在十二周結束後，LCTs組平均減掉10.5磅（4.78公斤），MCTs組平均減掉13.5磅（6.1公斤）。LCTs組的腰圍減少1.5英吋（3.7公分）；MCTs組減少2.25英吋（5.7公分）。體脂肪方面，透過CT掃描，MCTs組減少較多。請記住，這些受試者並不是參加特別的減肥飲食計畫，他們每日攝取2,200大卡，或許這比他們平日吃的少一點，特別是對那些體重才剛超重的人來說。這項研究說明MCTs可以有效協助減重和減少體脂肪，即使總卡路里攝取量並未如一般減肥飲食般那樣大幅地減少。

從這個研究中觀察到一個有趣的現象，那就是MCT組在腰圍的部分會減掉更多的脂肪，測量腰圍可顯示超重和肥胖可能帶來的健康風險，如果你的多數脂肪集中在腰而不是臀部，那麼你患有心臟病和第二型糖尿病的風險就會增加。如果女性腰圍大於35英吋（88公分）或男性腰圍大約40英吋（102公分），這個風險就會隨著腰圍增加而上升。基於腰圍結果，這項研究指出，**MCTs在預防心臟病方面的效果優於LCTs**。

此外，MCT和LCT兩組的**總膽固醇和三酸甘油脂指數都有下降**，但兩組的差異並不大。即使MCTs是飽和脂肪，結果顯示MCT組的血脂數值也有改善；從合併腰圍、體脂和減重的效果來看，MCTs在減去體內多餘脂肪和降低罹患心臟病風險各方面，條件都優於LCTs。

這項研究另一個有趣的結果是，對於那些沒有超重的參與者而言，兩組並無明顯的分別。這表示如果一個人已達到身體最理想的體重和體脂肪比例，飲食中再添加MCTs並不會使他們變得太瘦。然而，

超重越多的人，MCTs減重的成效就越大，換句話說，你不用擔心吃椰子油會讓你變得太瘦。

來自日本、中國、菲律賓、澳大利亞、加拿大、德國和巴西，比較MCTs或椰子油與橄欖油、大豆油、玉米油、芥花油、豬油或其他含有LCT油脂的研究也顯示類似的結果[註22-29]。

研究一致顯示，相較於LCTs，MCTs在降低體脂肪、腰圍和總體重方面，都有更好的成效，整體血脂方面——三酸甘油脂較低、低密度膽固醇較低、高密度膽固醇較高和總膽固醇比例較低，這些數值顯示MCTs可以降低心臟病的風險。

這些研究的MCTs來源大多數來自分餾椰子油，也就是所謂的MCT油脂。MCT油脂在生產過程中，去除椰子油中所有的長鏈脂肪酸和多元不飽和脂肪酸，只取中鏈脂肪酸，所以稱為MCT油脂。**不過，那些使用純正椰子油的研究也得出了和使用MCT油脂完全相同的結果**[註30]。

在少數情況下，研究人員並沒有得到顯著的成效，其中一些可能原因是，研究中的受試者其體重為正常值，所以結果差異不大。另一種可能性則是給予受試者的MCTs量，不足以產生預期反應。在研究期間，一天至少需要二至三湯匙的劑量，才能看到預期的改變（通常需要持續幾個星期或幾個月）。在這過程中，飲食也會有所影響，MCTs或椰子油結合低碳水化合物的效果比搭配高碳水化合物更好。

除了**促進新陳代謝外**，MCTs還有另一個好處，那就是**減少脂肪囤積**。研究顯示，MCTs和椰子油可以提高胰島素敏感度[註31-32]，這意味著椰子油可以**調整血糖和胰島素值**，有助於它們保持在正常值之內，這對於糖尿病和其他胰島素阻抗患者而言是一個好消息。

加拿大麥吉爾大學飲食學和人類營養學研究人員，利用MCTs對促進代謝（例如熱量燃燒）和抑制食慾作用，以及對總卡路里攝取量的

影響進行研究。他們將一個人飲食中所有的LCT油脂換成MCT油脂，然後計算對總卡路里攝取量所產生的影響。結果他們最看好的方案是卡路里減少量為每日346大卡，最不看好的方案是每日減少115大卡。理論上，每日減少500大卡，一個星期下來可以減少1磅，經過整整一年的推算，研究人員估計，**只要簡單將LCTs油脂換成MCTs油脂，一整年下來就可以減重12～36磅（5.4～16.2公斤）**（註33）！**無須節食或改變飲食類型，只要更換油脂，就可以達到一年減重36磅的成果。**

　　當MCT結合適當的減重飲食，效果會更大，如果再配合低碳水化合物、生酮飲食，效果更是加倍。

椰子油改善甲狀腺功能低下

　　幾年前，當我剛開始寫書介紹關於椰子油的好處時，人們經常告訴我椰子油如何幫助他們解決各種健康問題。他們敘述椰子油如何**提高代謝和體溫、改善消化、減少念珠菌過度生長、促進創傷或感染癒合、減重等**。我知道使用椰子油會有這些效果，因為醫學文獻有記載，不過令我驚訝的是，許多人敘述的一些改善症狀是醫學期刊中從未提及的，我知道椰子油很好，對健康有許多益處，但我所聽到的事蹟在醫學研究記錄中從未看過，我天生對故事抱持著懷疑的態度，所以對這些也是。你永遠不知它們的準確性或是否有其他因素涉及，才促使這些結果發生。我將這些記在心裡，卻不怎麼在意。

　　我把大多數的故事歸因於安慰劑效應，認為那只是他們一廂情願的想法。其中我覺得很有趣的是，許多人都敘述一些相同的症狀得到舒緩：易怒、失眠、關節炎、經前症候群、性冷感、嗜吃和低血糖等，但我仍然不重視，毫不在意地認為這些只是巧合。

　　後來我知道一些醫生成功治療威爾森甲狀腺症候群（WTS）案

例，突然間我恍然大悟，WTS標準治療法是給予患者T3促進新陳代謝以提高體溫。體溫提高會使酶的功能達到最佳效果，進而改善與低體溫和WTS相關的症狀（相關症狀請參考第223、224頁）。經常使用椰子油也可以**提高代謝和體溫**，改善**酶**的運作效能，從而達到類似的效果。現在，我終於明白為何許多人體驗到椰子油的各種健康益處了！所有這些症狀都與甲狀腺功能低下有關，很多人甚至不知他們有甲狀腺問題，並且將這些症狀歸咎於其他因素。然而，在使用椰子油後，**甲狀腺功能改善**，隨後這些症狀也自然消失了。

椰子油的優點是它是一種食品而不是藥物，因此可以安心使用，不必擔心副作用，也無須處方。椰子油加上健康飲食，是克服甲狀腺問題和相關症狀一個有效的方法。患有嚴重甲狀腺功能低下症的人，可能仍然需要甲狀腺激素的治療，因此在減少或停止服用藥物之前應先和醫生討論。

第十二章提過，WTS可能是壓力過大和營養不良所引起，由於椰子油是一種食物，你可以每天吃，它能預防對面高壓所造成的症狀復發。此外，吃有營養的食物，可以提供身體充足的營養素，預防體內營養不足，這樣一來身體才能更有效地面對壓力。

一位健康專業人士向我解釋，當她第一次聽到椰子油時，她簡直無法相信所有的宣稱，不過，她自己本身開始出現一些健康狀況。「我的甲狀腺值開始波動，但情況似乎還不到要接受治療的狀態。我感覺不太舒服、掉頭髮、皮膚乾癢掉屑、膽固醇指數上升、體重也上升，天天像是度日如年。」此外，我同事對我經常生病，且需依賴抗生素感到非常驚訝，年紀輕輕就把自己搞得一團糟！於是我做了一些研究，在過程中不斷看到椰子油的相關資料，後來我發現你的網頁（www.coconutresearchcenter.org），當我進入『醫療』期刊網頁時，我更加信服，心想會有何損失呢？以下是我吃椰子油後幾個月發生的狀況：

壞的膽固醇（LDL）指數下降、好的高密度膽固醇（HDL）上升（指數從30至60）；皮膚變得更美麗，之前有玫瑰斑，現在則光滑淨白。我的雙腿摸起來好像少女一般，非常柔軟光滑，我甚至將椰子油抹在眼睛四周，當保濕霜使用，我超喜歡撫摸我的腿，簡直就好像發現新大陸。我不敢相信，在我這個年齡皮膚可以如此柔軟、精力充沛，彷彿年輕十歲。我的頭髮閃亮有光澤、不再掉髮，我的TSH值也大幅降到正常範圍值（不再有亞臨床甲狀腺功能低下症了）。天啊！六年來第一次這麼正常！

這些改變讓她完全信服，以下提供一些關於生活中如何使用椰子油的親身經歷：

「食用椰子油後兩個月，我感到全身溫暖舒暢，這必定是椰子油的生熱效應！雖然我一直服用甲狀腺藥物多年，但手腳冰冷的問題始終存在。我很喜歡這種手腳溫暖的感覺。」　　——Sarah

「昨天早上當我量體溫時，我感到非常震驚，我的體溫是97°F！這是過去兩年來首次達到的體溫，以前早上都是95.5°F，到了傍晚，我的體溫為97.8°F，很顯然地，椰子油在我體內起了某些作用！」

——Mary

「為了健康，我買了一些椰子油，並且當天就開始使用。過去幾天我的體溫都在97.2～97.6°F左右（我先量體溫，以確定椰子油是否真的可以提高體溫），然而在我吃下椰子油後，我的體溫上升至98.8°F，在接下來的一天中，我的體溫仍然維持在98.3°F。我必須承認，僅管我看過相關資訊，但這真的讓我感到詫異。」　　——Carole H.

「在使用椰子油之前，我有許多甲狀腺症狀，包括體重增加、畏寒、極度疲勞和思緒不清、皮膚癢、皮疹和痤瘡、指甲脆弱、掉髮、眉毛稀疏（現在已長回來）、左手關節疼痛、經期問題（生理期量多且持續兩個星期）、抑鬱、過敏和氣喘、頭暈，外加臉部浮腫（看上去呈圓形）、全身性水腫。不過，在我開始使用椰子油後，前述這些症狀已有明顯地改善，我真的認為椰子油是一種神奇的物質，我以前使用甲狀腺藥物也沒有這些成效。」

——**C.R.H.**

「我留意到在食用初榨椰子油後一個星期，我的精神體力就有很大改善，我每天的體溫從之前的93〜94°F到現在已達到正常值。」

——**Jeri**

「自從開始食用椰子油，我的體溫逐漸上升，大多停留在98.7°F左右，而且才短短二個星期，精神體力更好，我感覺找回了自己！」

——**Rachel**

「在開始之前幾個星期，我的體溫很少高於96°F，現在我的體溫從未低於97°F，大部分都在98°F以上。我留意到隨著食用椰子油的時間拉長，我的體溫可以保持在更高的溫度。我以前的頭髮很少，但現在已長出不少，白髮逐漸變黑，新長出來的髮色也是黑色；我的皮膚柔軟，皺紋變少，手臂上的肝斑漸漸消失。我的眉毛也長出來了，指甲也長得又長又硬。」

——**Deborah**

「我吃很多初榨椰子油，它有助於我的乾燥肌膚和提振新陳代謝。只要吃一點點油，然後像少年一樣在寒風中散步，感覺真好，全身充滿暖意！」

——**Roxanne**

「我的醫生最近打電話給我，告訴我上次甲狀腺測試的結果又偏低了。她說，過去一年只有七月份在正常值，她問我當時做了什麼不同的事情，我完全想不起來。後來我突然想起，當時我的親家來訪，我的婆婆給我一些椰子油，因為她看到一些關於椰子油對甲狀腺問題的好處。於是，那個月我用了椰子油，但用完後我就沒再用了，也沒想到再去買。現在我開始再次認真使用它，幾個星期後，我打電話給醫生要求再檢查一次。果然沒錯，我的指數在完美的5！你可以想像當我聽到結果時，我是多麼喜悅！現在我每天都持續使用椰子油。」

——**Melanie K**

「我在網路上看到有關初榨椰子油的資訊後就開始使用，即使我有甲狀腺功能低下症，但體重仍然開始下降，上天真是太眷顧我了！我的女兒和女婿只是在飲食中添加椰子油，體重就因此下降。我的姐姐也有甲狀腺功能低下症，體重也逐漸下降。一直以來，體重問題困擾我很久，現在我48歲、患有甲狀腺功能低下症，椰子油幫助我毫不費力地減掉35磅，椰子油點燃我的脂肪燃燒代謝！我告訴醫生和所有工作人員關於我的經驗，每月複診時，他們都看到實證。我的醫生很驚訝，他不知道如何解釋，在經過三十七年的飢餓和體重增加，以及伴隨而來的徒勞無功心碎之戰，這麼多年來，原來我、我的女兒、女婿和姐姐一直在尋找的解決之道就是椰子油。」 ——**Dana O.**

「過去三、四個月來，我的基礎體溫逐漸改善，我注意到一些症狀有顯著的變化，例如指甲變得強韌許多、感到更溫暖／對於溫度的變化更能適應、腿部的疼痛已完全消失、稀疏的眉毛也長出來了，全都是好事呢！」

——**Kathy**

「自從我開始使用椰子油以來，才短短三個月，我的皮膚就像新生兒一樣，我的氣色美麗紅潤，我的腳底就像少女一般（我沒有用力塗抹，只是讓它吸收）。將近五十三年來，我第一次感到全身溫暖，而且我還瘦了11磅，頭髮亮麗無比！因此，我認為初榨椰子油是我的神奇食物。」

——Linda

「感謝椰子油，我的症狀改善了！三個月前，我的TSH值為20，醫生增加了我的甲狀腺藥物劑量。昨天我去做了檢查，在食用三個星期的椰子油後，我的TSH大幅下降到3.6。」

——Sam

「我是一位中年女子，54歲，有甲狀腺功能低下症，手腳總是冰冷，事實上，我正在服用天然甲狀腺劑，合成甲狀腺素「Synthroid」對我卻沒有效。我採取健康的生活方式，經常運動，吃許多天然的甲狀腺劑，所以你或許會認為我的身體很暖和。然而事實卻不然，我的身體一直以來都很冰冷，即使服用甲狀腺藥物也不見好轉，我完全束手無策，直到開始服用椰子油。三天後，我留意到有所不同，不過我仍然心存懷疑，這真的是椰子油的功效嗎？但三個星期過後，我對椰子油的效益已深信不疑。」

——Sarah L.

「我感覺到體溫大幅升高（早上第一件事情就是量體溫），從原本的97升高至98.4～98.6°F！我不再像以前那樣覺得冷了，我的體力恢復而且更穩定，思緒清晰，我的頭髮柔軟，指甲生長快速！我簡直愛死了！」

——Jen

擺脫甲狀腺藥物

使用甲狀腺藥物的人，也許可以降低藥物劑量，或者完全不用再吃藥。珍說：「我今年51歲，減掉了70磅，現在我的精神體力比我20歲時還要好。」

麗莎說：「才幾個月時間，我在烹調、烘焙和任何加熱過程中，都只用椰子油和有機奶油。經過幾個星期使用這些油後，我平日的血液甲狀腺濃度有了波動，這是十二年來第一次，我的甲狀腺素「Synthroid」從150微克降低至112微克。說來不好意思，過去十二年來我的劑量從未降低過，但現在我期望接下來的檢測會使劑量降低更多，我希望可以停止使用藥物。」

如果你正在服用甲狀腺功能低下症的藥物，那你事先要有降低劑量的心理準備。椰子油和生酮飲食會促進甲狀腺健康，使甲狀腺功能正常運作，**當甲狀腺開始運作得更好，你的用藥劑量可能會變得太強**，以至於甲狀腺異常活躍，很可能因此造成甲狀腺功能亢進症。如果你開始感到緊張、激動、難以入睡，或心跳加快，這時你就知道你需要減少用藥的劑量。

卡蘿說道：「我46歲，被診斷患有**橋本氏甲狀腺炎**〈編審註：此症為自體免疫引發的甲狀腺機能低下症〉，幾個月前，我開始使用椰子油，立即感覺到好轉，這真是太神奇了！大約一個月前，我開始感到頭暈，在和醫生對抗拉距下（花了四個星期），他同意重新測試我的TSH值，現在指數為0.01，在甲狀腺亢進範圍內！我的醫生降低我的甲狀腺素「Synthroid」劑量，從50微克至25微克，並且說我們採用漸進式的方法，同意或許有一天我可以不靠藥物，完全依賴椰子油來治療我的甲狀腺功能低下症。」

「我們整個家族都有甲狀腺疾病」，瑞雪說道：「我們大多數

人的測試都在『正常』範圍值內，但卻一直持續出現症狀。」瑞雪為甲狀腺功能低下症所苦多年，雖然有服用最有效的甲狀腺藥物治療形式——「Synthroid」外加「Cytomel」。當她瞭解椰子油後，她開始每天吃二湯匙，然後逐漸增加至四湯匙。在幾個星期內，她開始感覺到一些不尋常的症狀，她說：「感覺就像是被大錘打到，我的脈博加快，還出現一些其他不可能的甲狀腺亢進症狀。」

她意識到她的代謝現在運行太快，「於是我降低我的甲狀腺藥物劑量，將「Synthroid」從225微克降到100微克，「Cytomel」則降低一半劑量。一整天，我感覺很好，所以我決定繼續減少劑量。我曾聽過有人在使用椰子油後恢復健康，甲狀腺功能恢復正常，即使曾經使用藥物多年，就像是我的狀況。不過，這個結果真是讓人難以置信，我完全不曉得效果會那麼快。」在醫生的監督下，她現在已完全脫離藥物。「這簡直就像是奇蹟，我真的覺得很神奇！」

當瑪西感覺到心跳加速時，她馬上前往醫院。「我很緊張、激動、肩膀疼痛，我以為心臟病要發作了。」檢查後發現，她的心臟沒有問題，不過，他們卻找出完全想不到的原因——她有甲狀腺功能亢進的症狀。「我的甲狀腺大翻轉！三十五年來，我一直有甲狀腺功能低下症，現在我卻是甲狀腺亢進症！」早在幾個星期前，她開始使用椰子油，她知道這有助於她的甲狀腺功能低下，不過卻完全不知道結果會這麼驚人。她問醫生相關情形，但他毫無頭緒，醫生將她的甲狀腺藥物從225微克降至100微克。她說：「我很高興我的甲狀腺不需要那麼多的藥物了。」

「十八年前，我被診斷患有甲狀腺功能低下症」，賓奇說：「自從那時候起，我一直在服用150微克的甲狀腺藥物至今，不過最近發生了令人驚訝的事情，我的甲狀腺功能開始好轉！就像今天，我只吃藥物劑量的四分之一，但卻懷疑仍然很高，這個結果真是太神奇

了！」

椰子油可以有效改善甲狀腺功能，所以或許有些人會問：它是否
會造成甲狀腺過於活躍，因而導致甲狀腺功能亢進症？答案是不會。
椰子油可以促使甲狀腺功能正常運作，藥物則會加速它的速度。隨著
你的甲狀腺功能改善後，你或許不再需要服用藥物，或者需要減輕藥
劑用量，你必須在醫生的監督下漸進減少藥物的需求量。

有些人可以完全擺脫甲狀腺藥物；有些人可以不需服藥，但仍然
要規律食用椰子油；有些人則可以大幅降低藥物量，但還是需要椰子
油。即使已切除甲狀腺的人也能受惠於椰子油。

「長期以來，我有睡眠問題，但我從未做任何聯想」，莉娜說
道：「昨天，我做了甲狀腺值測試，得知我目前的藥物劑量過高，因
為初榨椰子油，我得以降低我的甲狀腺藥物了（我沒有甲狀腺，所以
我終身都需要甲狀腺藥物）。」

如果你已切除甲狀腺，你自然無法分泌甲狀腺激素，所以必須終
身服用甲狀腺藥物。不過，飲食中添加椰子油可以讓你減少對藥物的
需求量。

新陳代謝的推手

除了椰子油外，還有許多其他方法可以提高代謝和強力啟動甲狀
腺活動。這個章節將提供一些額外方法，與椰子油配合，藉此重振你
的新陳代謝。

陽光（維生素 D）

你或許會覺得奇怪，為何一本減重的書會提及陽光這個部分。信
不信由你，陽光有助於減重！是的，躺在海灘上曬太陽可以擺脫多餘

的脂肪，這是多麼不可思議的減重方式啊！也許這就是為何做日光浴的人都這麼瘦的原因，當然這不是唯一的原因，但日光浴確實有助於減重。

陽光對我們健康的影響遠比我們知道的還多，獲得充分的陽光照射是啟動酶的關鍵，同時也是生產某些必要激素以供給體內許多化學過程的重要元素。缺乏陽光照射會導致多酶功能不全和激素分泌不足，進而影響代謝和體溫。實際上，**照射陽光不足還可能會造成胰島素抗性**（註34）。

陽光透過激活我們皮膚和大腦的化學和電子活性影響我們的健康，例如，當光線進入眼睛，數以百萬名為光感受器（對光敏感的細胞）會將光轉換成電脈衝。這些脈衝沿著視神經傳送至大腦，在那兒觸發下視丘腺體發送化學訊息以調節身體自主神經功能。下視丘釋放激素，控制其他腺體的活動，包括甲狀腺。如果因缺乏陽光而導致下視丘反應遲緩，結果也會造成甲狀腺功能低下。

來自太陽輻射的紫外線（UV）可以**激活轉換膽固醇至維生素D的**酶，通常食物很少含有維生素D，因此暴露在陽光下是我們體內維生素D的最大來源，甲狀腺功能低下症的人，體內往往缺乏維生素D，然而維生素D是生產甲狀腺激素的必要營養素，而且細胞內的維生素D含量一定要充足，這樣甲狀腺激素才能真正對細胞產生影響，這點非常重要，因為**如果沒有充足的維生素D，甲狀腺激素的活性就會減弱，缺乏陽光和維生素D會導致甲狀腺功能低下和抑制新陳代謝**。

陽光對健康的重要性不難理解，我們每天都受到陽光的影響。你是否留意到，在陽光燦爛的日子外出，我們的能量加倍，精神充沛，或者心情愉悅？相反地，當天氣陰暗時，你可能會沒有動力或感到抑鬱沮喪。

這些影響從植物方面看來也很明顯，對休眠的植物照射光會使它

恢復生機，陽光可以啟動植物內的酶，刺激代謝、生長和活性。缺乏陽光會使植物處於休眠狀態，人類和動物也會進入睡眠或休眠。如果沒有陽光，植物會枯萎而死，我們也是如此。

冬季時，當陽光減弱和被雲層阻擋時，人們經常會有一種名為季節性情緒失調（SAD）的症狀，又名為「**冬季憂鬱**」。這種SAD症狀包括抑鬱、易怒、嗜睡和嗜吃、體重增加，以及性慾低落，而暴露在陽光下可以使這些症狀好轉。

你的身體需要充足的陽光，人工照明無法滿足身體的需要，研究顯示，它甚至對身體可能是有害的。自然陽光含有全光譜的光波長，從紅外線到紫外線（UV）都有。每一種波傳送不同層次的能量，對體內組織有不同的影響。人工照明燈，不管是日光燈或螢光燈，都缺乏陽光完整的平衡光譜。

以光和食物內含的營養素為例，天然食物含有多種維生素和礦物質，當食物經過加工後，許多這些營養素會被移除，天然的陽光含有全光譜的光波長，人工照明則沒有。當光缺少某個波長時，光線就變得不平衡，進而很可能對健康造成影響，正如食物缺乏某個重要營養素，例如維生素C，也因此人工照明並無法取代天然充足的陽光。

人工照明較不好的另一個原因是太弱，大部分建築物，即使有窗戶，光線值都在500lux（lux是照明的國際單位），戶外的光線值大約有50,000lux或一百倍以上。在夜間或辦公室內，人工照明是唯一的光源，這時的光線值大約在50lux左右。

我們的身體需要全光譜的太陽光，才能使維生素和礦物質的吸收達到最佳化，窗戶、擋風玻璃、眼鏡、煙霧和防曬霜都會過濾部分光譜。研究顯示，如果光中少了某個光波長，身體就會無法充分吸收其營養素。[註35]

許多人花90%或更多的時間待在室內或汽車內，避免受到陽光直

射。然而，**如果沒有足夠的陽光，酶的活性會降低**，使激素分泌逐漸減少，營養素無法充分發揮功效，結果就產生了一連串的健康問題，其中有許多是甲狀腺功能低下症，包括體重增加也是。

如果你的代謝較慢是因為陽光照射不足，那麼服用藥物並不能解決你的問題。你需要每天出去曬曬太陽，可以的話就做個日光浴。不管怎樣，就是多曬太陽，對你是有益處的，我建議每天至少讓自己直接暴露在陽光下15～30分鐘。

有些人擔心到戶外曬太陽會得到皮膚癌，就像飽和脂肪一樣，陽光已被不公的評論斷定為會危害健康。我們被告知要避免過度暴露在陽光下，因為它可能會導致癌症，一些狂熱分子甚至建議要完全避免曬太陽。現在研究指出，適度暴露在陽光下不僅無害，實際上還對健康有益，同時可以預防癌症，你根本無須害怕陽光。

美國海軍進行一項研究，針對海軍職業性質，比較一種最致命性**皮膚癌「黑色素瘤」**的罹患率。他們發現，**在室內工作的人，罹患惡性黑色素瘤的風險最高，而那些大部分在戶外工作的人，其罹患率最低。此外，黑色素瘤最多發生在衣著之下的皮膚，而不是經常曬太陽的頭部或雙臂**。這個研究指出，從黑色素瘤的生長部位來看，經常暴露在陽光下的皮膚反而具有保護作用（註36）。

研究還指出，維生素D可以抑制惡性黑色素瘤細胞生長。陽光照射不足會導致維生素D缺乏，進而促使黑色素瘤形成（註37），這與其他研究表示陽光具有預防多種形式癌症的作用結果吻合。例如在馬里蘭州巴爾的摩市，約翰・霍普金斯大學醫學院的研究人員表示，**接觸全光譜的光，包括紫外線**，可以預防相關的**乳癌、結腸癌**和**直腸癌**（註36）。

運動

要提高新陳代謝、改善胰島素敏感度、減重和氣色佳，其中一個

最好的方式就是規律運動。運動不只可以幫助你燃燒脂肪，還可以幫助你保持最佳體態，運動是預知體重管理可以長久成功的最大因素，《醫師和運動醫學》（The Physician and Sportsmedicine）期刊指出，減重後不復胖的女性，其中有90%保持規律性的運動。另一份發表在同一期刊的研究表示，在接受十六周的治療計畫後，研究人員觀察四十位女性體重恢復的模式。在治療一年後，研究人員發現，有三分之一活動量大的參與者，其體重仍然繼續下降；中間三分之一活動量適中的人，體重維持在計畫結束時的狀態；剩下三分之一活動量最少的人，相反，在治療後一年內，體重逐漸回升。

當我們從事體能活動，我們的身體就需要更多的能量，因此，代謝提高、卡路里燃燒量也會增加。呼吸和心跳加速、身體變得溫暖，一切都在加速度運行。當坐下來放鬆時，一個150磅的男性，每小時大約燃燒82大卡，不過，當從事體力活動時，例如步行（4.8公里／小時），卡路里燃燒率會提高至每小時225大卡，也就是多燃燒143大卡。慢跑（12公里／小時）的卡路里燃燒率則提高至每小時510大卡。

更棒的是，**一旦運動結束後，代謝仍然保持在高速率，脂肪繼續快速燃燒**。證據顯示，在密集運動三個小時後，代謝率會被激發加快25%以上，並且在兩天後，仍然會持續以10%的加快速率運行，所以即使你在看電視放鬆時，你仍然可以燃燒掉多餘的熱量。

肌肉發達的苗條者，往往比身材走樣且超重的人代謝率要高，這並不是他們天生如此，而是肌肉組織消耗卡路里的速率比脂肪組織快，所以肌肉越多，身體燃燒的卡路里量也就越多。**每多一磅肌肉，每日就可多燃燒50大卡**，這看起來似乎不多，但總數加起來就很可觀了！一年可以減少18,000大卡的熱量，相當於5磅（2.3公斤）的重量。這5磅是不費吹灰之力就燃燒掉的脂肪，其中增加肌肉最好的方法是透過舉重或阻力訓練，典型的舉重計畫大約可在三個月內增加3磅（1.4公

斤）的肌肉，這三磅額外的肌肉可以在一年燃燒掉多餘的55,000大卡或相當於近乎16磅（7.2公斤）的脂肪。

你不需要參加健美班每天慢跑10英里，或者加入高衝擊有氧運動才能開始減肥，不過如果你的體力夠，你可以做以上的運動，但也不一定非得如此。運動不一定是艱苦、單調乏味，或讓人筋疲力竭的活動，它也可以是件令人愉快的事情，甚至對那些沒有運動細胞的人也是如此。我建議先從步行、彈跳運動或游泳開始，這些運動大多數人都可參與，不管他們的健康狀況如何。

戶外散步，特別是在樹林中，多元的活動可以增添樂趣，同時沉浸在陽光下，增加你的**維生素D的合成**。天冷或下雨時，你可以在購物中心散步，我們有許多大型購物中心，如今在商場散步已成為受歡迎的活動，特別是年紀較大的人，商場相對較安全且可遮風避雨，同時商店和周遭的人也可為步行帶來樂趣

由於大多數關注減重的人都缺乏運動，我建議從溫和的運動開始。第一天以輕鬆的步伐散步15或20分鐘，然後每天15或20分鐘，第一周堅持散步五天或六天。一個星期後，散步時間增加5分鐘，下個星期再增加5分鐘，每個星期都增加5分鐘，直到每周每次步行30～60分鐘。

大多數健身專家建議步行速度要快，大約是每小時3英里（4.8公里）或更快。一旦你達到每天可以輕鬆步行30分鐘的階段，你就可以專注在速度上。每小時3英里的速度並不快，但也不輕鬆。你可以透過開車，記錄距離來計畫你的步程，然後判斷你的速度要多快。3英里的路程，大約每5分鐘要走0.25英里，20分鐘要走1英里，30分鐘要走1.5英里，40分鐘走2英里，60分鐘走完3英里，如果你無法走這麼快，就盡你所能。

為自己設定目標，並且力求進步。你的第一個短期目標可以是一星期每天20分鐘；下一個目標則是一星期每天30分鐘，你的最終目標

是達到每天30分鐘。每星期五次，速度是每小時3英里（簡稱為30-5-3）。30-5-3是每個人都應該達到的目標，同時也是持續運動的最低限度。一旦你已達到30-5-3這個目標，並且感到舒服時，你或許可以考慮拉長時間、增加天數，或增加你的速度。有氧運動研究機構提出以下的建議：

溫和健身的最低限度

女性：30分鐘內步行2英里（3.2公里），一星期至少三天，或30～40分鐘內步行2英里，一星期五至六天。

男性：27分鐘內步行2英里，一星期至少三天，或者30～40分鐘內步行2英里，一星期六至七天。

高速健身最低限度

女性：30分鐘內步行2英里（3.2公里），一星期五至六天。

男性：38分鐘步行2.5英里（4公里），一星期六至七天。

若要增加運動的多元化，你或許可以混合不同類型的運動，如散步、游泳和彈跳。由於肌肉可以燃燒更多的脂肪，你也許想要在每日的運動流程中增加重量訓練或阻力訓練，因為這些訓練可以鍛鍊你的肌肉。

泡澡

三溫暖烤箱或泡熱水澡可以像運動一樣，提高你的體溫。如果水溫或蒸氣夠熱，可以提高體溫幾度，這樣一來，體溫就可以維持在高溫一段時間。泡熱水澡的影響較短，不過它仍然有助於提高體溫，至少可以維持幾個小時。在這段時間，遲緩的酶可以切換至高速檔，使

身體的代謝加快，讓體內的運作效率提高。

熱療法已施行幾千年，這種刺激代謝的效應已被證實可以清除體內毒素，加速身體復原的速度。身體本身對抗感染的機制會產生發燒反應，以增加血液循環，刺激細胞和腺體活動。

如果你有加入溫泉療養中心或健身俱樂部，你一定要好好利用其中的三溫暖或蒸氣烤箱；如果你沒有，你也可以用浴缸裝滿熱水代替。然而，只是坐在裝滿熱水的浴缸中或沖熱水澡效果不大，你需要完全浸入水中，除了頭之外，而且水溫要夠熱到足以將你的體溫提高至100℉（37.8℃）以上。

若要做到這點，一開始浴缸要注入熱水，但不可以太燙，然後在注水的過程中，坐在浴缸裡等它填滿，將水溫保持在你可以忍受的溫度。以這種方式注水可以讓你的身體適應水溫，當浴缸填滿水後，將水關閉，然後全身浸泡在水中，只保持頭浮出水面。頭可以靠在毛巾上放鬆休息，當你浸泡在水中而水溫變涼時，你可以先排掉一些水，然後再加入新鮮的熱水，將水溫保持在一定熱度。通常，當你的身體適應溫度後，你可以再承受更高溫的熱水。即使你全身被水覆蓋，你的身體仍可能會流許多汗，讓自己在浴缸中至少待**20～30分鐘**。

許多浴缸都有一個主要的問題：容量太小，為了讓泡澡達到效果，整個身體除了頭之外都要浸泡到水中，然而許多浴缸無法做到這點。不過，其中一個解決的方法是買一塊塑膠布，在花園用品店有販售各種尺寸，然後像一條毯子將之覆蓋在浴缸、水和你的身上。你不要將之包在你的身上或放入水中，只是蓋在浴缸上，讓熱氣不要散掉，這樣子即使你的膝蓋或腳趾露在水外，它們仍然可以保持溫暖。

塑膠布不要蓋住頭，頭露在外面以呼吸清涼的空氣，這樣你的身體才可以在水中待久一點，以達到最佳效果。如果你有頭疼的現象，這表示水溫太熱，你可以用一點冷水降溫，或者在額頭上敷濕冷

的毛巾。你要讓體溫高於100℉（37.8℃），這只是高於正常值1.4℉（0.8℃）以上。健康的身體可以輕易調節104℉（40℃）的高溫，所以無須擔心自己的溫度高於100℉。你可以用溫度計來調節體溫，如果太熱，將熱水降溫，如果體溫還不夠高，再加一點熱水。

即使你浸泡在水中，你還是會大量出汗，汗腺可以在十五分鐘內分泌大約一品脫的水量，所以你一定要補充大量的水。在泡澡前先喝一大杯水，之後再喝一杯。這時千萬不要喝冰水，因為這會使你的體溫下降。流汗會使體內的鹽和礦物質流失，所以在泡澡後，你務必要補充適量的海鹽和礦物質補充劑。

若要充分利用泡澡提高體溫，你要避免事後讓體溫下降的活動，例如到寒冷的戶外或喝冰涼的飲料。泡熱水澡可以讓人放鬆，最好晚上泡澡，這樣一來你就可以放鬆或事後上床睡覺。

熱療法對身體會產生極大的影響，所以患有**多發性硬化症**、甲狀腺機能亢進、高血壓或嚴重心臟病的人，在嘗試泡澡前要先諮詢健康專家。

辣椒

你是否曾經因吃太多辣椒或辣醬過多的玉米餅而滿身大汗？你嘴巴感受到的嗆辣熱度是來自墨西哥、泰國和印度菜裡的辣椒。辣椒的品種有上百種，從溫和的甜椒到適度的波布拉諾辣椒（poblano），再到辣一點的哈拉貝紐辣椒（jalapeno），以及超級辣的哈瓦那辣椒（habanero）。辣椒之所以辣是因為含有一種名為辣椒素的生熱化合物，所以辣椒內含的辣椒素越多就會越辣，甜椒幾乎不含辣椒素，哈瓦那則含有大量的辣椒素。

如果科學家要創造一種藥錠，可以立即提高新陳代謝和促進燃燒多餘的熱量，辣椒絕對是上選。與其以藥錠形式攝取，辣椒可以作

影響新陳代謝的因素

代謝抑制因素

營養不良的飲食

藥物（磺胺類藥物、抗組織胺劑、抗憂鬱症藥物、乙型阻斷劑（降血壓藥））

生食過量十字花科蔬菜

食用黃豆製品（發酵黃豆製品除外）

低熱量飲食

低脂飲食

攝取過量糖和其他單一碳水化合物

氟（如牙膏、漱口水、茶、不沾鍋、自來水）

溴（烘焙製品、蘇打水、殺蟲劑）

缺乏碘

代謝提高因素

富含各種營養素的全食物，包括脂肪和蛋白質

喝足夠的水，預防脫水

椰子油

定期攝取碘來源（海帶、海鹽、海鮮、補充品）

規律運動

經常曬太陽

偶爾三溫暖／泡熱水澡

飲食中添加辣椒和辣椒粉

為一種調味料結合其他食物。它們可以生吃、曬乾、磨成粉狀或打成醬汁。在食物上灑一點辣椒粉是一個很方便的吃法，可以增添食物風味，並且享受辣椒帶來益處。

辣椒是生熱食物，意味著它們可以產生熱度，卡路里就是一種衡量熱的單位。當你吃辣椒時，你等於是啟動身體的代謝火爐以燃燒更多的熱量。食用辛辣食物後，你的新陳代謝可以加快長達五個小時，這足以讓你的體內機制保持在高速率運行，直到下一頓飯。

除了燃燒更多卡路里，辛辣食物也可調節碳水化合物對血糖值的影響。一餐吃過辛辣食物後的人，其血糖值明顯低於吃相同食物但不含辣椒的人（註38），這種效應使得一些研究人員提出，**辣椒有助於調節胰島素抗性和治療第二型糖尿病**（註39）。

好處還不止於此，辛辣食物也可以抑制食慾，讓你的食量變少。當飲食中加入辣椒時，飢餓感很快可以被滿足，在餐後，你對吃的渴望會往後延遲。例如在一項研究中，受試者吃含有辣椒的早餐，其早餐食量和中餐食量，比吃相同食物但不含辣椒的受試者少。即使早餐充滿碳水化合物，一般來說，應該消化很快不久就肚子餓了，然而辣椒延長了受試者的飽足感（註40）。

研究顯示，辣椒對健康有許多益處，除了提高新陳代謝、調節血糖和胰島素值，它還可以抑制食慾，這些對減肥都有很大的幫助，它們也已被證實含有強效的抗氧化劑，可以對抗發炎、改善消化系統和吸收，降低心臟病發作風險以及預防胃癌。

怕辣的人怎麼辦？不用擔心，你不用放那麼多來讓自己辣到噴火或眼睛流淚。來一點可容忍的分量也許會有意想不到的效果，長久下來，你對辛辣的忍受度會提高。如果你還是不習慣吃辣，你可以慢慢添加，先從你的雞蛋、肉類或蔬菜灑上一點辣椒粉，配合你可以接受的辣度。吃辛辣食物不是生酮飲食減重法的必要作法，不過，對有些人來說，這是一個很有幫助的方法，特別是對那些患有甲狀腺功能低下，需要提高新陳代謝的人。

療癒實證分享

「從對體重絕望透頂，到現在——我34歲，年輕、健康、充滿活力」，加拿大蘇聖瑪麗的丹妮爾・強生（Danielle Johnson）說道。當

時體重高達360磅，醫生告訴她，她有罹患心臟病和其他致命性疾病的風險。她試過所有的減肥飲食法，但都沒有成功，「我急於找到困擾我終身的體重解答」，她說，「然後我發現椰子油療法」，一種健康低碳水化合物的飲食，椰子油、辛辣食物和蘋果醋，將她的代謝「大翻轉」，在第一個星期，她減掉13磅，「我像瘋子一樣停不下來，一直做家事，我似乎不能靜靜坐著，我的新陳代謝非常旺盛，我的癮頭完全消失。」

代謝超好和輕鬆減肥並不是她體驗到的唯一好處，她許多慢性健康問題也開始消失。「我不再感覺到因體重而引起的**纖維肌痛**，我是第二型糖尿病患者，但**血糖值明顯下降**，我還留意到，糖尿病患者腿上經常出現的白色粉末也消失了，雖然我還不能說我夠瞭解椰子油療法，但它絕不像有些人以為的騙術。一開始我也和多數人一樣抱持懷疑的態度，不過，我以開放的心態接受了它，因為我已試過無數治療肥胖的方法，我心想這值得一試。前陣子，我是胃繞道手術的後補名單，但現在我再也不需要它了。」

丹妮爾每餐飯前都吃三湯匙的蘋果醋加椰子油，「我已經不吃甜味劑了，並且只用一點甜菊葉來增添茶點的甜味，最後，但也最重要的是，我在飲食中加入辣椒和辣椒粉，這個招術提高我的體溫，並刺激我的新陳代謝。我留意到我不再有胃酸逆流或便祕的問題，我不再臃腫，這種感覺真的很棒！」

以下是更多人在飲食中添加椰子油的分享。

「我被診斷出患有**橋本氏甲狀腺炎**，並且給予甲狀腺素「Synthroid」。但我開始服用藥物後，仍然感到甲狀腺低落，全身疲累。二個月前，我開始吃初榨椰子油，現在我卻有甲狀腺功能亢進症，所以醫生讓我停藥。二天之後，甲狀腺功能亢進症的症狀消失，

現在我只吃椰子油，精神仍好到不可置信。在這之前，即使吃藥、睡很多，但大部分時間卻感到疲累，椰子油似乎重新啟動了我的甲狀腺，讓它自然恢復正常運作。我的醫生對此印象深刻，現在他也開始推薦椰子油給他的患者。」

——Danne H.

「為了甲狀腺健康，我一直採取你的飲食計畫。大約三天前（三周飲食計畫，六周使用椰子油），我才開始感到好轉，現在我的精神能量超好，比我過去54年來都還要好。我真的從谷底走出來了，真的是打從心底感謝你，對我而言簡直是個奇蹟，這一輩子我會繼續採取你的飲食計畫。」

——Stephanie G.

「我的體溫很低（95°F），我經常告訴別人我是一個『很冷』的人，當我發現甲狀腺低下會使體溫降低時，我知道我該有所行動。我發現關於椰子油的資訊，於是開始食用它（每餐3～4湯匙），並且在一周之內（真的！不誇張），我的體溫開始上升。現在已經在正常值，有時候我的體溫會在98.2～98.6°F之間，我必須說，我簡直不敢相信我的體溫計，所以，我對椰子油的效用堅信不疑。」——

Jessie

「多年來，我的體重一直居高不下，總是在一個循環中打轉。我改變生活方式，也就是健康的飲食和經常運動，但卻看不到相對的減肥效果。我做了甲狀腺功能測試，它們永遠在『正常』值，不過幾個星期前，我在飲食中添加椰子油，奇蹟就這樣發生了！一個星期內我毫不費力的減掉2磅，這告訴我，我的甲狀腺功能並不如他們所告訴我的『正常』。現在我的精神更好，感覺更好。」

——**Irene**

「初榨椰子油對我真的有效。第二次（六個月後）我的甲狀腺測試報告指出，功能回復正常，在安全的範圍內。椰子油除了讓我感覺好很多之外，還讓我**擺脫甲狀腺藥物**。我的醫生對使用椰子油表示非常懷疑（椰子油歸類在他絕不使用的清單中），但他不僅對我的甲狀腺結果感到驚訝，同時對我的**膽固醇值**和**血糖值**改善也感到不可思議。雖然他仍然抱持懷疑，但他也只能說：『不管你做什麼，請繼續保持下去。』。」

——**Cleve**

「我的體溫繼續上升，今天早上高達97.5℉（十天前，在我尚未使用初榨椰子油時，我的體溫只有96.2℉）。三年多來，我一直遵循低碳水化合物、高脂飲食，所以對於優質脂肪可讓我有飽足感這點並不陌生，不過，我仍然掙扎這三匙半的初榨椰子油，因為它讓我的**飽足感撐太久**！我試著減少其他的食物量，這多少有點幫助，就讓我可以輕鬆撐到午餐後五個小時的晚餐！」

——**Katy**

「我覺得很棒！這是多年來我第一次感覺很好很健康。過去五、六年來我一直為甲狀腺機能低下症所苦，無論做什麼都沒有改善，直到現在。正如你想的，我簡直樂翻天了！我一直在想，或許明天我的情況又會變糟，精神能量不再，然而，到目前為止，這種情況從未發生。上個星期，我減掉了4.5磅，這件事本身就是一個好預兆，表示這個計畫生效了。」

——**pat**

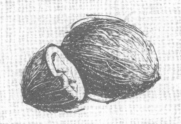

14
Chapter

喝水也能瘦

Drink More, Weigh Less

你或許聽過不下百次「多喝水」，但你有做到嗎？你每天喝多少水？我的意思是真正純淨的水，沒有調味、甜味劑和其他化學添加物。三杯？一杯？或根本沒有？這是很正常的，聽來或許令人難以置信，不過，造成你肥胖的原因之一，很可能就是因為水喝不夠。

所有我們吃下的食物和飲料，水是最重要的，儘管它不含任何熱量與無法供給能量，它仍是我們最重要的必需營養素。我們身體需要源源不絕的水，以保持身體功能和維持生命。少了某些營養素幾個星期，甚至幾個月，我們仍然可以存活，但如果完全失去水分，我們將在短短幾天內因脫水而死。基本上，缺乏足夠的水等同邁向死亡之途。

我們的體重大約有**60%**是水分，體內每一種運作功能都必須仰賴水、靠水來調節，所以體內水分要充足，這樣才可以運輸營養物質、氧氣、激素和其他化學物質到達身體所有部位。水可以潤滑我們的關節、保護我們的大腦、幫助消化和排泄，以提供體內所有產生化學反應所需的介質。水分對身體運作功能非常重要，即使只是減少一點點的量，都會對你的健康產生極大影響。

水有另一個非常重要的用途，為了**調節和管理體重**，正確飲水量是必要的。許多人超重是因為他們沒有喝足夠的水，沒錯！過重很可能是因為水喝不夠多。忽略水或造成水流失的節食，往往既危險且不健康。節食的目的是要改善健康，而非破壞健康！意識到水是重要元素的節食法有助於減重，並且改善你的健康。

脫水百病到

獄中的發現

出人意料的是，水對體重管理和健康的重要性是由費瑞敦・**貝特曼蓋理茲**（Fereydoon Batmanghelidj）醫生在伊朗埃文監獄服務時所發

現的。從倫敦醫學院畢業後，在英國工作一段時間的貝特曼蓋理茲醫生回到出生地伊朗，幫助他的國家人民。1979年發生政治暴動，新政府取得權勢，幾乎所有留在國家的專業和創造人才都被逮捕，以政治犯之名被判入獄，貝特曼蓋理茲醫生也在其中。

他被監禁的監獄原本只能容納600人，不過很快地卻超過9,000名囚犯，當時獄中急缺訓練有素的醫護人員，所以貝特曼蓋理茲醫生被派遣負責照顧病患。當時新政府對囚犯的健康並不重視，所以醫療用品嚴重不足。

當貝特曼蓋理茲醫生接任這項工作不久，一位飽受**胃部劇烈疼痛**折磨的囚犯被帶到他面前，這位男子患有消化性潰瘍疾病，要求是否可以讓疼痛消失，但貝特曼蓋理茲醫生手邊沒有任何配備可以協助他，再加上該男子的痛苦吶喊令人不安，於是在絕望之下，貝特曼蓋理茲醫生給了他兩大杯水，他真的不知道還能做些什麼。然而，令他吃驚的是，幾分鐘之內，這名男子的疼痛感消失。他告訴患者，每隔幾個小時就喝**兩杯水**，男子聽話照做，並且在後續服刑期間都不再感到疼痛與發病。

這就是貝特曼蓋理茲醫生發現水可以發揮在保健和治療上的序曲，如果當時有藥物可供治療，如此一來，貝特曼蓋理茲醫生將永遠不會發現長期脫水的危險性和水的重要性。

不久後，獄中開始提供一些藥物治療，另一個犯人也發生類似的狀況。當貝特曼蓋理茲醫生走過牢房時，他看到有個人蜷縮在地上，意識不清的痛苦哭喊，他患有嚴重的胃潰瘍，讓他痛不欲生。貝特曼蓋理茲醫生問這位囚犯，是否有用藥物來舒解疼痛？他告訴他已吃過三顆「Tagamet」（抑制胃酸分泌的藥物）和一整瓶解酸劑，但疼痛反而加劇。於是貝特曼蓋理茲醫生回想起之前的經驗，給這位囚犯兩杯水，十分鐘之內，疼痛減緩，之後他又給了他一杯水，四分鐘之內，

疼痛完全消失。這位患者吃大量的潰瘍藥物都不見起色，結果只喝了三杯水疼痛就消失，並且可以與他的朋友談笑風生。

在這種情況下，貝特曼蓋理茲醫生開始研究水對健康的影響。有將近三年的時間，他只用一般自來水治療無數各種疾病的患者。當時政府對他的研究大為所動，於是將他從監牢中釋放。隨後，他立即移民美國，繼續他的研究，並且寫了一本書，書名為《呼求水的身體》（Your Body's Many Cries for Water）。貝特曼蓋理茲醫生聲稱，今日**許多退化性疾病大部分是長期脫水引起的症狀**，他用水已經治療數千名患者，並且見證患有各種疾病的人完全康復，例如**血壓高、偏頭痛、關節炎、氣喘、腰痛、長期便祕、結腸炎、胃灼熱、慢性疲勞症候群**和甚至**肥胖**等等。沒錯！水可以治療超重問題。

貝特曼蓋理茲醫生聲稱，脫水可能會引起以上所有的症狀，而嚴重脫水破壞力之強，會造成快速死亡，不過長期輕度脫水則會導致緩慢死亡，其健康惡化速度之慢，使我們根本意識不到究竟發生了什麼事，而只是將病因歸咎於年齡。他堅信，大多數人都有長期脫水的現象，因為我們飲水量不足，而**脫水對細胞會造成傷害**，導致**發炎、紅腫**和**疼痛**。每個人對脫水的反應不一，視個人的化學和身體結構而定。有些人一開始發作在**關節炎**，有些人則是**偏頭痛**。當關節脫水，造成組織受損就會產生關節炎；背部疼痛則是因為脊椎之間的椎間盤脫水，導致骨骼和肌肉扭曲產生壓力，進而造成疼痛。

《英國醫學期刊》發表一份「風濕性疾病記載（2000年7月）」的研究發現，每日喝三杯以上咖啡的人，其罹患風濕性疾病的機率，比喝較少咖啡的人高出兩倍，這項研究證實了貝特曼蓋理茲醫生的觀察。類風濕性關節炎在喝咖啡的人口中非常普遍，因為**咖啡**具有**脫水**的作用。按照常規的醫療標準來看，關節炎被認為是不可治癒的疾病，不過，貝特曼蓋理茲醫生似乎已做到所謂不可能的任務，他治癒

許多關節炎患者，療程中他只是讓患者喝更多的水，少喝咖啡和其他飲料。

其他研究人員指出，水喝太少會增加**腎結石、乳腺癌、結腸癌、膀胱癌、肥胖、二尖瓣脫垂**（心臟病）和身體與精神健康方面問題的風險^{（註1）}。

慢性脫水

美國醫學研究所建議，我們每日至少要喝八大杯水，這是身體一天從排汗、呼吸和排泄所流失的量，也是每日最低的飲水量。

我們經常聽到每日建議量為八大杯水，但是一杯水的量究竟是多少？4盎司、8盎司或12盎司？你需要的水量視你的身型而定，體型高大的人需要的水量比體型瘦小的人多，一般的經驗法則是，體重每60磅（30公斤）為一單位，一日要喝到1夸脫（1,000毫升）的水，因此，一個120磅（55公斤）的人，每日至少需要2夸脫（2,000毫升）的水；一個210磅的人，每日則需要3.5夸脫（3,300毫升）。此外，如果你的活動量大、住在乾燥或炎熱的地方、季節是夏天，或者食物和飲料含有利尿作用，那你則需要喝更多的水。大多數的人水都喝不夠，因此有輕度長期脫水的症狀。

你很可能現在就有長期脫水的現象，不過你或許會說「我沒有脫水，我白天喝很多水，並不覺得特別口渴」，但這正是問題所在！**脫水未必會感到口乾舌燥**，大多數人水都喝不夠，我們平常喝的都是咖啡、汽水或一些其他飲料，而**非純水**。

口渴，就像許多其他生理過程一樣，**會隨著年齡增長而變得愈來愈遲鈍**^{（註2）}，這並不表示年紀大就不需這麼多水分，這意味著我們沒有那股動力喝那麼多的水。因此，許多上年紀的人甚至不知道自己脫水，這在中老年族群中是很普遍的現象，也是被認為是65歲以上老年

人最常住院治療的原因之一。在一項研究中顯示，因脫水住院治療的人，一年內死亡的人數約一半左右，即使這些患者知道脫水是他們的問題之一，他們仍然沒有喝足夠的水，由於沒有口渴的感覺，所以就傾向於不喝水。

　　儘管老年人在這方面的風險最大，但他們不是唯一長期脫水的族群。通常，我們的工作和日常生活太忙碌，我們沒有時間喝水，經常都是等到有空時才補充水分，無視於口渴的反射反應，使得這種感覺變得遲鈍，久而久之習慣於忽略身體微妙口渴的信號，因此**我們毫無意識到自己正在脫水**。也就是說，年輕人也可能成為長期脫水的族群。

　　另一個問題是，我們往往用飲料而不是水來解渴，許多人誤以為咖啡、茶、汽水與果汁都和水一樣好，請記住，**體內細胞需要的是水**，不是汽水。如果你喝含有咖啡因的飲料來解渴，其實這麼做並不能滿足身體需要的水分。**咖啡因**和**糖**會導致身體缺水更嚴重，如果再以喝飲料來解渴，問題將會惡化。你每喝一次飲料，你至少就要多加一半飲料量的水至每日八大杯的飲水量內，這樣才可以保持平衡，如果你不這麼做，你就會脫水，唯有水可以滋潤身體，治療身體的脫水現象。

　　全美國家研究院進行一項研究顯示，女性平均一天只有喝2.6杯（615毫升）的水[註3]，大多數她們補充的液體都是來自飲料。這個發現指出，大部分的婦女很可能長期脫水。巴爾的摩約翰霍普金醫院研究人員的另一項研究發現，大約有41%，年齡在23～44歲的男性和女性，或多或少都有長期脫水的狀況[註4]。有些食品消費調查顯示，大約有75%的人口（所有年齡層）有長期輕度脫水的現象。

　　即使**脫水**程度在體重的**1%**以下，也會導致生理功能障礙，包括心血管功能和體溫調節[註5-7]。在正常的情況下，當身體水分流失達體重的**0.8～2%**時，我們就會感到**口渴**[註8-9]，這時，身體處於一種輕微脫

水的狀態，如果這種情況持續存在，它很可能會變成長期現象。即使是輕微長期的脫水也有其危險性，會對身體功能和運作造成許多不良影響。研究顯示，流失2%的水會造成算術能力和短期記憶力顯著下降（註10），如果一個150磅（68公斤）的人流失體重2%的水分（3磅／1.3公斤），他的心智和生理功能將會降低20%（註11-12）。

通常喝一杯或兩杯水即可舒解輕度脫水的狀態，但如果脫水的狀態大於體重的3%，那麼要解除脫水狀態，需要的就不只是一杯水而已，在這種情況下，可能得在**18～24小時**內持續補充大量的水（註13）。

自古，水就被公認具有維護身體健康的作用。醫學之父希波克拉底建議增加飲水量以治療和預防腎結石，今日醫生也建議多喝水，基於相同的目的。大約有12～15%的人口在其一生中的某個時間點會有腎結石的症狀（註14-15），其中長期脫水的人發病率較高。雖然還有一些因素會影響腎結石形成，例如年齡和氣候，但從希波克拉底時代以來就已證實，只要調整飲水量就可以成功預防腎結石。

如果你想預防癌症，或者至少預防某些形式的癌症，看來你要每天喝大量的水，這聽起來很簡單，只要喝五大杯水，就可以減少**45%**罹患**結腸癌**的風險；減少**50%**罹患**泌尿道癌**（膀胱、前列腺、腎、睪丸）的風險；減少**79%**罹患**乳癌**的風險。

長期脫水其中一個最常見的問題是便祕，一個健康、水分充足的人，每天腸道如果沒有兩次，也該至少有一次完全的蠕動。如果你一天三餐，那麼你至少一天要有一次排泄量，且這個過程應該是快速輕鬆的，然而，如果你要用力、耗時數分鐘，這就表示你有便祕的狀況。

結腸（腸道最末端）通常會從排泄物中吸收一定量的水，以促進排泄順暢。當身體脫水導致水分流失時，體內為了減少水分的虛耗，會在排泄物通過結腸時，排除大量的水分，結果使得糞便變得乾硬難以排泄，造成便祕，不過解決的方法很簡單：多喝水。

另一種常見的長期脫水症狀是疼痛和抽筋。當身體缺水時，肌肉疲勞、痙攣和抽筋的情況更容易發生^(註16)。當活動量過大時，大多數人都曾經有腿抽筋的痛苦經驗。運動會造成大量流汗，更容易導致脫水，進而促使肌肉痙攣的發生率提高。

許多人有長期頸部和背部疼痛與抽筋的問題，他們通常去看醫生拿止痛藥或整脊，\脊椎治療師會放鬆患者的肌肉和調整筋骨，不過，如果問題是出在長期脫水，日子久了，肌肉還是會再抽筋，很快地又得再回到脊椎師那兒調整。藥物和整脊無法治療脫水的狀況。

疲勞、頭痛、頭昏腦脹、無力或失調都是脫水造成的結果。有趣的是，我們大多數的頭痛都只是因為缺乏水，不過，多數人的因應之道不是喝水，而是吃止痛藥，如阿斯匹靈或泰諾來舒緩疼痛。這些止痛藥無法解決根本的問題，身體仍然處在缺水狀態，止痛藥的作用只是讓神經的痛覺變得遲鈍，反而讓人忽略身體告訴你它需要水的警訊。令人驚訝的是，只要喝一大杯水，許多人的頭痛就可以在15分鐘內減輕，而不是靠止痛藥。水可以真正解決問題，而不是讓神經鈍化，掩蓋表面浮現的疼痛。

脫水與胰島素阻抗

脫水的影響之一是胰島素抗性，胰島素抗性會促進胰島素分泌過量，胰島素是一種儲存脂肪的激素，會導致更多食物轉化為脂肪，脫水會造成暫時的胰島素抗性，如果脫水變成一種長期現象，結果就會導致慢性胰島素抗性，從而促進體重增加。

當**血管缺水時，血液中的血糖濃度會提高。血糖濃度越高，胰島素抗性就越大；胰島素抗性越大，血糖值也會越高，這是一個惡性循環**。當血糖值偏高時，你的身體會試圖透過腎臟過濾，排除血液中多餘的葡萄糖，進而導致頻尿。每當你吃糖或任何**碳水化合物**時，你的

血糖值就會升高，結果**脫水的情況就會加深**。

　　除了整天喝水外，你也要配和用餐飲水，以避免碳水化合物引起的脫水，同時也可增加餐點量，有助於滿足飢餓感，提供介質幫助食物消化和吸收。有些人聲稱吃飯配水會沖淡消化酶的活性，進而減少它們的效力，但事實並非如此，吃飯喝水可以增加酶的效率，大原則是**不要喝過量的水**。水幾乎可以立即被胃壁吸收，進而促進消化酶和胃酸分泌，改善消化功能。在大熱天中，你可以看到水如何快速地從你的胃進入血液。當你很熱與脫水時，喝一大杯水可以讓你在5分鐘內開始從頭部冒汗，只要在短短幾分鐘之內，水可以從你的胃進入血液，進而產生汗水，它不會在胃中停留很長的時間。

　　水對正常的消化和酶的活性非常重要，例如，一碗水添加幾滴食用色素攪拌後，色素立即擴散至整碗水，幾秒鐘後水會變成色素的顏色。第二碗則是燕麥片加足量的水使其成糊狀，然後加幾滴色素，結果會如何？染料會滯留在幾處，不會擴散至整個碗。這類似於胃中的食物，染料代表消化酶，這些酶必須與咀嚼過的食物粒接觸，才能發揮最大效益分解食物。如果咀嚼過的食物沒有與足夠的水混合，酶就無法觸及所有的食物粒，發揮最大效果。攝取足夠的水可以稀釋食物，讓更多的酶與食物混合。

　　如果你不喜歡邊吃飯邊喝水，那麼你可以在吃飯前5～10分鐘先喝一大杯水，這可以給予身體消化時需要的水分，有助於填飽肚子，讓你沒有飢餓感，並且啟動飽腹感的訊號。

減重密招：餐前先喝水減少食量

　　水是最終極的減肥飲料，因為它零熱量，可以抑制食慾，促進新陳代謝，有助於消除脂肪。沒錯，喝水有助於消除脂肪！研究顯示，

飲水量減少會促進脂肪堆積，所以增加飲水量具有相反的作用。

　　腎臟的工作是過濾血液中的廢物、保持體內電解質和pH平衡，所以腎臟需要大量的水分來執行它的功能，如果水分不足，血液會充滿太多廢物，以至於腎臟無法有效運作。由於保持體內化學平衡是健康的關鍵，這時肝臟會接手腎臟的任務，取代已經疲乏不堪的腎臟。於是反過來，肝臟除了必須執行其所有常規的職責外，相對也多了一些不必要的壓力。肝臟其中一個工作是將脂肪轉化為身體所需的能量，不過，如果肝臟竭力支援腎臟的工作，在這樣的壓力下，它便無法將它本身的功能發揮到極致。這樣一來，轉化為能量的脂肪燃燒變少，體內累積更多的脂肪，所以，當你多喝水時，腎臟和肝臟就能更有效地運作，同時間有更多的脂肪會被代謝與消除。

　　如果你沒有喝水的習慣，那你一定是藉由其他來源來補充身體所需的液體。但是，**沒有其他的液體可以完全代替水**，大多數我們喝的飲料都會造成體重問題。

　　減肥主要的關鍵是，以水取代平日喝的所有飲料。大多數飲料都是空熱量，幾乎沒有營養價值，但熱量很高，飲料喝得越多，熱量攝取量就越多。一杯16盎司的柳橙汁大約有220大卡，一杯12盎司的汽水大約有150大卡。另一方面，水不含熱量，喝水代替這些飲料，可以減少更多的卡路里攝取量。

　　我們每天傾向於吃等量的食物、攝取等量的卡路里。不過，飲料的卡路里則全算是額外的熱量，不管你在兩餐之間喝多或喝少，你還是大約會吃等量的食物。研究顯示，喝含糖的飲料對正餐吃多少的影響不大，不管我們喝多少飲料，我們還是會吃相同的食物量，而以水代替飲料則可以大幅減少每日的卡路里攝取量。

　　你或許會說認為「我喝的是低卡路里飲料，應該還好」，但其實並不然，食用含有人工甜味劑的食物並不是一個好主意，它們會刺

激甜食口慾，讓人產生甜癮。一個人若習慣食用人工甜味劑食物和飲料，就開始會有壞習慣，進而導致暴飲暴食，特別是營養價值極低的食物和飲料。

甜食或開胃飲料的另一個問題是它們會刺激唾液腺，誘導身體以為它將得到食物。這時身體會運作加快以準備飽餐一頓，但它得到的卻只是液體且立即消化。隨後身體期待接受固體食物，因此你會感到「飢餓」，最終你以吃零食解決，攝取了多餘不必要的熱量。

飲料不管是否為低卡路里，都會讓人感到口渴，進而想喝進更多。例如，含有咖啡因的咖啡或汽水都有利尿作用，你或許喝一杯汽水解渴後會立刻暫時感到滿足，不過，由於咖啡因利尿，不止讓人小便頻繁，很快你又會再次感到口渴。如果這時你再喝另一杯汽水，這個循環就會再來一次，漸漸地，脫水情況愈來愈嚴重，同時也喝進更多的汽水與熱量。如果一開始你以喝水解渴而非喝汽水，你就不會很快感到口渴，而且你也不會攝取太多熱量或人工香料、咖啡因和其他化學物質，刺激你的味蕾，造成上癮現象。

研究人員針對12名健康男性和女性進行一項有趣的咖啡研究，其中這些人都是咖啡愛好者，但在研究開始前五天，禁止他們喝或吃任何含有咖啡因的飲食，之後，再允許他們可以每天喝六杯咖啡。研究人員發現，當受試者喝過咖啡後，他們從尿液中排出的水分，遠比他們從飲食中攝取的水分還多，所以他們處於水分流失的現象，全身的水分流失2.7%，然而，儘管在這種脫水的情形下，其中還是只有兩位受試者感到口渴。

水應該取代所有的酒精、咖啡、紅茶、綠茶、汽水、果汁（通常含有額外的糖）和調味飲料，其中你更要避免的是含有糖、咖啡因或酒精的飲品，這些飲品含有最多熱量，同時具有強力利尿和脫水的作用。

這並不是意味著你永遠都不能喝這些飲料，如果你一定要喝這類

型的飲料，請確保接下來你要喝等量的水。經驗法則是，每喝一杯咖啡、茶或汽水，你至少要多喝飲料量一半以上的水，但這些水量並不列入每日必需的飲水量中，你仍然每天要喝八大杯水。酒精的困擾更大，因為它需要八倍的水量才能代謝，所以，如果你喝一盎司的酒，接下來你就得喝8盎司的水才能代謝完全。

光靠喝水就可以促進新陳代謝，燃燒更多的額外卡路里。德國和加拿大的研究人員發現，喝下17盎司（**500毫升**）的水，代謝率會提高**30%**以上。研究人員觀察到，在喝水後10分鐘內，新陳代謝就開始提高，30～40分鐘後，代謝率達到最大值，並且持續長達一個小時。基於這些測量資料，研究人員估計，如果每日飲水量增加至1.5公升，每年就會多燃燒17,400卡路里的熱量，或相當於大約5磅（2.4公斤）的重量[註17]，雖然5磅不多，但這5磅減掉的可是你身體多餘的脂肪。

喝水減肥如果是喝冰水，效果則會加倍。卡路里的定義是每一公克水升高1度所需要的能源量。就卡路里的定義，是基於提高水的溫度而言，那麼當身體必須將冰水提高至符合你的體溫時，它就必需燃燒更多卡路里，這個論點似乎合乎邏輯。當你喝下冰水後，它會在體內循環，然後從尿液中排出，而尿液的溫度和你的體溫是一樣的，因此，你的身體一定有將水溫提高，體內一定有消耗卡路里。

冰水溫度是0℃（32℉），體溫是37℃（98.6℉）。如果是473.18公克、16盎司（473毫升）的液體，每提高一公克水1℃需要一大卡，所以，為了讓你的體溫提高16盎司冰水的溫度至98.6℉（37℃），它需要燃燒17.5大卡的熱量，如果你每天喝2.5夸脫（2,395毫升）的冰水，你每天就可以多燃燒87.5大卡，或每年多燃燒31,937.5大卡，這相當於9磅（4公斤）。如果你已經每天喝1夸脫的水，再加上1.5夸脫的冰水，那麼每年你就可以只靠喝水減重14磅（6.4公斤）！這真是一個輕鬆容易的減肥法，這也是另一個你要以冰水取代你平時所喝的飲料的原因。

如果你的目標是永久瘦身成功，那麼你更要試著養成只喝水的習慣（除非遇到特殊的場合）。一旦你養成這個習慣，你將會開始喜歡水勝於其他飲料，因為水可讓你更解渴。人們常說他們不喜歡喝水，但他們真正想表達的是，他們已對**化學物質飲料及糖分上癮**，他們需要滿足這份渴望，然而，即使一天一杯飲料，對體重也會產生極大的影響。

只要用水取代其他飲料，就可以為你的健康和體重帶來顯著的影響。例如，唐娜・古考夫斯基（Donna Gutkowski）將每天喝六到八罐的山露**汽水**（Mountain Dew）**改成水**後，她**瘦了整整35**磅，「我可以穿得下我以為永遠都不能再穿的衣服了！」談到她即將舉行的婚禮，她說：「我可以走向婚禮台前，看起來比我這十五年來都還要健康美麗。」

鮑勃・巴特斯（Bob Butts）說，「我輕輕鬆鬆減掉了15磅，但我還是照吃不誤，我必須說，你讓減肥變成是一件輕鬆容易的事，我的兩兄弟，其中一人減掉100磅，另一個人減掉30磅。」

你不是餓，你只是口渴

大多數人不太瞭解身體口渴的訊號，往往將之誤解為飢餓，最終以吃來解決身體缺水的呼救。當然，當你口乾舌燥時，你知道你口渴，不過，當身體出現這種症狀，表示你已嚴重脫水，口乾就是嚴重脫水的徵兆。不過，如果你提早留意身體缺乏水的訊息，這種脫水情況是可以預防的。

口渴的第一個跡象是有點想喝水，如果我們忽略這個感覺，脫水的情況會加重，身體因此被迫採取其他的方法激勵我們喝水。第二個跡象是感覺**胃空空的**，**當身體極度渴望得到水時，它會產生飢餓感、誘導進食**，以便從中得到足夠的液體、預防脫水。身體其實並不餓，

只是缺水，如果你繼續忽略身體的訊息，或者吃一些無法供應水分的食物，你的嘴巴就會更乾燥。口乾是一個非常明確身體需要水分的訊息，它可能伴隨著疲勞、頭暈或頭痛，這時，你已經陷入嚴重脫水的現象了。

　　一個非常重要的概念，如果在兩餐之間感到肚子餓，很有可能身體只是在暗示缺水，而不是飢餓。之前你忽略了口渴的信號，現在身體正呼求水分，此時唯一解渴的方法就是喝水。然而，我們往往會做其他的事，例如喝咖啡、汽水或吃零食等，雖然得到即時的滿足感，但從長遠來看，這反而使問題變得更糟。

　　本書所述的飲食法中，有部分是要意識到兩餐之間的飢餓感，事實上是身體缺乏水的訊號，而非想要食物和飲料。在兩餐之間限制飲食，當你感到飢餓時，水就足以滿足你的飢餓感，讓你感到飽腹，產生滿足的感覺，這種感覺或許只能持續一兩個小時，不過還好，因為到時你的身體又需要再喝一杯水。所以，餓了再喝一杯！整天下來，在兩餐之間感到飢餓時，方只要喝水就好。

　　這樣一來，你就可以得到你需要的水分，無須嘗試或強迫自己喝水。當你開始喝更多水時，你對口渴的感覺會愈來愈敏感，或者事實上是重新活躍起來，你會更加意識到你對水的需求，這會讓身體在尚未發出口渴訊號前就已先得到滿足。

　　在兩餐間喝水可以有效減掉多餘的體重，過程中不會有節食的不適感。貝特曼蓋理茲醫師說，「我知道有一個重達480磅的男人，每當肚子餓時，他就喝水，一年下來他減掉了290磅，過程中不得不做兩次切除鬆弛皮膚的手術。另一個男子一年半瘦了156磅，他的褲子小了14號，喝水瘦身減重真是輕而易舉！」哇！只要喝水就有如此驚人的減重結果。

鹽與礦物質

當你的身體透過**流汗、排尿**等流失水分時，同時你也流失對健康很重要的電解質（礦物），其中兩種最重要的礦物為鈉和氯。

鈉和氯是人體內第五和第六大豐富礦物質，一個體重130磅（60公斤）的人，其體內各含有90公克的鈉和氯，總量大約36茶匙之多。人體內含量最多的礦物質分別為鈣、磷、鉀和硫。

鈉是維持正常體液、酸鹼平衡，以及協助神經脈衝傳遞的重要礦物質，氯也是維持正常體液、酸鹼平衡，和適度幫助消化功能的重要礦物質。長期缺乏這些礦物質會導致兒童生長障礙、肌肉痙攣、無感、食慾不振和消化不良。過度出汗、嘔吐或腹瀉會引起急性礦物質缺乏，進而引發嚴重電解質耗竭，造成昏迷或死亡。運動員在高溫下比賽或運動，經常會因為大量出汗而流失大量電解質，許多人因此住院，甚至死亡。基於這個原因，運動飲料或液體飲品大受歡迎，但這些飲料主要的成分是**水和糖**，其次就是**氯化鈉**（食鹽）。

許多年來，醫學「專家」告訴我們要限制鹽（鈉）的攝取量，雖然他們公認飲食中需要鹽，但他們假設我們已攝取太多鹽，並且讓全世界的人都相信每個人需要降低鹽的攝取量。他們推論，降低鹽攝取量可以降低血壓，進而自然降低心臟病發作的風險。**過去三十幾年來，我們減少65%的鹽攝取量，然而對高血壓或心臟病的發作頻率卻沒有很大影響**[註18]。**事實上，罹患高血壓的人數正在增加，這顯然與理論不甚相符。**

根據比利時魯文大學心血管內科詹・斯戴森（Jan Staessen）博士和同事指出，這個理論是錯誤的。他的團隊調查發現，只有收縮壓（血壓較高值）會隨著鹽的攝取量增加而慢慢增加，但這種上升並不會使高血壓或心臟病發作的風險增加，他們的發現剛好相反，降低鹽

攝取量與心血管疾病和死亡率增加有關。事實上，他們的研究指出，隨著鹽攝取量逐步降低，死亡率也逐步惡化（註19）。斯戴森博士說：「我們目前的研究結果駁斥了電腦模式，認為減少鹽攝取量可以挽救生命與維護身體健康的『理論說』估計，同時也不支持目前建議的『每個人』都要減少鹽攝取量的理論。」

現有證據顯示，大幅減少鹽的攝取量，對某些人來說可以小幅降低血壓，然而對大多數人而言，卻會造成其他健康問題的風險。除了斯戴森的研究之外，來自其他機構的研究人員也表示，倘若低於我們目前的鹽攝取量，很可能會增加**罹患胰島素抗性、新陳代謝症候群、充血性心臟衰竭、糖尿病、脫水和死亡**的風險（註20-22）。

不要擔心鹽可能會使你的血壓升高而害怕吃鹽，高血壓與鹽的所有研究總結指出，血壓正常的人，吃鹽並不會產生不良的影響；患有高血壓的人中，其中大約只有3%的人是受到鹽所影響，原因是他們有長期脫水的問題。貝特曼蓋理茲醫師的研究也顯示，多喝水可以降低高血壓，在這個領域他一直非常成功。另外，生酮飲食有助於降低血壓，所以在飲食中加鹽，對你的血壓並不會造成負面的影響。

美國國家研究院建議限制每日鹽的攝取量要低於6公克（1茶匙的鹽為5.69公克），一份包含32個國家，一萬名受試者的國際鹽研究指出，平均每個人每日攝取9公克的鹽。不過，有些人口的攝取量更是遠大於此，例如日本某些地區鹽漬食物非常普遍，平均每人每日鹽的攝取量高達26公克或以上（註23）。日本全國平均每人每日鹽的攝取量為11.4公克，儘管高鹽飲食，但日本是世界上最長壽的國家之一，相對地高血壓和心臟病的罹患率也較低。

鹽也有助於排毒，清除體內有毒的鹵化物。鹽中的氯是鹵化家族的一份子，**氯**可以與溴相互競爭，有助於腎臟排出溴和氟化物（註24-25）。事實上，多年前醫生會給予治療劑量的鹽，以協助患者將體內的溴排出。

低鹽飲食會加劇體內溴和氟化物的毒性，當實驗老鼠餵食低鹽飲食時，其體內溴的半衰期比正常飲食的老鼠延長了833%^{（註24）}。

除非你的醫生給你一個充分的理由關於你不該吃鹽，不然，你就沒有任何理由要限制鹽的攝取量。一天幾公克（二茶匙左右）似乎對大多數人而言是相當安全的，甚至對鹽或鈉敏感的人也是，只要他們配合足量的飲用水。我建議你使用海鹽，因為其含有微量礦物質，一般加工的鹽則不含礦物質。微量礦物質如鈉和氯會被身體排出，所以必須補充。來自海水或其他來源的膳食微量礦物質補充劑，也是重要的微量礦物質補充品，通常是以液體的形式在一般保健食品商店內銷售。

由於水含有氟化物和其他污染物，使用家庭式淨水器已非常普遍，雖然這或許可以解決問題，但卻會衍生出另一種問題。純淨水已去除大多數礦物質，然而，當它進入體內時又會吸收體內的礦物質，並且將它們排出體外。因此，喝這類的水甚至可能導致礦物質缺乏，所以，如果你喝的是蒸餾水或過濾水，你更要多吃海鹽和補充微量礦

每日流失的水分 (ml)			
流失途徑	常溫（68 ℉／20℃）	天氣炎熱	劇烈運動
皮膚	350	350	350
呼吸	350	250	650
排尿	1400	1200	500
出汗	100	1400	5000
排泄物	100	100	100
總量	2300	3300	6600
資料來源：Textbook of Medical Physiology, 8th Ed, Arthur C. Guyton. 1991, W.B. Saunders Company			

物質補充劑。

　　如果你在進行生酮飲食計畫時發生**肌肉痙攣**，這表示你可能需要更多的**水**或**礦物質**。為了避免肌肉痙攣，請確保飲食中含有足量的海鹽，並且攝取**鎂**補充劑（一天約400～1,200毫克）。**鎂**的最佳來源之一是一種名為鎂油的產品，它不是真的油，而是一種**氯化鎂**的懸浮狀溶液，你可以將這種溶液擦在皮膚上，感覺非常滑溜就像抹油一樣，因此得名為鎂油。**鎂透過皮膚吸收更快**，對有些人來說，口服鎂具有強效**通便**的作用。有些人在椰子生酮飲一開始會有腹瀉的現象，這種影響通常是因為補充鎂所造成的。使用鎂油塗抹在肌膚上往往可以避免這個問題，只不過用這個方法，你就無法得知究竟身體吸收多少鎂。不過，這不是什麼大問題，因為透過這個方式，你吸收的鎂量會比口服還多，而**大多數人的體內都缺乏鎂**。

找方法確保每日充足的飲水量

　　大多數成年人一天需要喝2.5夸脫（2,400毫升）的水，但很少人真正做到。你不能依賴推測，只知道我們一天需要喝大量的水，但卻無法落實。我們往往忘記或高估自己喝的水量，特別是當我們還喝其他飲料之時，有些人一整天連一杯白開水都喝不到，卻自認為身體所需的水分已經足夠，但事實並非如此。

　　如果你記錄一天喝下多少水，你會發現你的飲水量遠遠不及所需的量。你可能以為你喝了大量的水，喝得比平常還多，但對大多數人而言，這可能遠比體重每60磅（30公斤）為一單位的人，每日要喝一夸脫（1,000毫升左右）的水的建議量還少。

　　為了達到每日最低建議量，你需要方法準確記錄你的飲水量。其中一個方法是隨身攜帶小筆記本，記錄白天喝下的每一杯水，並且在

一天結束前，計算總飲水量。千萬不要等到睡前才補充兩夸脫的水，不然你一定會整夜起床上廁所，請確保在白天喝足量的水。

我認為最好的方法，是在早上將你一整天要喝的水量，先裝滿一個或多個容器，然後目標就是在就寢前喝光容器中的水。你或許需要兩個以上的容器，其中一個可以讓你隨身攜帶。

我不建議你喝其他的飲料，特別是咖啡、茶或汽水，不過如果你真要喝，事後你最好在每日最低飲水量中再多喝一半飲料量的白開水。如果你嚴格遵守這些原則，這樣你就不會喝太多額外的飲料，因為你會喝下大量的水，且不會想再喝其他的飲料了。

記住，每日建議飲水量是最低標準，這些水量相當於我們每日從尿液、糞便、排汗和呼吸流失的水量，你只是補充這些流失的量而已，如果需要你可以喝更多水，而且在某些情況下，你也會想喝進更多的水。如果你有做運動或居住於氣候乾燥炎熱的地帶，你或許需要更多的水分，但是應該增加多少水量呢？這一切完全取決於體內流失的水分，**觀察尿液顏色是一種方法，如果它是暗黃色或琥珀色，這表示你正在脫水，需要補充更多水分。你的尿液要呈淡黃色，幾乎是透明的顏色。其他脫水的徵兆包括口乾、虛弱、頭暈、頭痛、肌肉痙攣、便祕和在溫暖的氣候中不會出汗。**

總之，本章節的重點為：

- 喝水代替飲料。
- 每當口渴時就要喝水。
- 兩餐之間每當感到「飢餓」時，多喝水而不是吃點心。
- 體重每60磅（**27公斤**）為一單位的人，每日要喝一夸脫（**1,000毫升左右**）的水。
- 除了水外，若有喝其他飲料，那麼請在每日最低飲水量中再增加一

半飲料量的水。

• 運用方法確保你做到每日建議的最低飲水量。

• 如果氣候炎熱乾燥或做激烈運動時，務必增加飲水量。

• 檢查尿液顏色以決定是否需要更多的飲水。

　　我經常問人們是否有喝足夠的水，大多數的人會回答：「當然！我一天喝三夸脫」，但他們仍然有脫水現象，為什麼呢？因為室外溫度高達98℉（36.7℃），他們失去的水分比平常多。人們經常忽略環境因素，所以，即使他們一天喝進三夸脫的水量，仍然無法滿足他們體內對水的需求。

　　在夏天，如果你居住於炎熱乾燥的氣候地帶，你需要將每日飲水量再提高大約一夸脫（1,000毫升左右）；如果你的運動量大，或者喝其他的飲料，那你也要增加飲水量。這聽起來似乎水量很多，不過，你的身體需要這些水。另外，請記住，特別是如果你平日喝的是蒸餾水或過濾水，飲食中一定要添加更多的鹽。

　　在溫度68℉（20℃）的氣溫下，久坐不動的成年人，每天大約會流失2,300毫升（2.4夸脫）的水；在炎熱的天氣下，每日大約流失3,300毫升（3.5夸脫），如果是長時間劇烈運動，流失的水量更可能高達6,600毫升（7夸脫）。由此可知，在溫暖氣候或活動量大時，你必須喝更多的水以補充流失的水量。如果你有健身且大量流汗，那麼你需要的水量可能是每日建議量的三倍，且應同時補充足量流失的礦物質。

　　其他促使水分流失的因素有：高蛋白飲食、酒精、咖啡因、糖、利尿劑與草藥；或者吃大量乾燥、濃縮的食物，例如餅乾、椒鹽餅、薯片、乾果、肉乾、燕麥等乾燥需要大量水分的濃縮食物。此外，因為海拔越高，氣候越乾燥，居住在海拔較高的乾燥環境也會增加水分流失。

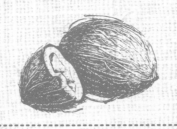

15
Chapter

低碳水化合物、高優脂飲食
食物——類別選擇技巧

Low-Carb, High-Fat Eating Plan

控制碳水化合物攝取量

「使用椰子油後，我瘦了17磅，我沒多做什麼，只是用椰子油來烹調晚餐（並不是每晚）以及搭配幾個實驗性食譜。實際上，在這個過程中，我也沒做什麼運動。」
——**Malikah**

「在每天食用一點初榨椰子油長達三至四個月後，我可以很開心地說我瘦了31磅，我簡直不敢相信，而且我的尺寸從18回到12，這種感覺真是好極了！」
——**Rose**

許多人像麥利肯（Malikah）和蘿絲（Rose）一樣，提到只要在飲食中添加椰子油，就可以帶來輕鬆減肥的效果。其中的原因是因為椰子油可以促進新陳代謝、增加精神體力和促進活動量、抑制食慾、減少對糖的渴望，並且提高甲狀腺功能。然而，有些人在日常飲食中添加椰子油，但似乎沒有任何明顯的減重變化，為什麼有這些差異呢？原因是在這個過程中涉及許多因素。

其一，如果你在飲食中加入椰子油，但仍然繼續吃**氫化油**和其他劣質油品，你就不能指望減肥，你必須將這些油全換成椰子油，這樣你才能開始看到改變。同時，你的飲食中要添加足夠的椰子油，也才能對你的代謝產生衝擊。增加一或二湯匙效果不大，你需要三湯匙或以上才能看到效果。此外，如果你繼續吃高碳水化合物飲食，外加大量糖和精製穀物，那麼，即使你在飲食中添加椰子油也不會看到明顯或任何的減肥成效。

體重若要明顯下降，**碳水化合物**（澱粉、甜食）一定要避免，或者至少要減少。椰子油搭配低碳水化合物效果最好，特別是當它為主要的膳食脂肪來源時。減重最有效的飲食為極低碳水化合物、高脂和

以椰子油為主的生酮飲食法。

典型生酮飲食〈編審註：疾患治療用，如腦瘤、癲癇等。〉限制卡路里的攝取量為總熱量的2%，這相當於一天大約**10公克**的**碳水化合物**，**脂肪**則占總熱量的**90%**，**蛋白質**占總熱量的**8%**，這是一個非常嚴格的飲食法，讓人難以長期執行。

相較之下，椰子生酮飲食比較可口且容易執行，許多人在限制碳水化合物攝取量達40～50公克後，其尿液檢測就可以測得酮值，這表示體內已產生溫和的生酮作用。然而，對碳水化合物更敏感的人則需要刪除更多的碳水化合物。生酮飲食中，每日碳水化合物的攝取量需限制在30公克（6～8%的總熱量）以內，在這個階段，大多數人的尿液都含有酮，表示他們已進入酮體狀態。脂肪大約占每日總熱量的70～80%，蛋白質占大約15～20%。一般的經驗法則是，蛋白質攝取量應限制在以正常或理想體重為準，每一公斤（2.2磅）攝取1.2公克（理想體重請參考第340頁身高和體重表）以下。

你無須擔心總卡路里量，你的主要目標是留意碳水化合物攝取量，不要超過30公克！這使得該飲食法簡單易於執行，由於你吃下的**蛋白質有高達58%會轉化成葡萄糖**，因此你不會想攝取過量的蛋白質。這不是高肉類或高蛋白質飲食，你的蛋白質攝取量要充足，但要適量，讓脂肪取代缺少的碳水化合物熱量。

這種飲食法可以落實終身，不會營養不良，它提供所有身體健康所需的營養素。事實上，**愛斯基摩人**的傳統生活，甚至延續至今，全都是肉類和脂肪。他們的飲食有**80%以上全都是脂肪**，來自植物的碳水化合物只占他們總熱量的1%以下，但他們很健康，沒有我們今日高碳水化合物社會中常見的疾病，如**阿茲海默氏症**、**帕金森氏症**、**癌症**、**心臟病**或其他**退化性疾病**。這種新式飲食法比愛斯基摩人飲食包含了更多植物性、種類繁多與更營養的食物，它可能比你之前吃過的

任何飲食都還要健康。

　　一開始你要計算吃下的所有碳水化合物量，這點非常重要，不要用估計或猜測的，因為這會降低計畫的成效。當你有經驗後，你就可以憑經驗準備食物，而無須精確計算每一種碳水化合物了，準備一本飲食日記有助於你追蹤經常吃的碳水化合物食物。不過，在最初幾個月，你一定要嚴格限制碳水化合物的攝取量。

　　所有脂肪不在此限，意思是你可以吃的脂肪量沒有上限，飲食中盡可能多吃油脂，別再吃瘦肉了！多吃肥肉，包括動物的皮脂、含有烹調後的肉汁，越多越好。油脂讓食物更美味，食物中你要增添更多油脂，特別是椰子油。你會驚豔於蔬菜的美味，當它們搭配肉汁、奶油或椰子油時。如果你之前不愛吃蔬菜，之後你一定會成為蔬食的愛好者，因為你可以搭配脂肪一起享用。大多數的新鮮肉類、魚類和家禽都不含碳水化合物，雞蛋和乳酪則是含有少量；不過，加工過的肉類往往含有糖或其他添加物，以及防腐劑與其他食品添加劑。

　　你可以使用附錄中的營養計算表，算出飲食中精緻碳水化合物的含量。「精緻碳水化合物」這個術語是指可以消化、供給熱量，以及使血糖升高的碳水化合物，**膳食纖維也是一種碳水化合物，但它不會提高血糖或供應熱量，因此不在這個範圍內**。大多數植物類食物包含蔬菜、低含糖水果可消化碳水化合物和纖維，若要計算淨碳水化合物含量，需將纖維質從總熱量中扣除。附錄中的營養計算表列出各種全食物的淨碳水化合物含量，你可以從中計算混合包裝食物的淨碳水化合物含量。食品包裝上的營養成分標籤列出的是每份所含的卡路里、脂肪、碳水化合物、蛋白質和其他營養素含量，在這個標籤上的「總碳水化合物」標題下，你會看到「膳食纖維」，若要計算淨碳水化合物含量，你必須將總碳水化合物的含量減掉膳食纖維含量。

　　營養計算表列出的是最常見的蔬菜、水果、乳製品、穀物、堅果

和種子等，若你要找的食物不在列表中，包括常見的包裝食品和餐館食物，你可以參考www.calorieking.com網站。在這個網站中，你可以找到各種食物，包括標籤上的營養成分。若要計算淨碳水化合物含量，你仍然要按照上述的方法計算，許多網站有提供各種食物的碳水化合物含量表，另一個不錯的網站為www.carb-counter.org。

　　為了限制碳水化合物的攝取量，你要刪除或大幅降低飲食中所有高碳水化合物的食品。例如，一片白麵包含有12公克的碳水化合物，只要兩片就接近一天的極限。由於所有蔬菜和水果都含有碳水化合物，這樣一來，在接下來的一天中，你將只能吃肉類和脂肪，以保持在範圍內，但我想這並不是一個好主意。一份中型烤馬鈴薯含有32公克碳水化合物，這已超過一整天的極限；一顆蘋果含有18公克碳水化合物、柳橙有12公克、中型香蕉25公克。麵包和穀物含有最多的碳水化合物，一份4英吋（10公分）的鬆餅不加糖漿或甜味劑，含有13公克的碳水化合物、10英吋（27公分）的玉米粉圓餅含有34公克、原味貝果含有57公克。糖果和甜點一樣是高碳水化合物，且幾乎沒有任何營養價值，所以應從飲食中完全刪除，其他麵包和水果若不能完全刪除，也要有限制的攝取。

　　蔬菜的碳水化合物含量較低，一杯蘆筍含有2公克、一杯生捲心菜含有2公克、一杯生花椰菜含有2.5公克，所有萵苣類的碳水化合物含量都非常低，你可以吃這些綠色沙拉，搭配其他低碳水化合物蔬菜，無須擔心會超過碳水化合物的限制攝取量。

　　一般水果通常含有相當高的碳水化合物，但你可以有限制地攝取。莓果類碳水化合物含量最少，例如黑莓（半杯含有3.5公克的碳水化合物）、波森莓（半杯含4.5公克）、覆盆子（半杯含3公克）、草莓（半杯切成薄片，含有4.5公克）。任何水果、蔬菜或甚至穀物產品都可以吃，只要分量不大，都不會超過碳水化合物的攝取限制量。由於

大多數水果、澱粉蔬菜類和麵包都含有高碳水化合物，所以最好的方式就是完全避開這些它們。

讓我們來看一下典型的低碳水化合物飲食計畫，括弧中列出的是每一種食物的淨碳水化合物含量。

早餐

兩顆炒蛋（1公克）、一盎司切達起司（0.5公克）、半杯切片磨菇（1公克）、二盎司無糖切丁火腿（0公克）、一茶匙蔥花（0公克）、一湯匙烹調椰子油（0公克）。淨碳水化合物總量：2.5公克。

中餐

綠色生菜沙拉搭配二杯萵苣絲（1公克）、半杯紅蘿蔔絲（4公克）、1/4杯甜椒丁（1公克）、半顆中型番茄（2公克）、1/4顆酪梨（0公克）、半杯甘藍菜絲（1公克）、三盎司烤火雞肉絲（0公克）、一湯匙烤葵花籽（1公克），淋上無糖義大利橄欖油醬汁（1公克）。淨碳水化合物總量：12公克。

晚餐

一份豬排（0公克）以一湯匙椰子油（0公克）烹調、四支蘆筍（2公克）以一茶匙奶油（0公克）烹調、二杯煮熟花椰菜（3公克）搭配一盎司科爾比乳酪（0.5公克）佐各式香草和香料（0公克）提味、半杯草莓搭配1/4杯鮮奶油醬（6.3公克）。淨碳水化合物總量：11公克。

以上三餐總共攝取25.5公克淨碳水化合物，比每日30公克限制量少了4.5公克。從例子中你可以看到，上述飲食可提供各種營養的食品。

相較之下，讓我們來看看一些典型碳水化合物不受限的飲食。一份

典型的早餐：包括一杯玉米脆片（35公克）加半杯2%的脫脂牛奶（11.5公克），淨碳水化合物總量為46.5公克。一份冷式玉米脆片，幾乎全是碳水化合物，就已超過每日30公克限制量16.5公克，顯然對那些追求低碳水化合物、生酮飲食的人而言，冷式麥片並不是一個好選擇。

許多人意識到冷式玉米脆片早餐不是健康食品，人們吃它是因為方便、快速且美味，絕對不是因為它的營養價值。因此，熱式燕麥片被認為是較好的選擇，雖然一碗熱燕麥比等量的冷式玉米脆片更有營養，但碳水化合物含量其實一樣。一碗熱燕麥粥（21公克）加上一湯匙糖（12公克）和半杯2%脫脂牛奶（11.5公克），碳水化合物總量就有44.5公克。

一份典型的午餐可能包含：麥當勞巨無霸漢堡（42公克）、一份中薯（43公克）和一杯12盎司汽水（40公克），碳水化合物總量高達125公克，是生酮飲食四天以上的碳水化合物含量。

一份典型的晚餐可能包含：三片中型的義大利辣香腸披薩（97公克）和一杯12盎司的汽水，碳水化合物總量為137公克，再一次超過四天的總量。

大多數典型的餐點都是高碳水化合物，因此美國人（或歐洲人，或澳洲人）每日平均攝取超過300公克的碳水化合物。避免攝取過量碳水化合物的最好方法就是，在家裡用新鮮、低碳水化合物成分的食物自己料理。

這是否意味著你不能再吃披薩了？你不得不做出一些困難的決定。你想要披薩？還是甩掉水桶腰？這是你的選擇。如果你心想，吃披薩、冰淇淋或汽水沒什麼大礙，那麼你就會沉迷於這些食物，完全失去理智，只為了滿足口腹之慾。因此你需要這種飲食來戒除這些癮頭。

生酮飲食計畫並未禁止任何類型的食品，只是限制攝取量。所以你可以偶爾吃披薩，以維持在階段的計畫中，不過，你要限制分量並

且調整其他食物量，確保不要超過一天的碳水化合物攝取量。

放縱吃一餐高碳水化合物，然後從其他兩餐刪除所有的碳水化合物含量作為補償，這並不是一個好主意。假設你大口吃一塊含有28公克碳水化合物的餡餅，一天下來你只可以再吃2公克的碳水化合物，接下來的兩頓飯，你似乎只能吃肉類，即使你真的成功做到，但這絕不可取。而且一次吃下28公克的碳水化合物會影響你的血糖和酮值。之所以把限制碳水化合物攝取量放在第一位，就是要避免大量的糖湧入你的血液，因為這會引發身體失調。最好的方式是將碳水化合物分三餐攝取，沒有任何一餐的量超過一天總限制量的一半。

很顯然，你不可以像青少年一樣，隨意吃披薩或冰淇淋，身體對碳水化合物非常敏感，一根棒棒糖就足以破壞一切，阻礙體內酮體生成並且大幅降低酮值，更別提對血糖的影響。

你對食物的偏好會改變，當你開始吃更多的蔬菜後，特別是那些搭配奶油、乳酪和濃郁醬汁的蔬菜，比起你平常吃的垃圾食物，它們將會讓你更滿足。建議你一周吃幾次新鮮生菜沙拉，只要改變蔬菜類型、配料和醬汁，就可以變換出各種生菜沙拉。

自製沙拉醬是最好的選擇，如果你在商店購買，請避免那些加糖的沙拉醬，你可以檢查標籤上的碳水化合物含量。關於自製沙拉醬，請參考第十七章。

簡單的晚餐可能包含一份你最喜歡的肉類——烤牛肉、烤雞、羊排、鮭魚和龍蝦等，配菜為一份生菜或煮熟的蔬菜，例如清蒸花椰菜佐奶油與融化的切達乳酪。

你可以多吃全脂食物、奶油、鮮奶油、椰子油、肥肉和雞皮，脂肪對你有益，可以滿足飢餓感、避免對食物的渴望、大幅減少吃甜點的慾望。由於脂肪讓人有飽足感，所以少量食物就可以飽腹，因此總卡路里攝取量會下降。

基本食物的選擇

肉類

你可以吃所有新鮮的紅肉——牛肉、豬肉、羊肉、野牛肉、鹿肉和野味，以及各種切割的肉類，如牛排、肋骨、烤肉、排骨、絞肉等。有機飼養、草食，沒有施打激素和抗生素的紅肉是首選，吃的時候請連同脂肪一起吃。

避免吃含有硝酸鹽、亞硝酸鹽、味精或糖的加工肉類，這些大多存在於便餐和加工肉類之中，例如熱狗、臘腸、香腸、培根和火腿，不過，只含有香草和香料的加工肉類是例外。請閱讀成分標籤，如果它們不含化學添加劑或糖，那就可以食用；如果它們只含有少量的糖，不含其他化學物質，你仍然可以食用，只要將其中的糖量納入每天的碳水化合物總量內。如果你吃沾麵包屑炸肉類或肉餅，你一定要計算碳水化合物的含量。

所有類型的禽類都可以吃——雞、火雞、鴨、鵝、春雞、鵪鶉、野雞、鷓鴣和鴕鳥等。不要去皮，可以和肉類一起食用，這往往是最美味的部分。此外，所有的蛋類也都可以吃。

所有類型的魚類和貝類也都可以——鮭魚、鯛科魚、鱒魚、鯰魚、比目魚、沙丁魚、鯡魚、螃蟹、龍蝦、牡蠣、貽貝、蛤等，其中野生比人工飼養的好；魚卵或魚子醬也可以食用。

大多數新鮮肉類不含碳水化合物，所以你可以放心食用而不用計算碳水化合物含量，唯一的例外是貝類和雞蛋，它們含有少量的碳水化合物，例如一顆大雞蛋大約含有0.5公克的碳水化合物。加工肉類通常含有更多的碳水化合物，所以你要使用包裝上的營養成分標示來計算碳水化合物含量。

大多數人在進行生酮飲食時，他們往往很懷念以前常吃的椒鹽脆

餅、薯條和香脆零食。當然，這些食物含有高碳水化合物和有害添加劑。有一種零碳水化合物的替代食品為油炸豬皮，這是一種來自動物皮下脂肪層製成的零嘴，由於脂肪已被提煉出來，所以只留下蛋白基質，這種酥脆食品可當作零食吃，代替生菜沙拉上的麵包丁，壓碎後可取代炸魚或炸雞上的麵包屑，或者搭配炒菜或其他的菜餚。

乳製品

有一些乳製品含有相對較高的碳水化合物，有一些則較低。一杯**（236毫升）的全脂牛奶含有11公克的碳水化合物**；脂肪含量2%的低脂牛奶含有11.5公克；脂肪含量1%的低脂牛奶含有12公克，由此可得知，當脂肪含量降低，碳水化合物的含量就會增加。

一杯全脂原味優酪乳含有12公克的碳水化合物，脫脂有19公克；加糖香草低脂優酪乳有31克；水果低脂優酪乳有43公克。

大多數硬式乳酪的碳水化合物含量極低，軟式乳酪則含有較高的碳水化合物，但都還不算多。優質乳酪的選擇包括切達、科爾比（Colby）、蒙特雷（Monterey）、馬茲瑞拉（mozzarella）、格魯耶爾（gruyere）、艾登（Edam）、瑞士（Swiss）、菲達（feta）、奶油乳酪（原味）、卡特基乳酪（cottage cheese）和山羊乳酪（goat cheese）。一盎司切達乳酪只有0.5公克的碳水化合物；一整杯切達乳酪也只有1.5公克；一杯卡特基乳酪含有8公克；一湯匙原味奶油乳酪則含有0.5公克。乳清乳酪和仿乳酪製品含有較高的碳水化合物，這些都應該避免。

全脂鮮奶油每杯碳水化合物高達6公克，脫脂鮮奶油每杯含有10公克，所以使用全脂優於脫脂，一湯匙（14公克）的酸奶油含有0.5公克的碳水化合物。

你可以吃大部分的乳酪和鮮奶油，無須擔心碳水化合物過量的

問題，但要注意牛奶和優酪乳，同時更要避免加糖乳製品，例如蛋奶酒、冰淇淋和巧克力牛奶等。

脂肪與油脂

　　脂肪和油脂不含碳水化合物，你可以儘量多吃，其中有些脂肪對健康更有益，你可以選擇以下「推薦使用油」，這些油脂都可用於食物烹調，避免「不推薦使用油」，千萬不要作為烹調之用，此外，更要完全避免「劣質油」，包括含有這些油脂的食物，或用這些油脂烹調的薯條與炸魚等。

蔬菜

　　你要多吃大量蔬菜，大多數蔬菜碳水化合物相對較低，每半杯煮熟的包心菜、蘆筍、花椰菜、蘑菇和青豆加起來的碳水化合物總量少

推薦使用油（Ω3 含量高）
亞麻仁油／椰子油／棕櫚油／棕櫚果油／棕櫚酥油／紅棕櫚油／棕櫚仁油／特淡橄欖油／初榨橄欖油／夏威夷豆油／酪梨油／青草牛奶油／中鏈脂肪酸油脂（MCT）、卵磷脂
不推薦使用油（Ω6 含量高）
玉米油／紅花油／葵花油／大豆油／棉花籽油／芥花油／花生油／核桃油／南瓜籽油／葡萄籽油
劣質油（反式脂肪）
人造奶油（植物性奶油／乳瑪琳）／起酥油（白油）／氫化植物油

於9公克。你幾乎可以每天吃三倍的量，再搭配其他適當的極低碳水化合物食物，將碳水化合物攝取量限制在30公克以內。

生菜沙拉提供極低的碳水化合物含量，每杯萵苣含有0.5公克碳水化合物，一份生菜沙拉含有二杯萵苣、一杯混合低碳水化合物蔬菜和一杯適中碳水化合物蔬菜，再加上一湯匙或兩湯匙的義大利醬汁，總碳水化合物含量低於8或9公克。此外，你可以添加乳酪和肉類，但不會明顯影響碳水化合物的總含量。

以下是蔬菜碳水化合物含量列表，每杯蔬菜碳水化合物含量在6公克以下屬於低碳水化合物；有一些蔬菜，特別是葉菜類大都低於6公克以下。低碳水化合物列表中，平均每杯碳水化合物含量在3公克左右，大多數你吃的蔬菜都來自這個列表。

適中碳水化合物蔬菜群組的碳水化合物含量每杯介於7～14公克之間，這些蔬菜要節制攝取，吃太多很容易超過30公克限制量，一杯切碎的洋蔥含有14公克碳水化合物，然而通常你不會一次吃那麼多洋蔥，大多是一次幾湯匙或更少，而一湯匙切碎洋蔥的碳水化合物含量大約少於1公克。

澱粉蔬菜類全是碳水化合物，一顆中型烤馬鈴薯含有32公克的碳水化合物，雖然蔬菜沒有嚴格限制攝取量，但一般原則是避免吃這類型的蔬菜，因為光吃一餐這類型的蔬菜就已達到一天碳水化合物的限制量了。

大多數的冬季南瓜類都含有很高的碳水化合物，不過南瓜（pumpkin）和義大利麵南瓜（spaghetti squash）例外，這兩種的碳水化合物含量大約是其他南瓜類的一半。義大利南瓜之所以得其名，是因為其煮熟後可以分成像義大利麵條一樣，這些「麵條」可以取代麵糰做成的麵食。例如，低碳水化合物義大利麵可以用南瓜當成「麵條」，然後再搭配肉類與醬汁。

新鮮玉米屬於高碳水化合物，從技術面來看，**玉米不算是蔬菜，它是穀物**，不過通常會被當成蔬菜食用。每杯玉米大約含有38公克的碳水化合物。

大豆和大豆製品，如豆腐和豆漿都含有**促使代謝減緩**的成分，所以對於想要減重的人而言，這些並不是理想食物。大豆內含的抗甲狀腺化學物質在發酵過程中會被中和，所以發酵過的大豆製品不在此限，這其中包括豆豉、醬油和味噌，其餘的則應該盡量避免。

低碳水化合物蔬菜（少於 7 公克／1 杯）

朝鮮薊／酪梨／蘆筍／竹筍／豆芽／甜菜／白菜／綠花椰菜／球芽甘藍／捲心菜／白花椰菜／芹菜／芹菜根／蓊蓬菜／韭菜／羽衣甘藍／小黃瓜／蘿蔔／茄子／菊苣／茴香／青豆／香草和香料／豆薯／芥藍／萵苣（各種類型）／蘑菇類／芥菜／大白菜／秋葵／椒類（辣椒和甜椒）／櫻桃蘿蔔／大黃／酸菜／蔥花／海藻類（海苔／海帶／裙帶菜）／苜蓿芽／酢醬草／菠菜／荷蘭豆／西葫蘆／芋葉／黏果酸漿（tomatillos）／番茄／蕪菁／荸薺／水芥菜／扁豆／節瓜

適中碳水化合物蔬菜（介於 7～14 公克／1 杯）

甜菜／胡蘿蔔／大頭菜／青蒜／洋蔥／牛蒡／豌豆／蕪菁甘藍／大豆（毛豆）／義大利麵南瓜

高碳水化合物蔬菜（高於 15 公克／1 杯）

鷹嘴豆／玉米（新鮮）／乾豆類／菊芋／利馬豆／馬鈴薯／南瓜／地瓜／芋頭／冬季南瓜／地瓜

水果

如果節制食用，有一些水果可以納入飲食中。水果中漿果的碳水化合物含量最低，每杯黑莓和覆盆子的碳水化合物含量大約為7公克；草莓、波森莓和醋栗的碳水化合物含量較高，每杯約為9公克；漿果中藍莓的碳水化合物含量最高，每杯約為17公克。檸檬和萊姆的碳水化合物含量也很低，每顆的含量在4公克以下，其他水果的碳水化合物一般都介於在15～30公克之間。

謹慎計畫飲食，你就可以搭配水果一起食用。由於水果中果糖的含量高，所以適量就好。選擇新鮮水果取代罐頭或冷凍水果，因為新鮮水果你可以明確知道攝取的內容物，而罐頭和冷凍水果往往添加太多糖或糖漿。

乾果通常特別甜，因為糖分已被濃縮。例如，一杯新鮮葡萄的碳水化合物含量大約為26公克，一杯葡萄乾的碳水化合物含量則高達109公克。棗子乾、無花果乾、黑醋栗乾、葡萄乾和其他水果乾都非常甜，只比糖果稍微好一點而已。

低碳水化合物水果

波森莓／黑莓／醋栗／檸檬／萊姆／蔓越莓（不加糖）／覆盆子／草莓

高碳水化合物水果

蘋果／杏桃／香蕉／藍莓／櫻桃／紅醋栗／棗子／接骨木／無花果／葡萄柚／葡萄／芭樂／奇異果／金桔／芒果／甜瓜類／桑椹／油桃／柳橙／木瓜／百香果／桃子／西洋梨／柿子／李子／葡萄乾／柑橘

堅果與種籽類

或許一開始你會認為堅果和種籽類含有高碳水化合物，但令人驚訝的是它們的含量都不高，例如一杯杏仁片大約含有9公克的碳水化合物，單一杏仁片則含有大約0.1公克的碳水化合物。

大多數堅果每杯的碳水化合物含量介於6～10公克，腰果和開心果較高，每杯含量分別為37和21公克。

種籽類的碳水化合物含量比堅果類高，每杯芝麻和葵花籽的碳水化合物含量大約為16公克。

黑核桃、胡桃、杏仁和椰子的碳水化合物含量是所有常見的堅果和種籽類中最低的，一杯生椰絲大約只含有3公克碳水化合物，一杯乾燥無糖椰絲大約含有7公克，罐裝椰奶每杯大約含有7公克。相較之下，一杯全脂牛奶的碳水化合物含量有11公克，因此在低碳水化合物飲食中，椰奶可取代食譜中的大多數牛奶。

如果將攝取量限制在一或二湯匙之內，所有的堅果和種籽類都可作為蔬菜和沙拉的配料。如果當作零食，最好選擇低碳水化合物的堅果類。以下低碳水化合物堅果類每杯的碳水化合物含量都少於10公克，列表中高碳水化合物的堅果類則是每杯在11公克或以上。

低碳水化合物堅果和種籽類
杏仁／夏威夷豆／松子／巴西堅果／椰子／核桃／榛果／山核桃
高碳水化合物堅果和種籽類
腰果／花生／開心果／南瓜籽／芝麻／大豆堅果／葵花籽

麵包和穀物

麵包和穀物是高碳水化合物的來源，一般來說，你需要刪除所有的麵包、穀物和穀類加工製品，這其中包括小麥、大麥、玉米粉、燕麥、稻米、莧米、竹芋、小米、藜麥、麵食、粉蒸麥粉、玉米澱粉和米糠，這些一杯的含量就包含所有一天的碳水化合物限制量，一大碗椒鹽捲餅含有97公克的碳水化合物，一杯早餐圈圈穀物麥片含有25公克，一杯乾果穀物麥片含有39公克的碳水化合物，一杯熱麥糊加半杯牛奶與一湯匙蜂蜜則含有48公克的碳水化合物。

全穀麵包和全穀麥片營養價值更高，且纖維含量比精製麵包多，但碳水化合物含量幾乎相同。一片全麥麵包含有大約11公克的碳水化合物，一片白麵包含有12公克，這兩者的差別並不大。

你可以用少量的麵粉或玉米澱粉來濃縮肉汁或做調味醬。一湯匙全麥麵粉含有6公克的碳水化合物，一湯匙玉米澱粉含有7公克碳水化合物，這些含量必須計入每日碳水化合物限制量內，所以不要使用太多。玉米澱粉的增稠度比小麥或其他麵粉好，只要少量就可以達到相同的效果。

非碳水化合物的增稠劑為奶油乳酪，同時還可以增添肉汁或醬料的風味。另一種非碳水化合物和無味的增稠劑為黃原膠，這是一種可溶性蔬菜纖維，經常用於加工食品中。另一種類似的製品為「ThickenThin not/Starch」增稠劑，可用於勾芡醬汁，就像玉米澱粉或麵粉一樣，但它不含碳水化合物。以上黃原膠和「ThickenThin not/Starch」增稠劑這兩種製品都可以在健康食品店或網路商店購買。

飲食中可以加入一定量的椰子粉。椰子粉來自椰子肉，不是穀類，可以用來製造無麥麵包和烘焙製品，不含麩質，且比小麥麩皮含有更多的纖維質，同時可消化的碳水化合物含量極低，因此是小麥的最佳替代品。

飲料

飲料是糖尿病和肥胖最大的元兇，大部分的飲料含有高糖，且幾乎沒有營養成分。汽水和粉狀飲料只不過是液體糖果，就連果汁和運動飲料，主要的成分也是糖水，**一杯柳橙汁含有25公克的碳水化合物**，蔬菜汁也好不到哪裡去。許多飲料含有咖啡因，容易使人上癮，促使人們喝過量的飲料。很多人習慣性一天喝五、六杯或十杯的咖啡或罐裝可樂；有些人甚至一天都不喝水，完全依靠平日喝的飲料來滿足一天所需的水量。此外，咖啡因具有仿糖效應會影響血糖值，進而刺激胰島素分泌（註1），因此最好完全避免含有咖啡因的飲料。

對身體最好的飲料肯定是水，當身體脫水需要液體時，它要的是水而不是一杯可樂或卡布奇諾咖啡。水比任何無糖、無咖啡因或無添加化學物質的飲料更容易解渴。

到目前為止，水是最好的選擇，我鼓勵你將之當成首選，你可以將水做成氣泡水，基本上就是無糖無味的汽水，並且在裡面添加新鮮檸檬或萊姆汁以增添風味，另一種選擇則是不加糖的風味礦泉水。此外，不加糖的香草茶和無咖啡因咖啡，基本上也不含碳水化合物。請遠離所有的人工加糖低熱量軟式飲料，人工甜味劑對健康有害，且容易讓人上癮。

脫水會增加血糖濃度，加劇胰島素抗性。大部分時間，許多人都屬於輕微脫水的狀態，人們經常忽略身體內部口渴的訊息，直到脫水徵兆出現。這種情況會隨著年齡增長而惡化，因為我們的口渴敏感度會逐年下降。

調味料

調味料包括香草類、香料類、大蒜、鹽、佐料、鹽替代品、醋、芥末、辣根、酸黃瓜、醬油、辣醬、魚醬等。醬油為發酵大豆製品，

所以不受限制。大多數調味料可以食用，因為其用量很少，對碳水化合物的總量影響不大，但有一些例外，例如番茄醬、酸黃瓜醬、烤肉醬，還有一些含糖的沙拉醬。市面上有許多低碳水化合物的選擇，在購買所有調味食品前，請詳細閱讀營養成分標籤。

大多數的沙拉醬都是由多元不飽和蔬菜油製成，最佳的選擇為以橄欖油與亞麻仁籽油為主的沙拉醬或自製沾醬，相關醬汁食譜請參考第十七章。醋或新鮮檸檬汁、橄欖油或亞麻仁籽油可做成美味的醬汁，特別是醋和檸檬汁對身體有益，研究顯示，在攝取高碳水化合物餐後，**醋**可以大幅改善胰島素抗性和降低**30%**以上的血糖值（註2）。醋對血糖的效應比起普遍的控制血糖藥物二甲雙胍類（metformin）（註3）毫不遜色，因此飲食中添加少許醋對你的健康有益。

沙拉醬是一種很好的高脂調味料，原料為油脂與蛋混合製成。不幸地是，所有市面上的沙拉醬主要都是反式脂肪，甚至連所謂以橄欖油為主的沙拉醬也含有大豆或芥花油的成分。不過，你可以用椰子油做個人專屬的健康沙拉醬，食譜請參考第十七章。

糖和甜食

甜食與含糖食物最好全部避免，對碳水化合物成癮的其中一個跡象就是對甜食的渴望。所謂的「天然」甜味劑，例如蜂蜜、糖蜜、粗糖（脫水的甘蔗汁）、果糖、龍舌蘭糖漿等，和白糖相比也好不到哪裡。此外，要避免含有人工甜味劑與糖替代品的食物，例如阿斯巴甜、Splenda代糖、木糖醇和山梨醇。和其他大多數甜味劑相比，雖然**甜菊**較為健康，但如果使用頻繁，人們仍然會對糖上癮。如果你需要添加一點甜味，甜菊葉是首選。甜菊葉的其中一個好處是，若使用過量，它會產生苦澀味，因此飲料或果汁中添加一點即可，請有所節制不要天天使用。

所有的甜味劑，即使是天然成分也會產生糖癮。當舌頭嚐到甜頭時，不管是來自蔗糖或代糖，都會增強我們對甜食的渴望。一旦受到誘惑，意志力將受到考驗，倘若你禁不起誘惑吃下甜食，下一次當誘惑再出現時，很容易地你又會重複吃不停，並且在你尚未意識到之前，早已陷入無可救藥的碳水化合物癮頭魔掌中。

一旦你打破對糖成癮的魔咒，甜食就無法控制你，它們對你的吸引力不再，你可以控制它們或遠離它們。當你偶爾想放任一下享受甜食時，主控權在你的手上，你可以決定何時何地享受，你擁有所有的主導權。

在包裝食品中，糖以多種名稱出現在食品營養標籤上，以下為**糖**各種類型不同的代名詞。

龍舌蘭／大麥糖／糙米糖漿／玉米糖漿／棗糖／糊精／葡萄糖／半乳糖醇／果糖／果汁／高果糖玉米糖漿／蜂蜜／乳糖／左旋糖／麥芽糊精／甘露醇／楓糖／楓糖漿／糖蜜／蔗糖／山梨醇／高粱糖漿／黑紅糖／糖漿／粗糖／木糖醇／木糖

油脂小吃

如果你一天**當中開始感到肚子餓，原因很可能不是餓，而是口渴。當你餓了時，一開始先喝一杯水，**這通常可以滿足飢餓感。如果水還無法止飢，你可以吃一些低碳水化合物、高脂的零嘴，我稱之為「油脂小吃」。

當你進入酮態時，你的食慾會受到抑制，很可能每天你會跳過一次或兩次正餐，以小零嘴取代。因為生酮飲食法主要的能量來源為脂肪，所以你要確保你的零嘴是脂肪類。零嘴中添加脂肪可讓你更有飽

足感，即使跳過正餐也不會感到飢餓。

　　點心要屬於高脂肪，以確保維持每天新陳代謝的優勢，即使你跳過正餐。每份低碳水化合物零嘴至少要包含二至三湯匙（28～42公克）的添加脂肪，例如胡蘿蔔和芹菜混合生菜要搭配高脂醬汁，以達到高脂肪小吃的要求。

　　醬汁的主要原料來自花生醬、乳酪奶油或酸奶油，一湯匙花生醬含有8公克的脂肪，一湯匙原味乳酪奶油含有5公克的脂肪，這樣的脂肪量仍然不足，不過你可以搭配椰子油以增加脂肪量。一湯匙的椰子油含有14公克的脂肪，兩湯匙花生醬混合一湯匙椰子油，可以提供30公克的脂肪，但碳水化合物含量只有4公克。若再添加芹菜、花椰菜或小黃瓜作為佐料，碳水化合物含量也只是增加1～2公克而已。此外，炸豬皮脆餅也是很好的佐料，同時也不含碳水化合物。

　　另一種酥脆低碳水化合物小點心是海苔。海苔在日本很普遍，用於烹飪或做壽司，市面上銷售的形式通常為8×8英吋（20×20公分）薄片，一包內含多片海苔，吃起來有清淡的海藻味，可以切成一口大小的形狀，吃起來口感很像薯片，但基本上屬於零碳水化合物。海苔是低脂食物，所以記得要添加一些油脂。

　　低碳水化合物的杏仁、山核桃、澳洲堅果和椰子等是很好的小零嘴，1/4杯的堅果可以提供2公克的碳水化合物和14～15公克的脂肪，或者你也可以淋上奶油或椰子油來增加它們的脂肪含量。

　　肉類、乳酪和蛋類也是很好的小吃，一片1盎司的乳酪含有9公克的脂肪和0.5公克的碳水化合物；雞蛋大約含有8公克的脂肪和0.5公克的碳水化合物；肉類不含碳水化合物，不過，每盎司的肉類大約含有6公克的脂肪。一些簡單的小吃為魔鬼蛋、乳酪條、黃瓜鑲滿鮪魚沙拉和切片乳酪與火腿，再搭配上一點芥末或酸乳酪，或者搭配新鮮豆芽和蛋黃醬。

我最喜歡的油脂小吃為椰子油佐等量的乾乳酪，你可以吃原味或添加一些漿果增添風味，更多食譜請參考第十七章。

　　商店內的蛋白質棒棒果廣受低碳水化合物愛好者的歡迎，但我不建議食用，它們含有人工甜味劑或糖替代品。它們只不過是被美化的糖果棒，是另一種加工垃圾食物的化身。

飲食日記

　　找一本筆記本作為你個人的飲食日記，在日記本中記下你吃的東西，包括所有的肉類和小吃。忠實記下你的每一餐和每一份點心、吃的時間，以及碳水化合物、脂肪和蛋白質的重量與總卡路里。你無須記下鹽或香料的內容，因為它們的營養含量很少。雖然水不含任何營養成分或熱量，但你或許可以記下喝水量，以確保得到一天足夠的需求水量。

　　你還可以記下你最喜歡的低碳水化合物食譜、三圍、BMI和體重變化，以及你的想法感受和健康方面的改善。

　　精確記錄飲食日記比大多數人以為的更為重要和有用，雖然看起來好像會花很多時間，但就長遠來看，實際上它會幫你省下許多時間，因為從中你可以得到許多你經常吃的飲食營養含量（所以你無須重新計算它們）。同時，它也提供一個寶貴的記錄，讓你意識到自己在吃什麼，有助於你保持節制，並且提示你可以如何改善飲食，發現問題的癥結所在。千萬不要試圖依靠記憶！除非你有驚人的記憶力，不然你無法記得所有的資料。在這個過程中，你會改善碳水化合物的攝取量，因此你需要知道自己吃了什麼，以及如何做適當的調整，所以飲食日記絕對是必要的。

　　持續記錄可以知道自己到底吃了什麼，這是一個很大的激勵工

飲食日記 ✏️

8:30am

8盎司（235毫升）水

9:30am ／早餐

2顆炒蛋

3條無添加亞硝酸鹽培根

3湯匙椰子油

12盎司（355毫升）水

碳水化合物1公克／脂肪65公克／蛋白質22公克

總熱量677大卡

12:00 ／中午

12盎司（355毫升）水

2:00pm ／小吃

3湯匙卡特基乳酪

3湯匙椰子油

2盎司（56公克）覆盆子

12盎司（356毫升）水

碳水化合物4.5公克／脂肪42.5公克／蛋白質6.5公克

總熱量426大卡

4:00pm

12盎司（355毫升）水

5:30pm／晚餐

一份豬排（3盎司／85公克）

2杯蘆筍

1杯沙拉（番茄、小黃瓜、醋、香草）

1湯匙橄欖油

2湯匙奶油

12盎司（355毫升）水

碳水化合物13公克／脂肪61.5公克／蛋白質32.5公克

總熱量735大卡

7:30pm

12盎司（355毫升）水

一整天的總數：碳水化合物18.5公克／脂肪169公克／蛋白質61公克

總熱量1,838大卡／水80盎司（2,365毫升）

以上是飲食日記範本，你可以以此為範本，記錄每一天你的飲食明細，其中你或許還可以加入你的體重和三圍。

具。研究顯示，不管你是否有進行生酮飲食或其他類型的節食，保持記錄對減重成果是一個很有效的工具。一項涉及1,685位中年男性和女性，長達六個月的研究發現，那些持續記錄每日飲食的人，減重的成果（18磅／8公斤）將近是沒有記錄的人（9磅／4公斤）的兩倍[註4]。

如果飲食日記可以幫助你減掉兩倍的體重，何樂不為呢？飲食記錄不需要記一輩子，只要達到你的目標體重，並且從減重階段轉移至維持階段後，你就可以放手了。然而，當你在從減重階段轉移至維持階段的過程中，飲食日記更是格外地重要。

每日補充品

乍看之下這種飲食似乎缺乏營養，因為限制許多食物，包括一些健康的食物。但事實並不然，這種飲食提供了人體所有必需的營養素。

基於某種原因，人們假定肉類和脂肪是營養欠佳的食物，但這和事實相差甚遠。肉類含有大量營養素，事實上它是許多維生素和礦物質的來源，提供我們一些在植物來源中難以獲得的營養素，例如**維生素A**、**B₆**、**B₁₂**，以及**輔酶Q10**、**鋅**和其他營養素等。脂肪，如前文所述，可以增強身體對維生素和礦物質的吸收力，這種飲食實際可提供的營養成分遠比你以前那些大部分低脂、空熱量的飲食還要多更多。

這不是以肉類為主的飲食，它的食物包括大量天然、全植物食物，有生食和熟食。肉類的分量可能和你現在的飲食不相上下，除非你是一個肉食主義者，如果真是這樣，那你的肉類攝取量可能會比以前少。大部分增加的營養素是來自品質更好、重質不重量的碳水化合物——新鮮蔬菜，你吃下的蔬菜量可能比起過往都還要多。你可以稱之為主蔬食搭配大量脂肪和充足蛋白質的飲食。

你無須服用膳食補充品來補足任何缺少的營養素，因為這種飲食

營養均衡，沒有任何不足。不過，如果你本身已經有在服用補充品，並且想繼續保持，你仍然可以持續下去。

儘管如此，我還是非常推薦補充一些特定的營養素，不是必要性，但強烈建議，原因是大多數人都缺乏許多必需營養素。添加一些特定維生素和礦物質有助於彌補營養不足，加速你的進展效果，至少在開始執行飲食計畫後的前面幾個月，你要補充特定的營養素。到時，當體內已儲存足夠的營養素後，單靠飲食中的食物就可以提供足夠的營養，之後就不再需要補充營養素了。有一些維生素，例如維生素D、鎂和碘可能要持續補充。補充**維生素D**最好的方式就是**曬太陽**，讓正午的陽光照射全身至少**三十分鐘，一周至少三次**，或每天讓頭、手臂和雙腿曬太陽二十分鐘。在冬季時，這或許難以達成，這時補充膳食營養素就有其必要性了。

營養補充品可以增強脂肪代謝、促進胰島素敏感性、支持甲狀腺功能，同時有助於減肥。例如，礦物質**鉻**對胰島素功能運作非常重要，可以影響血糖值和脂肪儲存率，但每日建議攝取量（RDA）卻沒有提及鉻。不過，食品和藥物管理局指出，每日50～200微克是安全的，且或許可以滿足一天所需的量，通常多種維生素和礦物質補充劑已含有這些微量的礦物質，實際上，攝取二至三倍的數量仍然在其安全範圍內。

飲食中充足的**維生素C**有助於減重，在一項安慰劑對照雙盲的研究中，肥胖患者分成兩組：一組每日給予3,000毫克維生素C；一組給予安慰劑，六個星期後，維生素C組的受試者平均**減掉的體重**是安慰劑組的將近**三倍**，5.7磅（2.6公斤）比2.1磅（1公斤）[註5]。RDA建議的維生素C量每日只有微量60毫克，這樣的劑量只能夠預防壞血病，不足以維持身體的最佳健康，為了維持整體健康，每日維生素C的攝取劑量是1,000～3,000毫克。

維生素／礦物質	美國每日營養建議量 RDA	作者建議量
維生素和礦物質		
維生素 A	3,000 IU	
維生素 B_1（硫胺素）	1.5 毫克	
維生素 B_2（核黃素）	1..7 毫克	
維生素 B_3（菸鹼酸）	20 毫克	
維生素 B_6	2.0 毫克	
維生素 B_{12}	6 微克	
維生素 C	60 毫克	1,000 毫克
維生素 D	600 IU	2,000 IU
維生素 E	30 IU	400 IU
葉酸	0.4 毫克	
鈣	1,200 毫克	
鎂	400 毫克	800 ～ 1,200 毫克
硒	70 微克 **	
泛酸	10 毫克 *	
生物素	30 微克 *	
鉻	50-200 微克 *	200 ～ 500 微克
銅	2.0 毫克 *	
錳	5.0 毫克 *	
鉬	250 微克 **	
鋅	15 毫克	
碘	150 微克 ***	500 ～ 1,000 微克

*食品和藥物管理局評估為安全與足夠的劑量
如果你懷疑自己有甲狀腺功能低下**，你可以考慮增加**硒**攝取量至每日2,000微克。
*** 經過碘負載測試，如果你有碘缺乏症，你可以每日服用12毫克以維持身體所需。

你的新飲食應該包含無鐵的全方位多種維生素和礦物質補充劑，其中包含**維生素A**、**B₁**（硫胺素）、**B₂**（核黃素）、**B₃**（菸鹼酸）、**B₆**、**B₁₂**、**葉酸**、**錳**、**鋅**和**硒**等其他低量元素礦物質與維生素，它必須符合RDA提供的每種膳食補充劑建議量，並確保裡面不含鐵。與一般想法相反地是，大多數人其實都不缺鐵，反而體內鐵質過多。許多加工食品、精製穀物與玉米麥片製品中都有添加鐵，過量的鐵可能與心臟病風險有關，除非你被診斷缺乏鐵，不然應該要避免補充鐵質。如果你在當地商店無法找到不含鐵的多種維生素和礦物質補充品，你可以上網購買。每日至少補充RDA建議的主要維生素和礦物質，此外，我建議某些維生素和礦物質要攝取較高劑量，基於它們在抗氧化和代謝方面的效益。

中鏈脂肪酸飲食（MCT）

椰子油的類型

當你瞭解椰子油的眾多好處後，很明顯這個非比尋常的食物可以在你對抗肥胖的過程發揮重大的作用。因此，學習如何將之應用在日常生活中非常地重要，最簡單的方式就是用來料理所有的食物。椰子油遇熱穩定性高，非常適合用於烹調食物。你可以用來做任何烘焙或油炸食物，食譜中使用的人造奶油、奶油、起酥油或蔬菜油，你全部可以用椰子油取代。你可以使用等量或更多的數量，以確保飲食中攝取足夠的建議量。

並不是所有的食品都會使用油脂，不過，你仍然可以在其中添加椰子油。例如，在熱飲、熱湯、醬汁和燉菜中加入一湯匙椰子油，或在煮熟的蔬菜甚至肉類上淋上椰子油。

雖然我建議將椰子油與食物一起搭配食用，但你不一定要用它來

烹調食物或添加至食品中，你可以將之當成膳食補充劑直接以湯匙服用。許多人喜歡以這種方式攝取每日所需的椰子油劑量，如果你使用優質的椰子油，味道應該很美味；有些人不喜歡直接將油放入口中，不管是何種油，對於這些人而言，可能都需要一些時間來習慣。

當你到商店購買椰子油時，你會發現有兩種主要的椰子油類型。一種是初榨椰子油，一種是精煉、去色和去味（RBD）椰子油。初榨椰子油是由新鮮椰子製成，加工過程最少，基本上就直接來自椰子壓榨而成。由於加工過程少，所以仍保有椰子淡淡的香氣和味道，非常地美味。

RBD椰子油則由椰子乾製成，並經過更多加工處理的過程。在加工過程中，所有的味道和香氣都已被去除，對於那些不喜歡椰子味道的人，這是一個不錯的選擇。RBD椰子油運用機械方式和高溫處理，通常不使用化學物質。當你到商店時，你可以透過標籤辨識初榨和RBD椰子油的分別。所有的初榨椰子油都會標示「初榨」，RBD椰子油則不會有「RBD」標示，或稱RBD椰子油，一般他們是以「壓榨」來說明，意味著不經高溫將椰肉以機械方式壓榨出油脂，不過，事後的精煉階段通常還是會使用到高溫。

許多人喜歡**初榨椰子油**，因為加工過程較少，保留較多的營養和天然的風味，這也是為何它帶有**椰子香**，因於製造初榨椰子油的過程中更加嚴謹，所以它比RBD椰子油貴。

大多數的RBD油脂無味、無臭，包裝公升數不一。初榨椰子油的品質也會隨著品牌不同有很大的差別，萃取初榨椰子油的方法有許多種，有一些品質勝於其他品牌。另外，生產加工的嚴謹度也會影響品質，有些公司生產的椰子油品質優良，你大可直接用湯匙舀入口，享受其中美味；有些品牌的味道較為強烈，幾乎讓人難以忍受，從外表你無法辨別其好壞，一定要試吃才能分辨。如果椰子油口感溫和、氣

味清淡、嚐起來很順口，那你就可以選擇這個品牌；如果味道強烈，或者有煙燻味，那麼你或許該試試其他品牌。

你可以在所有的健康食品商店、許多大賣場和網路上購買到椰子油。市面上有許多品牌可供選擇，一般來說，品質較好的品牌比較昂貴，但未必全然如此，不過，廉價初榨椰子油的品牌幾乎品質都欠佳，然而不管如何，所有品牌的椰子油基本上都可以達到同樣烹調和治療的效果。

如果你從商店購買椰子油，它的外表很可能呈現雪白色，看起來像質感堅硬的起酥油，當你帶回家放在櫥櫃幾天後，它可能變成一種無色的液體，千萬不要嚇壞，這是自然的現象，椰子油其中一個特點是熔點高，溫度在76℉（24℃）以上它會變成和蔬菜油一樣的液體，以下則會變成固體。它很像奶油，如果冷藏在冰箱，奶油會變成固體，放在熱天的室溫桌上，它會融化，所以椰子油可能是液態或固態，取決於你存放位置的溫度而定，不論哪種形式，你都可以使用。

椰子油非常穩定，不需要冷藏，放在櫥櫃中即可。品質好的椰子油保存期限為一至三年，不過仍希望你可以在此之前將椰子油用完。

中鏈脂肪酸油脂（MCT Oil）

大部分有關椰子油的健康益處是來自它的中鏈三酸甘油脂（MCTs），如果中鏈三酸甘油脂這麼好，那麼按照道理，如果有某種油的MCTs含量比椰子油還多，豈不是更好？椰子油是「天然」MCTs最豐富的來源，但有另一種油包含更多的MCTs，那就是中鏈脂肪酸油脂（MCT oil）。椰子油含有63%的MCTs，中鏈脂肪酸油脂則含有100%的MCTs，有時這種油又稱為分餾椰子油，原料來自椰子油，將組成椰子油的十種脂肪酸分離出來，然後再將其中兩種中鏈脂肪酸（辛酸和癸酸）重組形成MCT油脂。

中鏈脂肪酸油脂的優點之一是每單位MCTs的含量比椰子油多，它無味、在室溫下為液態，可以作為烹調或沙拉醬之用。不過，中鏈脂肪酸油脂的缺點是比椰子油更容易引起噁心和腹瀉，所以要限量使用，才不會出現這些副作用。

　　MCT油脂的中鏈脂肪酸很快會轉化為酮，在攝取**一個半小時**後，血液中的酮值會達到高峰，並且持續**三個小時**。椰子油中的MCTs轉化為酮的速度較慢，大約在攝取椰子油三小時後，血液酮值才會達到高峰，但可持續大約八個小時。MCT油或許可以讓人快速進入酮態高峰，但持續的時間很短。

　　椰子油和MCT油最大的差異在於熔點，MCT油的熔點較低，大約在38°F（3℃）左右，即使冷藏也是保持在液態，可用於製作沙拉醬或加入冰凍的飲料中，**當椰子油倒在冷沙拉上時，它幾乎是瞬間「凍結」**，變成固體的狀態，拌入冷飲中同樣的狀況也會發生。另一方面，MCT油和亞麻仁籽油始終保持在液態，因此是製作沙拉醬和蛋黃醬一個不錯的選擇。

　　市面上你還可以發現另一種被稱為「液體」或「防凍」的椰子油，這種椰子油的長鏈脂肪酸已被去除，其脂肪酸的型態非常類似MCT油，只不過脂肪酸的組合稍微有些不同。同樣地，它的熔點比普通椰子油低，不會變硬，適用於生冷食物。

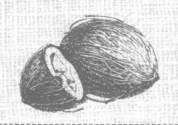

16
Chapter

生酮飲食的三個階段

The Coco Keto Weight Loss Program

椰子生酮飲食計畫

椰子生酮飲食有三個階段，**第一階段**是為期**二至八周**的**低碳水化合物誘導期**（low-carb induction period），目的是準備你進入**第二階段**，也就是計畫中的**生酮階段**。第一階段，你可能或可能不會進入酮態，根據你選擇的食物而定。第二階段，你一定會進入**全面酮態**（full ketosis），並且**減掉大部分多餘的體重**，達到理想目標，同時體驗到**新陳代謝、血液化學和整體健康的明顯改善**。**第三階段**也是最後階段，你可以放鬆一些限制，**減少總脂肪的攝取量**，增加少量碳水化合物和卡路里攝取量。飲食上還是要謹慎，不過，如果你想要，你**可以增加更多的水果和低碳水化合物食物**。這個你繼續保持的飲食階段有助於改善你的整體健康，同時可吃的食物範圍更廣，包括各種肉類、乳酪、乳製品、堅果類和蔬菜，以及美味的脂肪與醬汁，還有一些水果與適量的較高碳水化合物蔬菜，甚至一些穀物也可食用。你要一直保持在這個階段，伴隨著各種美味的食物，這應該不是件難事，這是一種可以讓你終生持續和享受的飲食法。

雖然你很可能迫不及待想開始這個減肥計畫，但是在這之前，請確保閱讀完這整個章節。在計畫開始之前，有一些事情需要你先做好準備。

第一階段：低碳水化合物誘導期

誘導期飲食的目的，是要讓你的身心做好進入生酮飲食計畫的準備狀態，因為一下子改變飲食，直接切入生酮飲食計畫可能很困難。在誘導期階段，你有時間慢慢適應這個計畫、習慣吃更多脂肪，讓身體調整燃燒脂肪而不是糖，並且學習如何準備和享受低碳水化合物的飲食方式。

椰子生酮飲食最主要的特點之一就是吃椰子油。每餐你至少要吃三湯匙（**45毫升**）額外的油，請再仔細看上一個句子，不是一天三湯匙，而是每頓飯三湯匙。這會吃進很多油，不過基本上這個飲食法就是如此。**每餐三湯匙不限椰子油**，可以是任何一種油，不過椰子油是首選，最好是主要的食用油。

在看完醫生、做完血液檢測（詳情請參閱332頁）後，你應該立即開始將椰子油納入你的飲食中。到當地的健康食品商店或網站購買椰子油，無論哪個品牌或形式的椰子油都可以。大多數品牌的椰子油會標示「初榨」、「特級初榨」或「壓榨」，任何一種都可使用，並且開始在每日的烹飪中使用它。食譜上註明奶油、人造奶油、植物油或起酥油的部分，全部都可以用椰子油取代。一開始，試著在每次用餐時吃半湯匙（8毫升）椰子油，如果你一天吃三頓飯，整天下來，你應該至少會吃一湯匙半（22毫升）的椰子油。烹調食物也可以使用椰子油，或者視需要而定在熟食上添加椰子油。

有些人對飲食中添加脂肪的反應比其他人大，很多人不吃脂肪是因為社會對脂肪的病態反感，由於人們一直以來限制脂肪的攝取量，他們的消化系統已無法適應這個計畫中所需的脂肪攝取量，所以添加脂肪可能會使這些人產生噁心或腹瀉的現象。

為了避免這種情況，你最好現在開始在飲食中添加椰子油，好讓你的消化系統適應脂肪量的增加。當脂肪攝取量逐漸增加時，你的身體自然會加快生產脂肪消化酶，在你的身體已適應增加的脂肪後，你可以再增加脂肪攝取量而不會產生任何副作用。當你採取極低碳水化合物飲食時，這些副作用更是不太可能會發生。記住，一天清空大便一次或兩次並不一定是腹瀉，這本來就是健康腸道該有的功能。當你採取這種飲食後，你的腸道功能會更好，很可能一天排便數次以上。

大多數人可以馬上在平日飲食中添加二湯匙（30毫升）椰子油而

沒有任何不適，然而，每個人的狀況不同，有些人一天一湯匙就會有輕微的腹瀉，有些人一天五或六湯匙（75～90毫升）也不會出現任何問題。每個人可以慢慢在飲食中添加椰子油，以建立油脂的耐受力。你應該現在就開始身體力行，讓身體習慣處理高脂肪攝取量是第一階段的首要任務。

如果你每餐可以適應半湯匙（8毫升）椰子油而沒有任何副作用，幾天之後，你可以增加椰子油至每餐一湯匙（15毫升），然後每餐二湯匙。如果這時你的腸道無法適應，可以再回到每餐一湯匙，持續數天或數周，如果必要，再試一次，逐漸達到每餐三湯匙的攝取量。

當你正在適應增加的椰子油脂肪量時，你要採取低碳水化合物飲食，計算每餐的碳水化合物含量。建立一個檔案，記錄測試過的低碳水化合物食譜和你喜歡的餐點，將每日的碳水化合物攝取量限制在30公克以內。開始記錄每日飲食日記，記錄你吃什麼、甚至是最喜歡的低碳水化合物食譜，確實記下所有你吃的碳水化合物含量，你或許可以同時記錄脂肪、蛋白質和卡路里的攝取量，你可以運用第十七章的食譜來協助安排膳食計畫。

在這個階段，你無須擔心卡路里攝取量，你可以吃到飽，但不要過量。一開始，你或許會增加一點蛋白質攝取量以彌補減少的碳水化合物；你可以盡量增加富含蛋白質的食物，以滿足你的飽食感。當你進入第二階段——生酮減重期，你就要開始減少卡路里和蛋白質的攝取量了。

在使用椰子油和吃低碳水化合物飲食**兩周**後，如果你可以適應每餐至少二湯匙半的椰子油而沒有任何消化問題，那你可以將脂肪量增加至每餐三湯匙，全速進入**第二階段**。如果增加油量仍然讓你覺得有點噁心，你可以繼續保持在這個低碳水化合物階段，每餐吃二湯匙半的椰子油，直到你感到舒服為止。除非你有低碳水化合物飲食的經

驗，不然在進入下個階段前，這個過程可能需要一或二個月，你才能感到舒適。不用急，即使在這個誘導期，你應該也會看到體重逐漸消失。對某些人來說，在進入生酮減重的第二階段前，他們可能需要三至四個月才能完全適應，不過這沒有關係，你可以依照自己的速率調整前進。

但如果四個月後，你仍然無法適應每餐三湯匙的椰子油，那很有可能是你消化不良，你的消化系統功能欠佳，無法生產足夠的消化酶來消化食物。在這種情況下，每餐你要吃一些消化酶補充品幫助消化，確保這些補充品含有脂肪酶，也就是分解脂肪的酶，這其中也應該包含蛋白酶，這是一種消化蛋白質酶，雖然在飯後一或二個小時內補充仍然可發揮效果，不過最好的方法是飯後立即補充。

有些人直接口服椰子油，當成一種膳食補充劑，但你不需要這麼做，因為椰子油搭配食物一起吃，可以讓身體更好吸收，當你開始執行這個飲食時，你可以將椰子油當成飲食的一部分。日子久了，當你的身體已經適應增加的脂肪攝取量後，你就可以口服椰子油了。

在炎熱的天氣下，你要以每60磅體重（30公斤）每天要喝1夸脫（1,000毫升）水的標準補充每日所需水量，對大多數人而言，這相當於2.5夸脫（2,400毫升）或大約八杯水的量，其中每2.5夸脫（2,400毫升）的飲水量中，你至少要加入一茶匙的海鹽一起飲用。

開始服用綜合維生素和礦物質補充品，外加400～800毫克的鎂、500～1,000毫克的**維生素C**和一些**維生素E**與**鉻**。定期正午時曬太陽或補充**維生素D**，劑量大約在一天2,000IU。如果你認為你有甲狀腺功能低下的問題，那你應該考慮將碘的攝取量增加至1,000微克或更多，**硒**的攝取量則是每日200微克。

開始定期做運動，每周三至六次的體能活動，三十分鐘的散步也不錯，如果體力許可，你可以多做一些運動。

總之，低碳水化合物誘導期包括以下內容：

- 每日碳水化合物攝取量限制在30公克以內
- 漸進式達到每餐攝取三湯匙油脂的目標
- 飲食中主要的油脂為椰子油
- 每日服用**綜合維生素**和**礦物質**補充劑，包括額外的**鎂**
- 每日曬太陽或補充維生素D，每日2,000IU
- 每日喝八杯過濾水，避免喝自來水
- 每日飲食中添加一茶匙的海鹽
- 從事規律的運動
- 記錄飲食日記

在這個階段，沒有肉類或卡路里攝取量的限制，當飲食中增加脂肪攝取量後（目標每餐三湯匙），你的食慾會降低，食物量（特別是肉類）自然會減少，因為卡路里攝取量也會減少。

雖然該飲食沒有實際限制任何食物，不過你要明智地避免所有的穀類、麥片、麵食、麵包、糖果、甜點、馬鈴薯、乾豆類和其他高碳水化合物蔬菜，以及大部分的水果。你可以限量吃一些水果，確保碳水化合物總量在每日的限制範圍內，偶爾可以來點甜菊葉，但不要每天使用。

除了上述情形，你要避免所有的人工甜味劑、咖啡因和含咖啡因的飲料、氫化植物油（包括起酥油和人造奶油）、所有大豆製品（發酵類製品不在此限，例如醬油、味噌、豆鼓）、氟化物和含氟化物製品（包括含氟的水），如果可以，也要避免所有會干擾減重或甲狀腺功能的藥物。如果你有甲狀腺方面的問題，你還要避免吃生的十字花科蔬菜。如果可能，盡量吃有機肉類、乳製品、雞蛋等，並且減少生

活中的壓力，其中運動是一個不錯的減壓法。

第二階段：生酮減重期

在這個階段，你會減掉大部分多餘的體重，你的首要目標是**限制碳水化合物攝取量在30公克以內**或者更少，你需要計算吃下多少碳水化合物。不用要猜的！計算食物中的碳水化合物含量，這樣你才知道自己真正吃了多少。你可以參考附錄中的營養計算表，然後將你吃的碳水化合物加總，加括蛋類、乳酪和肉類。雖然這些食物只占一小部分，但如果你吃很多，影響就會很大。便當肉類和醃肉往往有加糖，所以在食用前請閱讀成分標籤，即使包裝肉類也要注意。

理想的情況是，**脂肪**至少要占每日總熱量的**60%**，最好是**70～80%**之間。營養計算表包含各種食物的卡路里資料，你可以從中得知自己究竟吃下多少脂肪。若要計算每日攝取的脂肪熱量百分比，你可以使用以下公式：

總脂肪卡路里攝取量÷總卡路里攝取量＝脂肪卡路里百分比

例如，如果你一天總共攝取1,800大卡，其中1,200大卡來自脂肪，那麼其公式會如下：1,200÷1,800=0.67（67%），你的脂肪攝取量占總熱量的67%。透過這個計算方式，你可以調整飲食中的脂肪含量，以達到飲食計畫中所需的百分比。

如果你喜歡數學，並且想得知每日脂肪的確實攝取量，這個計算過程會很有趣，不過大多數人不喜歡算數，為了簡化過程，我建議你只要在每餐中添加三湯匙（45毫升）的油，透過這個方式，你自然會達到每日脂肪攝取量占總熱量60～80%的目標。

如果你跳過一餐飯，改以小吃代替，那你可以在小吃中添加二至三湯匙的油。每餐飯的三湯匙油可以是椰子油或其他脂肪，不過確保

椰子油是飲食中的主要添加油脂。

除了添加三湯匙的脂肪外，也建議你多吃其他類脂肪，包括膳食中的天然脂肪。可選擇帶有肥肉的肉類，享受其中美味，多用脂肪和油脂烹調、油炸、烘烤，料理所有的食物。多吃油脂會讓你有飽足感、預防飢餓、幫助身體燃燒儲存的脂肪，同時促進減重。

例如料理豬肉，你可以用三湯匙油炒豬肉，同樣地，做漢堡肉餅或魚片也可以。如果你使用椰子油，那麼肉本身的風味和調味料會使油更為鮮美，就像濃郁的醬汁，可以搭配肉和蔬菜一起食用。如果你沒有用油烹調，你可以將之添加在食物上。舉個例子，如果你吃烤雞佐清蒸蔬菜，你可以將油淋在烤雞和蔬菜上，將椰子油當成奶油一樣，抹在熱的食物上食用。你還可以混合油脂，將椰子油、奶油或橄欖油混合，一份田園沙拉加足量三湯匙的油式沙拉醬，以達到一餐所需的脂肪量。

你不一定要將整整三湯匙的油與肉類和蔬菜混合，相反地，你可以使用少部分油脂作為烹調，其他的部分則以油脂小吃來補足。例如，如果你只使用一湯匙油脂料理，那麼剩下的二湯匙你可以在餐點中添加肉桂奶油飲料補足，在這種情況下，小吃中的油脂是來自奶油，或者你可以用乳酪、椰子油和漿果做成的點心來代替飲料，我稱這種點心為椰子乳酪漿果。另一種選擇為迷你湯品，你可以在主餐前喝，就像是開胃菜一樣。這些都是同類型小吃，可以取代你的主餐，其中脂肪的含量大約為每餐一或三湯匙不等，或者甚至更多。你可以自行決定要使用多少油，透過這個方式，你可以確保自己每餐都攝取到必需額度的油脂。相關詳情和油脂小吃食譜請參閱第十七章。

生酮飲食主要的好處之一是可以**抑制飢餓、減少卡路里攝取量**，讓人沒有被剝奪或痛苦的感覺。你是選擇性地減少卡路里而不是被迫，在這種飲食過程中，你要有意識地減少飲食量，不要因為平日吃

飯時間到就吃飯，而是真正肚子餓了才吃東西。由於你的食慾下降，你很可能會因此不吃正餐，如果早餐時你不餓，那就跳過早餐，不要強迫自己吃，只因為這是你平常的吃飯時間。如果你吃了早餐，但午餐時間時還不餓，那麼請跳過午餐，稍後若肚子餓了，你可以吃一些小點心，而不是一頓正餐，這樣就足以讓你撐到晚餐時間。總匯或卡特基乳酪搭配椰子油可做成美味的小吃（油脂小吃食譜請參考下一章）。儘管你不需要計算卡路里，不過，或許你會想計算比較自己究竟吃了多少熱量，本書附錄提供大多數食物的卡路里含量，試著限制自己每天不要吃超過兩次以上的正餐，如果你仍然感到肚子餓，你可以添加少量的油脂小吃；甚至可以一天只吃一次正餐，外加一次或兩次油脂小吃。

　　不管你一天吃多少正餐和小吃，你一天大約要攝取六至九湯匙（約50cc～75cc）的額外脂肪，以維持你的新陳代謝，避免身體處於飢餓狀態，這些添加的脂肪量不算在總脂肪量中，你的總脂肪攝取量會更高。記住，脂肪是驅動新陳代謝的燃料，你需要吃足夠的脂肪，即使在限制卡路里的飲食中，你仍然要保持體內引擎運作達到最佳性能。這意味著你應該在一天不同的時間點攝取脂肪，而不是在一餐中攝取完所有脂肪。

　　你的飲食主要包含肉類、魚類、蛋類、奶油、鮮奶油、蔬菜和選擇性的水果、堅果和油脂，你可以多吃蔬菜，生菜沙拉和熟食都可；限制你的蛋白質攝取量，每天最多70～90公克，這不是一個嚴格的規定，但可以避免攝取過多的蛋白質。

　　蛋白質的攝取量取決於你的身高和體重，你可以運用這個公式：每公斤（2.2磅）體重攝取1.2公克的蛋白質。你可以在340頁的圖表中，根據你的身高找到你的理想體重。計算方式為：將你的**理想體重（公斤）乘以1.2**，如果你的理想或正常體重為125磅（57公斤），那

你就要將每日蛋白質攝取量限制在68公克（57×1.2=68）以內，這是你每日的蛋白質攝取量上限，不是最低限額，不過如果你願意，你可以少吃一點。假設你的健康體重為150磅（68公斤），那你應該限制蛋白質攝取量在82公克以下；若你的正常體重為180磅（82公斤），那你的蛋白質攝取量則在98公克以下。記住，這不是肉類的攝取量，和一般流行用語不同的是，蛋白質和肉類並不是同義詞。

每盎司（28公克）的瘦牛肉或雞肉含有9公克蛋白質；魚肉含有7公克蛋白質；肥肉的蛋白質含量較少，帶有大理石紋路油脂的肋排比精瘦的沙朗牛排少了一半的蛋白質且更美味。一份大小適中的煮熟肉類重量大約3盎司（85公克），其中內含的蛋白質大約為27公克，和一副撲克牌的大小差不多。根據理想體重，大多數遵照這種飲食的人，都要限制他們每日的肉類攝取量在6～9盎司（170～255公克），或二至三份撲克牌大小的分量。如果肉帶有油脂，那你可以增加其分量至8～12盎司（227～340公克），這是煮熟後的重量，不是生的。再說一次，這不是一成不變的規定，但是一個有用的原則。讓你的飢餓感來帶領你。

如果你遵循這個飲食計畫，並且攝取了建議的脂肪量，但仍然需要一天吃三次正餐，這表示你可能**吃進過多的蛋白質，超過身體所需的分量，而過多的蛋白質被轉化成葡萄糖，影響了你的血糖和胰島素值，進而刺激飢餓感**。如果發生這種情況，你要刪減蛋白質攝取量，使你更深入酮態，以抑制食慾。

除了第一階段提及的各種項目外，第二階段還包括以下內容：

- 每餐攝取至少三湯匙的油脂，和二至三湯匙油脂搭配每次小吃（基本上脂肪量要占每日總熱量的60%）。
- 每天攝取至少七湯匙（98公克）額外油脂，大部分油脂為椰子油。

- 肚子餓時才吃東西，減少正常的卡路里攝取量。
- 限制每日精瘦肉類攝取量在6～9盎司（170～255公克），帶油脂肉類則在8～12盎司（227～340公克），以煮熟的肉類重量計算。

　　有些人有《阿特金斯飲食新革命》（Atkins New Diet Revolution）一書作者羅伯特·阿特金斯（Robert Atkins）博士所說的減肥代謝抗性，有代謝抗性的人難以減肥，而且容易變胖。他們是那種每日卡路里攝取量減少至1,000大卡或以下，但體重仍然維持不變，甚至還會增胖的人。代謝抗性者對於碳水化合物非常敏感，吃下一丁點碳水化合物都會轉化成脂肪，並且儲存起來，即使他們的總卡路里攝取量已非常少，整天挨餓也一樣。他們大多是糖尿病或初期糖尿病患者，但未必全是如此，他們的空腹血糖值或許正常，但在吃完東西後會立即分

維持理想體重每日所需的熱量

性別	年齡	久坐不動 *	適度運動 *	運動量大 *
女性	19～30	1800～2000	2100～2300	2400～2600
	31～50	1800～1900	2000～2100	2200～2400
	51+	1600～1700	1800～1900	2000～2200
男性	19～30	2400～2600	2700～2900	3000～3200
	31～50	2200～2400	2500～2700	2800～3000
	51+	2000～2200	2300～2400	2500～2800

* 活動量：久坐不動包括輕鬆體力活動，在日常生活中沒有固定的運動習慣；適度運動包括每周 4～5 小時的活動量（包括步行、游泳、健美操等）；運動量大相當於每 6～8 小時的運動量。

泌大量胰島素，進而導致脂肪囤積。低脂、高碳水化合物飲食對他們而言，簡直就像一場噩夢，唯有高脂、極低碳水化合物飲食才是他們成功減重的唯一希望，為了要調整身體使脂肪燃燒而非儲存，高脂生酮飲食便是成功的關鍵。

如果你採取這種飲食卻沒有任何改善，或許你就可能屬於減肥代謝抗性的族群，不過這並不表示你無法用這種方式減重，而是你需要做一些微調。如果你的每日卡路里攝取量限制在30公克以下，但體重仍然毫無進展，那你或許要將量再降低至每日25公克或甚至更低。有少數減重代謝抗性的人可能要將碳水化合物降至極低的量，才會有持續的減重效果。

第三階段：低碳水化合物維持階段

一旦你的體重達到你的理想目標後，你就可以準備進入低碳水化合物維持階段。不像大多數人採用的短期減肥飲食法——達到目標後就放棄該飲食，就好像到達目的地就棄船一樣，這種飲食是一種生活方式的改變。人們通常採取臨時性節食，當達成目標後，他們就放棄該飲食法，回到以前導致變胖的飲食方式，減肥被認為好像在搭公車，你坐上車前往目的地，當到達目的地後就下車，這也是為何這些飲食法行不通的原因之一，這種上上下下的飲食法無法讓你永久減重。**若要維持體重，你就不能再像以前那樣狂吃糖、穀物和其他碳水化合物。**

為了減肥，你需要永遠改變飲食習慣，其實這並沒有想像中那麼困難，因為你可以吃低脂飲食中所有美味的禁忌食物。在第三階段低碳水化合物維持期，你可以稍微放寬一些限制，在飲食中加入更多健康的碳水化合物。你可以吃更多水果、較高碳水化合物蔬菜類，也許還有一些全麥穀類或麵包，甚至偶爾來份點心。但你千萬不可以再像

以前一樣吃甜食、糖和精製碳水化合物。不幸地是，**一旦你開始吃白麵包、糖和甜食，它們馬上就會重新啟動你的癮頭並且控制你**，不用多久，你的體重又會回到原位。雖然椰子生酮飲可以幫助你減掉多餘的體重，並且大幅改善整體的健康，但若你自己不戒除對碳水化合物的癮頭，葡萄糖癮可能捲土重來，唯有你的自制力可以克服，就如同酒癮，糖癮也有可能再度上身，必須小心謹慎。

低碳水化合物維持階段的其中一個特點是它適合每一個人，沒有一套既定的規則，只提供大方向指引，以滿足每個人不同的需求和代謝狀態。

當你達到減重目標，你可以從生酮飲食轉移至較為溫和的低碳水化合物飲食。首先，降低你的脂肪總攝取量，將每餐三湯匙的油脂，減量為每餐一湯匙。第二，你可以開始吃較多的碳水化合物，我建議吃更多的蔬菜或有限量的較高碳水化合物蔬菜類，不要一次增加太多，不然體重很快會上升。幾乎所有體重有問題的人對碳水化合物都很敏感，然而，這種敏感度因人而異，有些人吃適量的碳水化合物對體重不會造成太大的影響，有些人則只吃幾克體重就會增加。你要精確算出在體重開始增加前，你身體可以忍受的碳水化合物數量。

先從每日飲食增加5公克的碳水化合物開始，如果之前你的碳水化合物攝取量一直低於30公克，那你現在的量可調至35公克，然後每日追縱你的體重。一個星期後，如果體重仍然繼續下降，或至少沒有增加任何體重，那你可以將碳水化合物攝取量提高至40公克。將每日碳水化合物攝取量每周增加5公克，直到你開始變胖，當你達到這個臨界值，再扣掉5公克就是你的碳水化合物限制量。例如，當你到達每日55公克碳水化合物後，你的體重開始增加，那麼50公克就是你的碳水化合物攝取限制量，當然你可以吃少於50公克的量，不過這就是你身體最大的碳水化合物耐受量，因為超過這個限制量後，身體即會開

始將多餘的碳水化合物轉化為脂肪。這個數字因人而異，有些人可以增加至每日80或100公克，有些人，特別是那些代謝抗性極高的人，可能只能限制在30或35公克，在某些情況下，甚至要在25公克或以下。大多數的人介於每日40～80公克，在這個階段，飲食不再是生酮飲食，而是低碳水化合物飲食。如果你仍然使用椰子油作為你的脂肪主要來源，你將繼續受惠於椰子油中的中鏈脂肪酸所帶來的某種程度酮態——飢餓感減少、精神體力更好、新陳代謝提高等其他好處。

當你熟悉碳水化合物含量的計算，你可能會停止計算每餐的碳水化合物含量，改為參考你的飲食日記和基於自身經驗以目測來決定。這沒什麼不好，只不過，日子久了分量會變得愈來愈大，又或者碳水化合物的攝取量逐日增加。你或許會留意到體重正往上成長，這時千萬不要讓它變得不可收拾，請重新計算碳水化合物精確的攝取量，或許你會發現你早已超過限制量，需要做一些刪減。要減掉增加的多餘體重，你只要再回到30公克的碳水化合物限制攝取量。當你減掉這些體重後，再回到之前的碳水化合物限制攝取量，並且小心地添加碳水化合物，如此一來，你就可以永久維持適當的體重。

飲食計畫前的準備

身體健康檢查

不管你的年齡或健康情況為何，我建議你在執行飲食計畫前先做健康檢查，其中部分的原因是確保你的身體可以適應這種劇烈的飲食變化，不過，更重要的是，記錄你當前的健康狀況。

你應該已經做過碘值測試，最好是碘負荷量測試（根據第十一章的建議），同時如果必要，請服用碘劑。當你做身體檢查時，請記錄你的血壓、**檢查你的血液化學狀況，包括空腹血糖值、高敏感度C-反**

應蛋白（hs-CRP）、TG（三酸甘油脂）、HDL（高密度脂蛋白膽固醇）、總膽固醇／HDL比例和三酸甘油脂／HDL的比例。

　　檢查中需要所有這些數值，以確定比較的基準點。當你執行計畫數周後，你必須再做一次血液檢測，以和你的結果比對並評估你的進展，這個步驟非常重要！它可以提供飲食改善整體健康的根據，同時證實提高脂肪攝取量對健康並不會造成任何危害。你可以出示這些證明文件給你的醫生或任何人，如果他們對此計畫表示懷疑。而這些記錄更可以激勵你繼續保持下去，並且持續改善身體健康。

　　關於脂肪取代碳水化合物，一個共同的擔憂是膽固醇是否會受到影響？如果你閱讀過之前的章節，你就會知道這點不用擔心，膽固醇指數會改善，甚至所有的血液數據都會改善。

　　不要擔心總膽固醇值，或所謂「壞的」低密度脂蛋白膽固醇（LDL）。LDL膽固醇有兩種類型：一種為「好的」LDL；一種為「壞的」LDL。大多數的測試不會區分這兩種LDL，而是將它們混為一談，全部歸屬於LDL，所以這種數據是毫無意義的。

　　請注意，總膽固醇值或許會上升或下降，所以不要以此為依據，因為總膽固醇值不是一個預估心臟疾病或健康欠佳的好方法。膽固醇比例（總膽固醇／HDL膽固醇）是目前公認評估心臟病風險最精確的指標。同樣地，三酸甘油脂／HDL比例也是一個精確指標。因此，你的HDL、膽固醇比例和三酸甘油脂比例才更具有與心臟病風險有關的指標意義。

　　請不要等到執行計畫後一周或二周才去做血液檢測，一定要在計畫開始前做完檢查。如果你等到計畫開始後才去檢查，你可能會看到一些不準確的數據，並且抱怨這個計畫沒有效。例如，你的HDL可能很低，在35mg/dl，接下來你或許會抱怨是新飲食降低了指數。然而，當你在計畫開始前，你的HDL指數可能是在25mg/dl！所以，雖然數據

很低，但已經有所改善，只是你永遠不會知道，除非你在計畫開始前已有這個記錄。

在計畫執行至少二至三個月後，再做一次檢查，計畫執行越久結果越好。重要的是，你要找同一位醫生、在同一個檢測中心做檢查，因為不同檢測中心，結果很可能會有差異。

使用第336頁的圖表，找出你目前的位置，並且評估你的進展。以下是你可以預期的結果：如果你的血壓在計畫前太高，那麼計畫開始後它會降低；若你的血壓正常，計畫開始後它還是會保持正常，至於三酸甘油脂則會降低、HDL膽固醇會升高、總膽固醇／HDL與三酸甘油脂／HDL的比例會降低、發炎指數（C-反應蛋白）也會下降。所有這些改變都是正面的，表示血糖控制得更好、胰島素抗性改善、心臟病風險降低、循環更好、氧化壓力減少、發炎指數降低和整體健康改善。這些變化顯示這個飲食計畫有效！請繼續保持，這些數據還會持續地改善。

請儘快完成你的血液檢測，甚至在看完本書之前完成。你要備妥這些完整的資料，這樣你才可以儘快執行這項飲食計畫，千萬不要在血液檢查完成前開始飲食計畫。

動脈粥狀硬化是一種發炎反應的過程，糖尿病也與慢性發炎有關。C-反應蛋白（CRP）是血液中出現的蛋白質，表示體內有發炎現象。通常，血液中不會有CRP，正常指數應該在1.0mg/l或更低。當CRP高於10mg/l以上時，表示體內有發炎或慢性發炎的症狀。

CRP檢測有兩種，都是測量同樣的分子，不過其中一種測試敏感度較高。這種高度敏感的CRP或hs-CRP是你要做的檢測，它可以檢驗出血液中非常少量的C-反應蛋白，是評估心臟疾病或糖尿病等慢性亞臨床發炎症狀潛在風險最常用的檢測方式。高度敏感CRP的一般檢測範圍在0.5～10mg/l，一般的CRP檢測是用來檢查有急性感染或慢性發

炎疾病風險的患者，其檢測範圍在10～1,000mg/l。下頁表格是根據美國心臟協會的建議，以用來評估心臟病風險。

三圍

節食首要的目標是減掉體內多餘的脂肪，而一般確定的方法是量體重。不過，量體重並不是唯一測量的方式，同時也不一定是最準確的方式。你的體重甚至會在一天之內不停地改變，取決於你吃喝的量、活動量、溫度和濕度，以及健康狀態，這些都會影響身體保有水分或便祕。你的體重可能每天會有幾磅的波動，即使你謹守飲食計畫，你的體重還是有可能比前一天重，這或許令人沮喪，不過是正常的。基於這個原因，我不建議你每天量體重，你可以一周量二次或三次，這樣你才可以知道自己整體的進展，不會因為有時體重不變或甚至上升而感到氣餒。為了得到最準確的數據，你最好在同一個時間點量體重，我建議在早餐前量體重，每隔幾天量一次。你可以參考340頁，根據身高找出你的理想體重。

一般用來衡量一個人體脂肪的數值稱為身體質量指數（BMI），這個數值是以一個人的身高和體重比例來決定。BMI數值介於18.5～24.9之間屬於正常或理想值；低於這些數值被認為是體重過輕，高於這些數值被認為是超重。

你可以用以下的公式來計算你的BMI：

$$BMI = 體重（公斤）／身高^2（公尺）$$
$$= 體重（英磅）／身高^2（英吋）× 703$$

血液檢測參考值

血壓（mmHg）

收縮壓（最高的數據）	舒張壓（最低的數據）	狀態
<90	<60	低
90-99	60-65	正常低
100-130	66-85	正常
131-140	86-90	正常高
141-159	91-99	高
>159	>99	非常高

空腹血糖值

mg/dl	mmol/l	狀態
75-90	4.2-50	正常
91-100	5.0-5.5	高邊緣
101-125	5.6-6.9	高（糖尿病初期）
> 125	>6.9	非常高（糖尿病）

高敏感度 C 反應蛋白（hs-CRP）

mg/l	狀態
<1.0	最佳
1.0-3.0	平均
3.0-10	高
>10	非常高

血脂值

男性 HDL

mg/dl	mmol/l	狀態
<40	<1.0	低
40-60	1.0-1.6	平均
>60	>1.6	最佳

女性 HDL

<50	<1.3	低
50-60	1.3-1.6	平均
>60	>1.6	最佳

三酸甘油脂 ──────────────────────────────────

mg/dl	mmol/l	狀態
<130	<1.5	最佳
130-150	1.5-1.7	正常
150-199	1.7-2.2	高邊緣
200-499	2.3-5.6	高
>499	>5.6	非常高

總膽固醇／ HDL 比例 ──────────────────────

男性比例	狀態
<3.4	最佳
4.0	低於平均值
5.0	平均
6.0	高於平均值
>9.5	高

女性比例	狀態
<3.3	最佳
3.8	低於平均值
4.5	平均
5.5	高於平均值
>7.0	高

三酸甘油脂／ HDL 比例 ──────────────────────

比例	狀態
<2.1	最佳
2.1-3.9	平均
4.0-5.9	高
>6.0	非常高

在美國，血糖值和膽固醇指數通常是以 mg/dl（毫升／分升）表示，在歐洲通常以 mmol/l（毫莫耳／升）表示。

BMI	狀態
<18.5	低於標準體重
18.5-24.9	標準
25.0-29.9	超重
>30	肥胖

　　雖然BMI是一個有用的工具，但也並不完全準確，因為它沒有將肌肉組織、骨架和年齡列入計算之中。

　　另一個更準確測量身體脂肪變化的工具是簡單的捲尺，測量三圍是非常有效的方法，可以追縱你的進展，很多時候，你可以看到自己減少幾吋，即使浴室的磅秤不為所動。椰子生酮飲可以明顯改善你的三圍，最重要的部分是腰圍，因為它最能反映出心臟病和糖尿病的風險。如果你只留意三圍中的一圍，那麼這個部位正是你要留意的部分。正確量腰圍的方法是身體挺直站立，然後將捲尺貼在身體中間、亦即髖骨的上方，並且在氣吐出後才記錄你的腰圍。

　　你或許還想測量其他部分，如胸圍和臀圍。測量胸圍時，你要將捲尺繞過你的乳頭和胸部，測量該區最寬的部分，記住，捲尺要和地面平行；測量臀圍時，則要將捲尺繞在臀部最寬處，並且將捲尺與地面平行。最後將三圍數據寫在飲食日記上。

體溫

　　如果你有或懷疑自己甲狀腺功能低下，而且你的體溫低於98.6°F（37℃），你要開始量體溫，並且建立一個起始點。每日你要測量口溫三次，然後取平均值以得到一個準確的數值。一天中第一次量體溫的時間在起床後三小時，然後每隔三個小時量一次，總共量三次，若

要得到最準確的數據，至少要量五天，然後每天將數據加起來除以三，以得知五天分別的體溫。對於女性而言，體溫會在經期和生理週期中間產生變化，因此避免在這些期間量體溫。食物也會影響口中的溫度，所以在飲食前或至少飲食後十五分鐘才量體溫。

如果你的體溫差異在0.2～0.3℃以上，這表示可能有甲狀腺的問題，體溫波動大顯示身體難以保持正常溫度。

當你正在進行生酮飲食，更要定期測量體溫，以檢視你的體溫是否更加穩定與正常。由於生酮飲食可以改善甲狀腺健康，你或許還可以觀察身體有哪些轉變。你可以參考223、224頁，並且列出你所有的甲狀腺低下症狀。你或許會感到驚訝，當你執行這個飲食一段時間後，許多症狀會得以減緩或完全消失。

停止藥物治療

有些藥物會促進代謝抗性、導致體重增加，如果你有減肥代謝抗性問題，那麼你正在服用的藥物很可能，或者至少是其中一個促進因素。**最大的禍首無非是精神科藥物**，例如抗**憂鬱藥（SSRI）、抗精神病藥和鎮定劑**。此外，**激素替代療法**（荷爾蒙療法）的藥物**也會使體重難以下降**。其他影響程度較輕的藥物為**非類固醇抗炎藥（NSAIDs）、抗生素、胰島素和心血管藥物**等。事實上，任何藥物**都會使代謝抗性加劇**。

這種飲食最不可思議的事情之一是，它可以扭轉許多代謝方面的缺陷，有助於你停止服用多種藥物。千萬不要害怕停止服用多年的藥物，請你的醫師隨時監測你的健康和進展。

在進行飲食計畫前，**先停止服用非必要性藥物**，包括**降低膽固醇藥物**。降低膽固醇藥物對健康的衝擊不大，突然停止服藥不會造成傷害；當你停止服用它們，你甚至可能感受到立即的改善。這種飲食比

成年男性和女性理想的體重

穿著重達3磅（1.4公斤）的室內衣服和鞋子一起測量

女性			
身高 呎／吋 （公分）	小型身材 （磅／公斤）	中型身材 （磅／公斤）	大型身材 （磅／公斤）
4'10" (147)	102-111 (46-50)	109-121 (49-55)	118-131 (54-59)
4'11" (150)	103-113 (47-51)	111-123 (50-56)	120-134 (54-61)
5'0" (152)	104-115 (47-52)	113-126 (51-57)	122-137 (55-62)
5'1" (155)	106-118 (48-54)	115-129 (52-59)	125-140 (56-64)
5'2" (157)	108-121 (49-55)	118-132 (54-60)	128-143 (58-65)
5'3" (160)	111-124 (50-56)	121-135 (55-61)	131-147 (59-67)
5'4" (163)	114-127 (52-58)	124-138 (56-63)	134-151 (61-68)
5'5" (165)	117-130 (53-59)	127-141 (58-64)	137-155 (62-70)
5'6" (168)	120-133 (54-60)	130-144 (59-65)	140-159 (64-72)
5'7" (170)	123-136 (56-62)	133-147 (60-67)	143-163 (65-74)
5'8" (173)	126-139 (57-63)	136-150 (62-68)	146-167 (66-76)
5'9" (175)	129-142 (59-64)	139-153 (63-69)	149-170 (68-77)
5'10" (178)	132-145 (60-66)	142-156 (64-71)	152-173 (69-78)
5'11" (180)	135-148 (61-67)	145-159 (66-72)	155-176 (70-80)
6'0" (183)	138-151 (63-68)	148-162 (67-73)	158-179 (72-81)

男性			
身高 呎／吋 （公分）	小型身材 （磅／公斤）	中型身材 （磅／公斤）	大型身材 （磅／公斤）
5'2" (157)	128-134 (58-61)	131-141 (59-64)	138-150 (63-68)
5'3" (160)	130-136 (59-62)	133-143 (60-65)	140-153 (64-69)
5'4" (163)	132-138 (60-63)	135-145 (61-66)	142-156 (64-71)
5'5" (165)	134-140 (61-64)	137-148 (62-67)	144-160 (65-73)
5'6" (168)	136-142 (62-65)	139-151 (63-68)	146-164 (66-74)
5'7" (170)	138-145 (63-66)	142-154 (64-70)	149-168 (68-76)
5'8" (173)	140-148 (64-67)	145-157 (66-71)	152-172 (69-78)
5'9" (175)	142-151 (64-68)	148-160 (67-73)	155-176 (70-80)
5'10" (178)	144-154 (65-70)	151-163 (68-74)	158-180 (72-82)
5'11" (180)	146-157 (66-71)	154-166 (70-75)	161-184 (73-83)
6'0" (183)	149-160 (68-73)	157-170 (71-77)	164-188 (74-85)
6'1" (185)	152-164 (70-74)	160-174 (73-79)	168-192 (76-87)
6'2" (188)	155-168 (70-76)	164-178 (74-81)	172-197 (78-89)
6'3" (191)	158-172 (72-78)	167-182 (76-83)	176-202 (80-92)
6'4" (193)	162-176 (73-80)	171-187 (78-85)	181-207 (82-94)

Adapted from the Metropolitan Life Insurance Company tables (1983).

藥物可以更有效地改善你的膽固醇，且沒有可怕的副作用，其中包括肝臟受損、肌肉萎縮和記憶喪失等。這種飲食還可以平衡血糖和胰島素值，所以，**一旦你開始生酮飲食後，可能就不再需要糖尿病和胰島素藥物了。即使是無法分泌正常胰島素的第一類型糖尿病患者，也有可能可以降低或停止注射胰島素。如果你有高血壓，它會自然降到正常值**。你如果在計畫過程中仍持續服用血壓藥物，你的血壓很可能會降得太低。請諮詢你的醫生，如果有必要，請降低藥物劑量。

我最常聽到人們的抱怨是，**當開始在飲食中添加椰子油後，他們的新陳代謝變快，從以前的甲狀腺功能低下轉變成為甲狀腺亢進**。這個問題不在於椰子油加快了他們的甲狀腺，而是藥物使然，服用椰子油後藥物變得太強，所以引起甲狀腺亢進症的症狀。椰子油不會導致甲狀腺變得異常活躍，它的功能是協助甲狀腺恢復正常作用，如果在執行飲食後，你留意到出現甲狀腺功能亢進的症狀，請找你的醫生，要求他減少你的甲狀腺藥物。如果你的甲狀腺仍然可以運作（沒有經過手術移除或遭受輻射傷害），那麼你可以大幅減少藥物劑量，或者甚至完全不需要服藥。如果甲狀腺已無法運作，在某種程度上，你或許可以減少藥物劑量，但終身還是需要服藥。

只要在日常飲食中添加椰子油就可以產生戲劇性的變化，馬貝爾（Mable W.）說：「我的膽固醇指數下降至214（之前是328），真的很棒！由於肝臟受損，我從四月起就不再服用藥物，在甲狀腺切除手術後，我罹患糖尿病，一直以來我用這個飲食法和椰子油控制病情，當我的醫生看到我和我的檢查報告後，他簡直無法相信他的眼睛，他告訴我：『繼續使用椰子油』，這就是我的方法，真的是太棒了！我的身心感到舒暢。在使用椰子油之前，我每天服用十五種處方藥物，現在我只吃維生素、椰子油和我的甲狀腺素「Synthyroid」，我知道這樣說很老套，不過椰子油讓我重回我的生活，讓我的身心得以恢

復。如今我們全家人都吃椰子油，我丈夫聲稱椰子油讓他整天精力充沛，如果少吃一次，你一定會察覺到的！」

如果有一些藥物你覺得不得不服用，或者猶豫不決難以決定，你可以試著逐漸減量擺脫它們。請醫生協助監督你的進展，並且視需要調整劑量。

建議補充膳食營養劑，所以如果你正在服用草藥、維生素或礦物質，請繼續服用。有一些補充劑含有糖和澱粉填料，確認已閱讀成分標籤，並且注意纖維以外的碳水化合物，其中葡萄糖和高果糖玉米糖漿也是常用的添加物。

備妥儲藏室

堅持這個飲食法最大的困難點在於容易受到誘惑，如果限制的食物容易取得，光知道你最喜歡的零食在不遠處，就太令人難以抗拒了。所以，最好的解決方案就是刪除這些誘惑。

如果可能，飲食中所有應該刪除的食物，都應該從房子內消失，或者至少放在不容易拿到的地方。將所有的高碳水化合物食物送給朋友或鄰居，或者直接扔掉。如果你和其他人同住一個屋簷下，但他們沒有飲食限制，可能會使執行飲食計畫更為困難，或許可以將限制類的食物放在只有那個沒有飲食限制的人可以取得的地方。

接下來，你要將可以吃的食物類型放入你的冰箱和櫥櫃，隨時補充它們，這樣你才不會受到其他限制類食物的誘惑，並且備妥大量的椰子油和足夠的膳食營養補充品。

在計畫開始前，再次檢視你可以吃的食物和訂定幾種膳食計畫、計算每餐的碳水化合物含量並且調整，以配合每日的總限制量。養成購物前先規劃好你的膳食和小吃計畫，這樣你就可以購足一切，如果你每周購物一次，在這之前，你可以先計畫好每一餐的食物，不然，

你很可能會從冰箱或櫥櫃中拿出第一眼看到的食物，但這很可能並不適合你的每日碳水化合物限制量。

找一本筆記本，開始記錄你的飲食日記，除了記下你吃的食物外，你還可以記下你喜愛的低碳水化合物食譜和烹調小技巧、你的體重和三圍、血液檢測結果、藥物劑量的調整或服用的膳食補充劑，以及症狀的改善或你的感覺等等，並且隨時更新。你的飲食日記將會成為你的個人低碳水化合物參考書和進展報告。

評估進展

你一定見過這類型廣告：「四周內我瘦了50磅」，或者「三十天內，我的尺寸從18降到8！」，所有的節食訴求都宣稱「快速」減重。不幸地是，這些廣告往往不切實際，給人一種虛幻的希望。一磅（0.45公斤）的體脂肪大約儲存3,500大卡的熱量，若要使用典型的低脂、限制卡路里飲食法減掉1磅，你必須要減掉3,500大卡的卡路里攝取量。從理論上來看，一天減少500大卡，一周可以減掉1磅（3,500／周），若一天減少1,000大卡，相當於一周可以減掉2磅脂肪。這意味著，要真正減掉脂肪需要的是時間，你不大可能在六周內減掉50磅脂肪，現實中頂多也只能減掉6～12磅而已。

雖然有些人在這個飲食計畫的過程中減重快速，但它的目的不是要快速減重，而是要減掉脂肪，這其中有很大的區別。這個計畫的重點在於減掉體脂肪，而不是單純減重。大多數低脂的減重計畫除了減掉體脂肪外，同時也會流失水分和精瘦肌肉組織，這也是為何減肥一開始效果顯著，但卻會危害健康之因。椰子生酮飲則不只可以去掉脂肪，同時又能改善整體健康。酮態可以預防肌肉組織流失，整日喝水可以保留水分，因此這項計畫減掉的重量幾乎全是脂肪。

如果你超重很多，你的去脂率或許會稍微快一點，很可能每週減掉4～6磅以上。現實中，**當你開始進入生酮階段後，每周可以預期減掉1～4磅**（約0.5～2公斤），2磅（約1公斤）是很平常的。這或許不像你聽到的流行廣告那樣噱頭十足，不過它卻影響深遠。每周減掉2磅脂肪，一個月減掉8磅、二個月16磅、四個月32磅、六個月48磅，一年將近100磅！最棒的是在這段期間，你可以吃牛排、蛋類、培根、烤肉、排骨、乳酪、肉汁、醬料和其他美味的食物，並且吃到飽為止。

　　不要期望一夜奇蹟，就像你看到的廣告一樣。讓時間發揮飲食的魔力，你的超重不是一夕造成的，所以不要指望一夕美夢成真。這不是快速的減重計畫，而是切實的減脂計畫，有助於你減掉多餘的體脂肪，並且永久保持下去。

　　如果你想追縱你的減脂進度，你可以運用捲尺，每三或四周量一次胸部、臀部和腰部，並且與計畫開始前的記錄做比較。

　　當你採取生酮飲食至少二、三個月後，再次回到你的醫生那兒做血液檢查，**檢查你血壓、空腹血糖值、C-反應蛋白、高密度脂蛋白（HDL）、膽固醇比例和三酸甘油脂（TG）比例**，並且和飲食計畫前的數值比較，這些數據應該會有大幅的改善，表示不只你的體重減少了，你的健康也變得更好，這應該會令人感到振奮。你或許會想每隔幾個月做一次血液檢測，以持續追縱你的進展。

　　你果你因為甲狀腺功能低下，總是感到冷和手腳冰冷與體溫過低，你應該會留意到身體正逐漸溫暖、體溫升高、更有能量，請量體溫，並且和之前做比較，你可以參考第十二章甲狀腺低下的症狀，留意一下你的症狀有何改善。

　　你應該會留意到以上所有數據的改善，這表示椰子生酮飲不只可以減重，同時有助於提高整體的身體健康。

可能的副作用

　　生酮飲食無有害的副作用，不過有一些暫時性的變化需要留意。有些人抱怨**便祕（68%）或腹瀉（23%）**，當飲食產生重大改變時，這是可以預期的變化。**當消化系統適應和習慣新飲食方式後，這些症狀會消失。**一般而言，**當脂肪攝取量大增後，你的大便會變得鬆散一陣子**，直到身體適應增加的脂肪攝取量。然而，有些人的體驗剛好相反，他們會便祕。其中有許多原因，有些人認為便祕是因為清空的消化道，隨著食物量減少，腸道自然清空減慢，這不是便祕，只是通過消化道的食物減少。便祕通常是一種脫水現象，經常當人們開始減少攝取熱量，他們也會減少喝水量，進而導致輕微脫水，結果就造成便祕。所以要特別注意在白天補足水分，這樣有助於預防便祕。此外，**補充維生素C和鎂**也有助於預防便祕。

　　另一個常見的副作用是**口氣異味（38%）**，當你進入酮態，過多的酮會從尿液或呼氣中排出，稱為酮呼吸，它有**一種輕度的酸甜水果味**，就像鳳梨的香氣，這種味道不會讓人不悅。然而，**低碳水化合物、高脂飲食會改變身體的化學變化，刺激強化體內淨化和療癒的程度。由於體內快速排出毒素，所以呼氣會帶有腐臭氣味**，因此完全掩蓋酮態所產生的水果香氣。有些人將這種難聞的氣味歸咎於酮態，但其實是毒素引起的。隨著身體淨化和療癒後，口臭會自然消失，你可以從口臭消失，並且帶有清新果香味來分辨身體是否已清除大部分的毒素和正在進行療癒。

　　頭痛也是淨化過程另一個副作用，當人們停止吃糖、巧克力和其他令人上癮的物質後，經常會出現**糖癮的戒斷反應症狀**。淨化過程往往會伴隨著頭痛，大約有**60%**的人都經驗過至少一次頭痛。一旦身體克服癮頭，頭痛的問題就會消失。此外，**脫水也會引起頭痛**，所以需

確保喝足夠的水量。

　　生酮飲食最常見的副作用是突然缺乏能量，如果你運動量大，這種現象更是明顯；反之如果你是懶骨頭，那麼或許差異不大。你不會昏昏欲睡，但你的能量狀態似乎不如從前，當你依照平日作息時，很快你會感到精神不濟，特別是如果你有定期做運動的習慣或涉及一些體力活動。只要你開始執行這個飲食後，你的體力會下降，不過別擔心，一兩個星期就會恢復正常，你的肌肉強度不變，力量也不會減弱。你的身體一輩子或許幾乎都是靠燃燒糖來運作，現在它需要適應，並且轉換為燃燒脂肪和酮，這需要體內改變生產酶的類型，從燃燒糖的酶改為燃燒脂肪的酶，身體需要一或兩個星期調整，一旦調整好，你的能量會再和以往燃燒糖一樣多，而且往往還會更多。你的思維也會愈來愈敏銳，因為燃燒酮比燃燒葡萄糖會使大腦的功能更好。

　　另一種常見的作用是**肌肉痙攣，小腿肌肉容易抽筋**，而且會影響到手臂、腹部、背部、腳趾和下巴等。當進入酮態後，你的身體需要電解質，特別是鈉和鎂的需求量增加，大多數人已**缺乏鎂**，當他們進入酮態時，肌肉痙攣就代表一種缺乏現象。大約有**35%**的人在進入酮態時都曾經歷過肌肉痙攣，在飲食中**補充鎂**，確保你有攝取足量的**鹽（氯化鈉）**，並且喝適量的水，這樣可助於減少痙攣的發生。抽筋經常發生在夜間熟睡時，如果你有抽筋的現象，你可以喝一杯水、補充鎂營養劑和一點海鹽、用鎂油按摩痙攣的肌肉，如此亦能舒緩抽筋不適反應。

　　另一種我特別推薦的產品是「Celtic」海鹽公司生產的電解質粉末「Electrolyte Powder」（www.selinanaturally.com），這種粉末包含所有的主要電解質（鈉、氯、硫酸鹽、磷酸鹽、鎂和鉀）以及六十種微量礦物質。每罐附有一公克的勺子，你可以每天舀一或二勺混合水飲用以預防抽筋。

椰子油可以促進身體健康，對某些人而言有淨化和治療的效果。椰子油的中鏈脂肪酸具有**抗菌、抗黴菌、抗病毒**的屬性，雖然這些脂肪酸可以滋養我們的細胞，但對我們體內潛在的有害微生物而言卻是致命的物質。當結合油的激勵代謝作用後，它會產生一種**赫氏反應**（Herxheimer reaction），也就是**大量死掉的微生物和毒素排出體外。當身體在清除這些物質時，體內可能出現各種症狀，包括皮疹、頸動脈竇神經傳入放電、疲勞、頭痛、消化功能紊亂、腹瀉、發燒等，通常不會出現全部的症狀，如果有任何症狀，大多也是一、二種，這些症狀並不是感染或生病，只是一種淨化過程**，不需要服用任何藥物，讓淨化過程自然發生，這些症狀只是暫時的，過幾天就會消失。幸運地是大多數人不會有明顯的反應，如果你的反應很大，千萬不要驚慌，不是身體出了什麼問題，你應該感到欣慰才是，因為身體正在逐出潛在的有害微生物和毒素。

如果你有減重困難？

如果在執行椰子生酮減重計畫幾星期後，你沒有看到任何成效，那你可以做些什麼呢？請記住，每個人都不同，減重的速度也會因人而異，有些人減重快，有些人則較慢。體型大的人往往比體型小的人減重速度快，你無法和有別於你的人做比較。

然而，為何有些人減重似乎較為困難？有許多原因，最常見的原因是沒有正確執行飲食計畫。你是否有確實計算吃下的每一公克碳水化合物？這是頭號的絆腳石，有時人們懶得花時間計算精確吃下的碳水化合物含量，他們只是做粗略的估算，這真是一大錯誤！除非你在這方面已經驗老道，不然你無法做出準確的估計。人們往往低估他們吃的食物，因而消耗更多的碳水化合物，只要多那麼一點就會大幅影

響你的減重效果。當你開始這個飲食計畫後,你一定要計算消耗的所有碳水化合物含量,日子一久,當你對常吃的食物有更多的經驗後,你就能做更準確的估計了。

如果你一開始就減重失敗,而且也仔細精算消耗的碳水化合物,那你或許有代謝抗性。在這種情況下,你需要限制每日碳水化合物攝取量在25或20公克,此外,確保每日三餐至少添加三湯匙額外的油脂,油脂攝取太少會使該飲食效果減弱。

珍妮第一次聽到生酮飲是在傑米・摩爾(Jimmy Moore)的廣播節目中,該節目訪問摩爾,談論他一年內用椰子油和其他健康油脂,以低碳水化合物、高脂、生酮飲食法成功減重100磅的經驗。受到他的成功鼓舞,珍妮開始類似的飲食法。幾周後,她感到非常氣餒,她不只沒有減掉任何體重,反而還增加幾磅。在分析她的飲食後發現,她的每日碳水化合物攝取量在25~30公克,蛋白質在80公克左右,每日的脂肪攝取量占總熱量的70%。這一切看起來似乎沒問題,不過,珍妮身高只有5呎1吋(155公分),她的理想體重應該在115~129磅(52~59公斤)。以她的身型來看,她的蛋白質攝取量應該限制在62~71公克,但她的每日蛋白質攝取量卻超過80公克。

正如之前提及,**多餘的蛋白質會轉化為葡萄糖,就像碳水化合物一樣,刺激胰島素分泌**。生酮飲食最常見的失敗原因是,人們傾向過度攝取高蛋白質食物,他們誤以為只要用肉類和蛋白質來取代碳水化合物,就會有立竿見影的減肥效果。雖然這種改變有助於減肥,但過量的高蛋白質對減肥也會造成阻礙。

仔細檢視珍妮的飲食,我們也發現,她每天會喝幾杯添加代糖的咖啡,這是另一個大錯誤!雖然咖啡、**紅茶和綠茶被視為低碳水化合物飲料,但卻會破壞減肥效果**。咖啡因和人工甜味劑會刺激胰島素反應,進而觸發儲存脂肪,不管你攝取多少或多低的卡路里,只要胰島

素升高就會促進脂肪合成與儲存。如果食物會刺激胰島素分泌，那麼即使你每日只攝取800大卡也會導致脂肪囤積和增重。另一方面，你大可每日吃2,000大卡或以上，仍然可以減重，只要你的食物不會引發胰島素反應。雖然脂肪提供的卡路里量遠比碳水化合物和蛋白質多，但它不會使胰島素值升高，無論你攝取多少。

調整你的身體，從燃燒葡萄糖轉換為燃燒脂肪，這可以提高你的新陳代謝，如此一來，你可以減掉多餘的體重而無須降低總卡路里攝取量，不過，如果你限制卡路里攝取量，效果則會加快。由於酮態會抑制飢餓感，因此限制卡路里攝取量相對上是一件容易的事，通常，我們習慣在某個時間點吃定量的食物，但你要打破這個習慣，只有在肚子餓時才吃東西，並且在飽食後停止進食，即使盤中還有剩餘的食物，千萬不要吃光所有盤中的食物，只因為你不想浪費糧食。就成長中的孩子而言，這是一種很好的做法，但你現在已是成年人，你並不需要這些熱量。由於飢餓感受到抑制，你可以藉此跳過幾頓飯，改吃一些高脂小吃代替，這樣就足以讓人感到飽足。

在普通的情況下，我們會一直吃直到胃發出信號，告訴大腦停止進食，但這個訊號很緩慢，通常在我們開始吃飯後二十分鐘才會收到。如果你吃得很快，那麼在感覺飽食前，你很可能會比慢食者多吃兩倍以上的分量。

避免這個問題其中一個解決之道是**細嚼慢嚥**，你認識一些吃得很慢的人嗎？你們坐下來吃飯，當每個人都吃完了，這個人卻幾乎還沒開始呢！這個人的外型如何？我敢打賭，他或她一定身材苗條。慢食者通常不會飲食過量，因為他們在吃完飯前就會收到飽足的信號。與此相反，吃快的人往往會超重，他們吃得太快，所以在收到停止訊號前，可能已經多吃了額外的500大卡。總之，當你感到飽足後，停止進食！有時，我們太熱衷於享受食物，以至於即使吃飽了仍然停不來，

並且在接下來的兩個小時都感到很撐。

另一種預防吃太多的方式是在吃第二輪前，先等至少五至十分鐘，當你花一些時間等待，你的胃就會有足夠的時間發訊號給大腦。你是否曾經在進餐中途時接到電話或應門，然後經過幾分鐘後回來，覺得自己已經吃飽了？這是因為胃在你被打斷前已吃飽了，而訊號傳達到大腦需要一些時間。如果當時你仍然繼續坐著、一直吃東西，到時你攝取的熱量就會超過身體所需要的量。

不管是低脂、低碳水化合物或其他飲食，誘惑總是不斷出現，任何時候，當你刪除飲食中某些特別熱愛（和令人上癮）的食物時，這些食物總是會隨時向你招手。即使椰子生酮飲會抑制你的飢餓感，使你抵抗力變強，不過當你最喜愛的碳水化合物食物出現在你面前，或聞到它們的味道，你仍然還是會受到誘惑，而這就是生酮飲食在心理層面優於其他飲食的部分。當你進行生酮飲食，你需要**三至六天的時間進入酮態，到時你的食慾會明顯降低，但在這之前這是最難熬的時期，因為你會有飢餓感**，就像任何的減重飲食計畫一樣。不過，一旦你進入酮態，你會很容易忽略這些誘惑，瞭解這點可以激勵你，協助你抵擋誘惑。

和生酮飲食相比，其他飲食要作弊非常容易，如果你在沒人注意時吃了一些禁止的食物，沒有人會知道，身體也不會出現任何差異，你可以僥倖為之。不過，生酮飲食則不同，如果你作弊，例如吃了一塊巧克力蛋糕，那你之前的酮態就會前功盡棄，也就是你的食慾會大增，並且在接下來幾天與飢餓感糾纏，直到再次進入酮態。一想到吃了不該吃的東西後，有好幾天得忍受飢餓，這樣應足以激勵你不要作弊。如果你打算吃一次高碳水化合物點心出軌一下，那你不妨多考慮接下來幾天的不適感，這樣值得嗎？

維持你的進展

　　減重飲食一開始體重會快速下降，一旦接近你的理想體重時，減重的速度會變慢，你的身體會自然地調節。當你開始轉換低碳水化合物、維持飲食，你的體重或許還會下降，直到你重新設定你的碳水化合物限制量後才會保持穩定。

　　當你在飲食的維持階段不再處於酮態時，你可以吃更多的碳水化合物，但你要謹慎，如果你故態復萌，即使只是少部分，很快你對糖和碳水化合物的癮頭會再次上身，體重馬上回復。當你增加碳水化合物攝取量，你可能會受到誘惑吃一些以前最愛吃的食物，即使它們符合你的碳水化合物限制量。如果你可以控制自己的食量，偶爾為之，那這就不成大問題。**對大多數人的問題是，糖和碳水化合物的癮頭永遠不會消失，一旦對糖上癮，終身都離不開糖癮！你可以藉由生酮飲食戒斷糖癮**，但還是有可能再次上癮，如果減重問題已經困擾你好幾年，很有可能的原因是你是糖的癮君子。只要吃幾次甜食或麵包，就會重新啟動你的糖癮，我見過一些人，才離開幾天低碳水化合物飲食就沉迷於麵包和水果，一旦癮頭恢復，你的意志力就會崩潰，所以最好避免這些問題食物。不過，如果你發現為時已晚，也千萬不要放棄，可以再次回到高脂、生酮飲食，以減少碳水化合物的攝取量。

　　你不必完全放棄麵包和烘焙製品。大多數的麵粉，甚至是堅果和大豆粉都含有極高的碳水化合物，而椰子粉則可取代小麥和大多數的麵粉。椰子粉是來自脫水、脫脂，且已經磨成細粉的椰子肉，它看起來就像是任何的麵粉，可以應用在各種烘焙製品中。椰子粉的優點是碳水化合物含量遠比其他麵粉少；纖維質含量高，可消化的碳水化合物含量極低。它的蛋白質含量和全麥麵粉相當，但無麩質，所以對麩質過敏的人而言，不會造成問題。椰子粉可以做成真正低碳水化合物

的餅乾、鬆餅、煎餅等其他烘焙製品。

　　由於椰子粉不含麵麩，而且是高纖維，所以它的烘焙特性和其他的小麥麵粉非常不同。基於這個原因，一般為小麥麵粉設計的食譜無法適用於椰子粉，不過，我有寫一本椰子粉食譜，名為《椰子粉烹調食譜：取代小麥的低碳水化合物，無麩質的美味（Cooking with Coconut Flour: A delicious Low-carb, Gluten Free Alternative to Wheat.）》，這本書包括了快速焙烤的麵包、煎餅、鬆餅、餅乾、蛋糕以及更多食譜。雖然裡面有許多「甜味」麵包，不過每一種食譜都有正常、低糖或無糖版本，有一些食譜則是利用甜菊葉作為甜味劑，即使正常甜度版本的食譜，其糖和碳水化合物的含量都遠比小麥麵粉食譜低，例如，每個無糖鬆餅只含有1.3公克的碳水化合物。這本書還包括許多美味的烘焙製品，包括培根鬆餅、花椰菜乳酪鬆餅、義大利肉餅和椰子炸雞。雖然還有許多食譜可以納入生酮飲食，不過，其最適合的時期是在低碳水化合物維持階段。

　　由於低碳水化合物、高脂飲食對大多數人來說是新式飲食，因此遵照椰子生酮飲食準備餐點是一大挑戰。但事實並非如此，準備和烹調食物可以既簡單又美味，隨著低碳水化合物飲食日漸普遍，現在市面上和網站上有許多食譜可供參考。記住，所謂的「低碳水化合物」食物，並非全都是低碳水化合物，所以你要小心選擇，瞭解每種的碳水化合物含量，同時留意分量大小，例如1/2杯是一般的分量。

　　採取低碳水化合物飲食並非真的那麼困難，如果你將重點放在吃新鮮的肉類、魚類和家禽以及新鮮的蔬菜，你無須將之搞得非常複雜，通常當人們進行低碳水化合物飲食時，他們就是無法將最愛的高碳水化合物食物拋諸腦後，所以人們會生產低碳水化合物仿製品，例如花椰菜泥（代替馬鈴薯）、無麥披薩（運用乳酪和蛋）、馬鈴薯煎餅（炸花椰菜丁）或茄子千層麵。你也可以自己做，但你不需要花所

有時間、精力和金錢在這些混合物上，有些食物需要一些時間準備，而且嚐起來也不像原本要代替的食物。簡單的食物如肉類和蔬菜，才是你真正需要的。你可以參考第十七章關於一些簡單餐點的作法。

　　椰子生酮飲最困難的部分或許是日常添加油脂的分配，每餐三湯匙的油脂量算很多，你可以將油脂與食物混合、運用於烹調食物，或者在事後添加。油脂的確可以使肉類和蔬菜更美味，在下一章，我會提供大量的油脂小吃——高脂食物和飲料食譜，作為取代正餐的點心、正餐的配菜或「開胃菜」，以增加整體脂肪的總含量。適度的脂肪或低脂膳食也可以輕易地轉變為高脂飲食，只要在飲食中添加脂肪小吃即可。

　　外食或許是一大挑戰，但比起多年前，現在算是容易多了，因為低碳水化合物飲食日漸普及，許多餐廳有提供碳水化合物的選項。大多數的漢堡餐廳，包括受歡迎的快餐店，都有提供無堡的漢堡，這些漢堡包含所有你可預期的內容物，但是以生菜包裹，而不是漢堡包。即使這種選項沒有印在菜單上，大多數的餐廳仍很樂意為你特製；如果你打算外食，你可以隨身攜帶添加的油脂或是蛋黃醬，以增加你的脂肪攝取量。

　　如果你想瞭解更多關於椰子油和其他健康油脂對身體的益處，請參考我的網站：www.coconutresearchcenter.org；如果你想瞭解椰子生酮飲的其他資訊，請參考www.cocoketodiet.com。

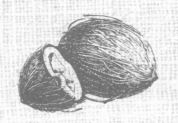

17

Chapter

生酮飲食食譜

Cooking the Keto Way

一開始，學習以低碳水化合物食物烹調看似艱鉅，不過它並沒有那麼難，雖然一些低碳水化合物食譜很複雜且耗時，但煎羊排和蒸節瓜就很簡單，還有什麼比這更容易的呢？

如果你是低碳水化合物烹調新手，我強烈建議你閱讀此章，不管你是否使用本書任何食譜，這個章節可以教你如何輕鬆簡單烹調低碳水化合物餐點。如果你想瞭解更多資料，你可以去圖書館、當地書局或上網找尋更多資料。

在理想的情況下，脂肪至少要占總熱量的60%，因此飲食中必須盡可能添加油脂以達到一日的目標量。每份食譜最後都有註明脂肪、淨碳水化合物、蛋白質和總卡路里的含量。單位以公克計算，每一湯匙油相當於14公克（15毫升）。

優脂小吃

油脂小吃是高脂迷你點心，可以代替正餐或作為搭配主餐的開胃菜，這些小吃每份含有二至三湯匙的添加油，大部分以椰子油為主。基本上，它們的吃法方便且美味，一次含有幾湯匙的油脂，而且碳水化合物和總卡路里的含量很少。

油脂小吃的作法非常簡單，醬汁、抹醬和餡料可以搭配蔬菜、炸豬皮或包裹在生菜葉片中食用，請參考下面食譜。湯類更是飲食中添加椰子油和其他油脂的好方法。這個章節的油脂小吃，湯類食譜總分量有三至四份的半杯量，一份油脂小吃的分量為半杯量，剩下的湯品可以冷藏或冷凍起來改天再吃。當然，你可以將食譜分量加倍，或者將之當成正餐食用，你會留意到油脂小吃食譜內沒有任何的添加油脂，你可以事後加在湯內，這樣一來，你就能視需要添加一至二湯匙不等的椰子油；一份半杯（118毫升）的湯品也能再添加一些椰子油。

〈編審註：聯合國衛生組織WTO已於2015年10月起將紅肉、燒煎烤類及加工製品，如香腸、培根、肉鬆、肉乾等列為一級致癌食品，編審本人並不鼓勵完全參考照本章食材作為烹調依據，請參考隨書附贈之以最新台灣地區較易取得食材所編寫的最新生酮飲食食譜。〉

咖哩雞

總分量：1份

這是一份非常簡單美味的低碳水化合物餐點，可以讓你攝取足夠的每日最低脂肪量。有兩種作法，第一種是兩湯匙椰子油，第二種是三湯匙。

材　　料：

版本一	版本二
1盎司（30公克）煮熟的雞肉	2盎司（60公克）煮熟的雞肉
2湯匙（30毫升）椰子油	3湯匙（45毫升）椰子油
1/4茶匙咖哩粉	1/4茶匙咖哩粉或適量
少許鹽	少許鹽
每份含量：	
29公克脂肪	44公克脂肪
0公克淨碳水化合物	0公克淨碳水化合物
9公克蛋白質／288大卡	17公克蛋白質／450大卡

作　　法：雞肉切成小塊，將雞肉、椰子油、咖哩粉和鹽混合後，放入鍋中加熱翻炒。你不是炒雜燴，只是將食材加熱，融化的椰子油會帶出咖哩的香味，請趁熱吃。

南瓜鮮奶油小點

總分量：1份

這種飲料的味道，類似於奶油南瓜餅的餡料。

材　　料：1/2杯（120毫升）高脂鮮奶油、1/4茶匙杏仁精、1/4茶匙南瓜派、辛香料或五香粉

作　　法：將所有的材料混合即可享用。你可以用五香粉代替南瓜派辛香料，雖然味道不同，但一樣很美味。

每份含量：44公克脂肪／3.5公克淨碳水化合物／2.5公克蛋白質／430大卡

椰子卡特基軟乳酪（Cottage Cheese）

總分量：1份

這是我最喜歡的油脂小吃，我將之作為點心食用，且分量往往有二或三倍之多。

材　　料：1湯匙（15毫升）椰子油、1湯匙（14公克）卡特基乳酪

作　　法：將椰子油倒入約一碗大的（235毫升）鍋中，用中小火熱油（約150℉/65℃）直到椰子油融化或變熱。舀一大匙乳酪放入鍋中攪拌，直到混合物變得光滑濃稠，這樣就可以吃了。另外也可以添加一或二湯匙的椰子脆片一起食用。

每份含量：椰子油和乳酪的比例為1：1，因此調整分量大小很簡單，你可以輕鬆增加或減少脂肪含量。每一份分別含有1湯匙的椰子油和乳酪，脂肪含量14公克、0.5公克淨碳水化合物、2公克蛋白質和136公克大卡熱量。

漿果鮮奶油小點

總分量：1份

這是一份鮮奶油莓果風味飲品，你可以做兩倍分量，並且將一份冰凍起來改天享用，冰凍的滋味更加清新。

材　　料：1/2杯（120毫升）高脂鮮奶油、1/8茶匙杏仁精、12顆藍莓或小紅莓或6顆黑莓（大約0.8盎司／22公克）、1湯匙（15毫升）MCT油或椰子油（自選）*

作　　法：用食物處理機混合鮮奶油、杏仁精、漿果和MCT油脂大約15～20秒。不要過度攪拌，保持鮮奶油質地輕盈的口感。

*如果你使用椰子油代替MCT油脂，那你要分開添加。除了椰子油外，將所有的材料放入攪拌，當混合均勻後，再慢慢倒入融化的椰子油攪拌，這樣椰子油才可以與混合物融合而不會產生硬塊。如果椰子油結塊，這表示你倒油脂的速度太快。

每份含量：每份不添加椰子油或MCT油的含量：44公克脂肪／5.5公克淨碳水化合物／3公克蛋白質／430大卡

每份添加椰子油或MCT油的含量：55公克脂肪／5.5公克淨碳水化合物／3公克蛋白質／556大卡

椰子乳酪佐漿果

總分量：1份

這是很棒的油脂小吃和點心，它的味道類似溫熱的漿果冰淇淋或布丁，真的很美味。

材　　料：2湯匙（30毫升）椰子油、12顆藍莓、小紅莓或6顆黑莓 2湯匙（30公克）卡特基軟乳酪、3～4滴甜菊葉萃取

作　　法：將椰子油倒入小鍋子（大約235毫升大小），以中小火（約150℉/65℃）將油與莓果加熱，直到油融化或微熱。輕炒一下莓果，讓莓果散發出果香，放入乳酪和甜菊葉萃取，攪拌至混合物均勻平滑，並且點綴著顆粒漿果。

每份含量：29公克脂肪／3公克淨碳水化合物／4.5公克蛋白質／291大卡

肉桂鮮奶油小點

總分量：1份

這種飲料類似蛋奶酒，但不含蛋。

材　　料：1/2杯（120毫升）高脂鮮奶油 1/4茶匙杏仁精、1/8茶匙肉桂粉

作　　法：將所有材料攪拌在一起就可以享用。如果你想做成蛋奶飲品，只要再加入一顆生蛋即可。

每份含量：44公克脂肪／3.5公克淨碳水化合物2.5公克蛋白質／420大卡

雞肉沙拉脆片

總分量：1份

這份食譜可作為炸豬皮沾醬或以生菜葉包裹食用。

材　　料：2盎司（57公克）煮熟切碎雞肉、3湯匙（42公克）蛋黃醬（見第367頁）、2湯匙（30公克）切碎芹菜、2湯匙（30公克）切碎紅色甜椒、1/8茶匙洋蔥粉末、少許的鹽和胡椒、9片炸豬皮

作　　法：將雞肉、蛋黃醬、芹菜、甜椒、洋蔥粉末、鹽和胡椒混合，作為油炸豬皮的沾醬一起食用。

每份含量：40公克脂肪／1公克淨碳水化合物／23公克蛋白質／456大卡

沙丁魚脆片

總分量：1 份

這是一份美味且讓人有飽足感的小吃，內含omega-3脂肪酸，可以用來作為脆豬皮的抹醬或沾醬。

材　　料：1罐（3.75盎司／109公克）浸泡橄欖油的沙丁魚罐頭、1/4杯（60公克）酸奶油、2湯匙（30毫升）特級初榨橄欖油、1/4杯（60公克）切碎醃黃瓜（自選）、少許的鹽和胡椒、18片炸豬皮

作　　法：將沙丁魚和酸奶油、橄欖油、切碎黃瓜、鹽以及胡椒一起混合，然後沾炸豬皮一起食用。

每 份 含 量：29.5公克脂肪／1公克淨碳水化合物／18.5公克蛋白質／343大卡

鮭魚脆片

總分量：1 份

這個食譜可作為脆豬皮的沾醬一起食用。

材　　料：2盎司（57公克）煮熟的鮭魚、3湯匙（42公克）蛋黃醬（見第367頁）、1/2盎司（14公克）切絲或切碎的切達乳酪、1湯匙（15公克）切碎醃黃瓜（自選）、一小撮辣椒粉、少許的鹽和胡椒、9片炸豬皮

作　　法：將6盎司（170公克）罐裝的鮭魚分成三份，其中2/3放入密閉容器存放冰箱備用。將剩下的1/3混合蛋黃醬、乳酪、醃黃瓜、鹽與胡椒，作為油炸豬皮、芹菜梗或其他蔬菜的沾醬一起食用。

每 份 含 量：42.5公克脂肪／0公克淨碳水化合物／21.5公克蛋白質／468大卡

酪梨培根沙拉三明治

總分量：1 份

這是一份美味、簡單容易做的三明治，可當作上班時迷你午餐。如果沒有馬上食用，你可以加入幾滴檸檬汁或檸檬酸粉末（維生素C）以預防酪梨變黑。

材　料：1/2酪梨、2片切碎培根、2～3撮辣椒粉、2～3撮洋蔥粉、少許的鹽和胡椒、生菜葉

作　法：將1/2顆酪梨加上辣椒粉、洋蔥粉和鹽搗碎後，加入碎培根，抹在生菜葉上，做成三明治，或者包裹生菜葉後捲起來，像墨西哥玉米煎餅一樣食用。你還可以加入一些碎蔥花、大蒜、番茄或其他香草以及蔬菜一起食用。

每份含量：22.5公克脂肪／2公克淨碳水化合物／8.5公克蛋白質／244大卡

花生醬芹菜棒

總分量：1 份

材　料：2湯匙（32公克）花生奶油、2湯匙（30毫升）液狀椰子油、1支中型芹菜（8吋／20公分）

作　法：將花生醬和椰子油混合，置於冰箱大約5分鐘，當花生醬開始變硬但還不是很硬時，從冰箱拿出來攪拌均勻，並且塗抹在芹菜棒上，視需要灑一點鹽即可食用。

每份含量：44公克脂肪／5公克淨碳水化合物／8公克蛋白質／488大卡

鮮奶油乳酪芹菜棒

總分量：1 份

材　料：3湯匙（45公克）鮮奶油乳酪、2湯匙（30毫升）液狀椰子油、1支中型芹菜（8吋／20公分）

作　法：將鮮奶油乳酪和椰子油混合後，置於冰箱大約5分鐘，當鮮奶油乳酪醬即開始變硬但還不是很硬時，從冰箱拿出來攪拌，塗抹在芹菜棒上，視需要灑一點鹽即可食用。

每份含量：43公克脂肪／2.5公克淨碳水化合物／3公克蛋白質／409大卡

肉捲

總分量：1 份

肉捲可以事先準備好，是很好的外帶午餐小吃，也可以當成美味點心或快速早餐。

材　　料：1片（1盎司／28公克）肉、1片（1盎司／28公克）乳酪、2湯匙（28公克）蛋黃醬（見第367頁）、1/2盎司（14公克）切片黃瓜、1/2盎司（14公克）混合豆芽菜（自選）

作　　法：你可以使用任何類型的薄肉片（火腿、牛肉、鹹牛肉、雞肉、火雞肉）和硬質乾乳酪薄片（cheddar, Colby, Edam, Monterey jack, Swiss, mozzarella, Muenster）。基本的肉捲作法為將一片薄乳酪放在一片薄肉片上，然後抹上蛋黃醬、酸黃瓜和豆芽，之後將所有食材捲起，包覆在肉片內即可食用。

每份含量：31.5公克脂肪／1.5公克淨碳水化合物／24公克蛋白質／385大卡

變　化　版：變化版的肉捲可以搭配其他食材。你可以添加芥末、蛋黃醬、鮮奶油乳酪、培根、酪梨沙拉醬、酪梨、酸黃瓜、切碎雞蛋、小黃瓜、酸菜、甜椒或辣椒、蔥和油醋醬（請參考368頁）。

牛肉湯

總分量：4 杯半（118 毫升）

材　　料：6盎司（170公克）碎牛肉、3/4杯（80公克）切碎蔬菜*、1又1/4杯（300毫升）水、1/4茶匙洋蔥粉、1/4茶匙辣椒粉、1/4茶匙馬鬱蘭、鹽和胡椒少許

作　　法：把碎牛肉、蔬菜和水放入一夸脫大的平底鍋，煮至沸騰後關小火煮15分鐘。之後將碎牛肉分成小塊，加入洋蔥粉、辣椒粉和馬鬱蘭，再煮1分鐘後將火關掉，隨後添加一些鹽和胡椒即可食用。等湯稍微冷卻後舀一份湯，並且在喝之前添加1～3湯匙油。剩餘的湯先不要加任何油，將之放入密閉容器，置於冰箱冷藏，並且在下一次吃之前，視需要再添加油脂。

*你可以使用以下兩種或以上的蔬菜：洋蔥、胡蘿蔔、蘑菇、芹菜、青豆、甜椒、秋葵、蘿蔔和蘆筍。

每份含量：9公克脂肪／0公克淨碳水化合物／10.5公克蛋白質／123大卡
　　　　　　每添加一湯匙油脂增加14公克脂肪和120大卡熱量

肉塊

原始文化知道攝取脂肪的重要性，愛斯基摩人生活在北極圈，吃肉時都會浸泡海豹油，以確保獲得足夠的油脂。美國印地安人將狩獵到的野味的每一吋肥肉做成肉餅，與等量瘦肉和肥肉混合，並且好幾個月都以此維生（特別是冬季或遷移時）。這份肉餅食譜是模仿這些古老文化的高脂飲食，你可以使用任何肉類，例如牛肉、水牛、鹿肉、雞肉、魚類、蝦和羊肉等任何切碎的肉，包括碎牛排、碎牛肉和香腸。油脂可以使用椰子油、任何其他油脂或混合油脂，你可以依照個人喜好和需求隨意調整肉類和油脂的分量。

材　　料：2盎司（56公克）碎肉（生的或煮熟都可）、3湯匙（45毫升）油脂、鹽和胡椒少許

作　　法：將肉和油混合，如果使用生肉，可以先將肉用油煎熟至你喜歡的熟度。如果是使用熟的肉類，你可以將肉和油一起加熱，然後再灑上一點鹽和胡椒即可食用。

每 份 含 量：54公克脂肪／0公克淨碳水化合物／14公克蛋白質／542大卡

牛肉莎莎湯

總分量：4 杯半（118 毫升）

材　　料：6盎司（170公克）碎牛肉、1/2杯（60公克）切碎蔬菜*1又1/4杯（300毫升）水、2湯匙（30毫升）莎莎醬、鹽和胡椒少許

作　　法：把碎牛肉、蔬菜、水和莎莎醬放入一夸脫大的平底鍋，煮至沸騰後關小火煮15分鐘。之後將碎牛肉分成小塊，再煮1分鐘後將火關掉，隨後添加一些鹽和胡椒即可食用。等湯稍微冷卻後舀一份湯，並且在喝之前添加1～3湯匙油。剩餘的湯先不要加任何油，將之放入密閉容器，置於冰箱冷藏，並且在下一次吃之前，視需要再添加油脂。

*你可以使用以下兩種或以上的蔬菜：洋蔥、胡蘿蔔、蘑菇、芹菜、青豆、甜椒、秋葵、蘿蔔和蘆筍。

每 份 含 量：9公克脂肪／1公克淨碳水化合物／10.5公克蛋白質／127大卡
每添加一湯匙油脂增加14公克脂肪和120大卡熱量

雞湯 　　　　　　　　　　　　　　　　　　總分量：4杯半（118毫升）

材　　料：1杯（135公克）碎雞肉、1/2杯（60公克）切碎蔬菜*、1又1/4杯（300毫升）水、1/8茶匙芹菜籽、1/4茶匙鼠尾草、鹽和胡椒少許

作　　法：把碎雞肉、蔬菜和水放入一夸脫大的平底鍋，煮至沸騰後關小火煮15分鐘。之後將碎牛肉分成小塊，加入芹菜籽和鼠尾草後再煮1分鐘將火關掉，隨後添加一些鹽和胡椒即可食用。待湯稍微冷卻後舀一份湯，並且在喝之前添加1～3湯匙油。剩餘的湯先不要加任何油，將之放入密閉容器，置於冰箱冷藏，並且在下一次吃之前，視需要再添加油脂。

*你可以使用以下兩種或以上的蔬菜：洋蔥、胡蘿蔔、蘑菇、芹菜、青豆、甜椒、秋葵、蘿蔔和蘆筍。

每 份 含 量：2公克脂肪／0公克淨碳水化合物／14.5公克蛋白質／76大卡

　　　　　　　每添加一湯匙油脂增加14公克脂肪和120大卡熱量

奶油雞湯 　　　　　　　　　　　　　　　　　總分量：4杯半（118毫升）

材　　料：1杯（135公克）雞肉、1/2杯（60公克）切碎蔬菜*、3/4杯（180毫升）雞湯或水、1/2杯（120毫升）高脂鮮奶油、1/8茶匙洋蔥粉、1/8茶匙芹菜籽、1/4茶匙百里香、1/8茶匙鹽、1/8茶匙黑胡椒

作　　法：把雞肉、蔬菜和肉湯放入一夸脫大的平底鍋，煮至沸騰後關小火煮15分鐘，或直到蔬菜變軟。之後加入鮮奶油和調味料燜煮1～2分鐘關火，待湯稍微冷卻後舀一份湯，並且在喝之前添加1～2湯匙椰子油或其他油脂。剩餘的湯先不要加任何油，將之放入密閉容器，置於冰箱冷藏，並且在下一次吃之前，視需要再添加油脂。

*你可以使用以下兩種或以上的蔬菜：洋蔥、胡蘿蔔、蘑菇、芹菜、青豆、甜椒、秋葵、蘿蔔和蘆筍。

每 份 含 量：17公克脂肪／1.5公克淨碳水化合物／15公克蛋白質／219大卡

　　　　　　　每添加一湯匙奶油增加14公克脂肪和120大卡熱量

奶油火腿湯

總分量：4 杯半（118 毫升）

這是一種低碳水化合物版的火腿馬鈴薯湯，以切碎的蘿蔔代替馬鈴薯。當煮熟後，蘿蔔的口感會變甜，質地非常類似煮熟的馬鈴薯，非常適合用來代替馬鈴薯。

材　料：1杯（135公克）切碎火腿、1/2杯（60公克）切碎蘿蔔、1/2杯（60公克）切碎芹菜、1瓣切碎大蒜、3/4杯（180毫升）雞湯或水、1/2杯（120毫升）高脂鮮奶油、1/8茶匙洋蔥粉、1/8茶匙鹽、1/8茶匙黑胡椒、奶油

作　法：把碎火腿、蘿蔔、芹菜、大蒜和肉湯放入一夸脫大的平底鍋，煮至沸騰後關小火煮15分鐘，或直到蘿蔔變軟。之後加入鮮奶油和調味料燜煮1～2分鐘關火，待湯稍微冷卻後舀一份湯，並且在喝之前添加1～2湯匙奶油。剩餘的湯先不要加任何油，將之放入密閉容器，置於冰箱冷藏，並且在下一次吃之前，視需要再添加奶油。

每份含量：16公克脂肪／3公克淨碳水化合物／7公克蛋白質／184大卡
每添加一湯匙奶油增加12公克脂肪和108大卡熱量

奶油花椰菜佐乳酪

總分量：4 杯半（118 毫升）

材　料：1杯（240毫升）雞湯、3/4杯（90公克）切碎花椰菜、1杯（135公克）切碎雞肉、1/2杯（120公克）高脂鮮奶油、1/4茶匙鹽、1/8茶匙黑胡椒、1/4杯（25公克）新鮮帕爾馬森乳酪（Parmesan cheese）、1茶匙切碎青蔥

作　法：先將雞湯和花椰菜用鍋子燜煮20分鐘，直到花椰菜變軟後關火，然後倒入食物調理器攪拌至濃稠。之後再倒入鍋中，加入雞肉、鮮奶油、鹽、胡椒和乳酪悶煮1～2分鐘後關火。然後搭配青蔥一起食用。待湯稍微冷卻後舀一份湯，並且在喝之前添加1～3湯匙椰子油或其他油脂。剩餘的湯先不要加任何油，將之放入密閉容器，置於冰箱冷藏，並且在下一次吃之前，視需要再添加油脂。

每份含量：14.5公克脂肪／1公克淨碳水化合物／14公克蛋白質／190大卡
每添加一湯匙奶油增加14公克脂肪和120大卡熱量

番茄牛肉湯　　　　　　　　　　　　　　　　　總分量：4杯半（118毫升）

材　　料：6盎司（170公克）碎牛肉、1杯（235毫升）水、1/3杯（80毫升）番茄醬、1/8茶匙芹菜籽、1/4茶匙洋蔥粉、1/8茶匙大蒜粉、1/8茶匙辣椒粉、1/4茶匙鹽、1/8茶匙黑胡椒、1茶匙檸檬汁

作　　法：先將前面九種食材放入平底鍋，煮至沸騰後關小火煮10分鐘，之後關火加入檸檬汁，待湯稍微冷卻後舀一份湯，並且在喝之前添加1～3湯匙椰子油或其他油脂。剩餘的湯先不要加任何油，將之放入密閉容器，置於冰箱冷藏，並且在下一次吃之前，視需要再添加油脂。

每份含量：9公克脂肪／1公克淨碳水化合物／11公克蛋白質／129大卡
每添加一湯匙奶油增加14公克脂肪和120大卡熱量

低碳水化合物沙拉醬

　　生菜沙拉是任何低碳水化合物或生酮飲食一個很好的選擇，而且當結合以油為基礎的沙拉醬時，就可以提供一餐足夠的脂肪量。豐富的材料和醬汁可以做成各式沙拉醬，並且為你帶來各式各樣的風味。千萬不要限制於常見的萵苣類，可以嘗試各種品種的萵苣類，如紅葉、長葉等。可以做成沙拉的蔬菜包括黃瓜、甜椒、青辣椒、番茄、酪梨、歐芹、洋蔥、紅蔥、蔥、蘿蔔、豆薯、香菜、豆瓣菜、豆芽、芹菜、芹菜根（芹菜）、白菜（大白菜）、捲心菜、紅色和綠色高麗菜、綠色花椰菜、白色花椰菜、菠菜、甜菜、羽衣甘藍、胡蘿蔔、菊芋、酸菜、菊苣、苦苣和雪豆。沙拉不一定總是得包含萵苣，你可以用以上這些蔬菜做各種無萵苣的沙拉。

　　沙拉上的配料也很重要，低碳水化合物配料包括煮熟的蛋、火腿、碎培根肉、牛肉、雞肉、火雞肉、豬肉、魚（鮭魚、沙丁魚等）、螃蟹、蝦、紫菜、硬乳酪（cheddar, Monterey, Munster等）、軟

乳酪（feta, cottage等）、堅果、橄欖和豬皮。

　　沙拉醬也是生菜沙拉重要的部分，它可以讓沙拉更出色，同時幫其他調味料加分。市面上大多數調味料都是以大豆油或芥花油為主，而且往往還添加糖、高果糖玉米糖漿、味精和其他不良添加劑，有許多還特別提倡低熱量或低脂，但其中很少是低碳水化合物。最好的選擇是應用更健康的食材自製低碳水化合物沙拉醬，以下是幾種食譜。

蛋黃醬
總分量：20 湯匙（280 公克）

大多數植物油都可做成蛋黃醬，但以橄欖油為主製成的蛋黃醬，遠比其他多元不飽和油脂類型的蛋黃醬更為健康。然而，特級初榨橄欖油會使蛋黃醬帶有一種強烈的味道，反而壓倒蛋黃醬的風味。另一種選擇為「特級清淡」橄欖油，它的風味較為溫和，可以做出很棒的蛋黃醬。

材　　料：2顆蛋黃、2湯匙（30毫升）蘋果醋、1茶匙芥末醬、1/4茶匙辣椒粉、1/2茶匙鹽、1杯（240毫升）特級清淡橄欖油

作　　法：料理前將所有材料置於室溫下，用食物調理機混合蛋黃、蘋果醋、芥末、辣椒粉、鹽和1/4杯（60毫升）油，大約攪拌60秒。當機器在運行時，慢慢倒入剩餘的油，一點一點慢慢加，這樣沙拉醬才會滑順。製作蛋黃醬的祕訣在於慢慢添加油，當油一直添加後，醬汁會愈來愈濃稠。一邊攪拌一邊視需要添加調味料。將蛋黃醬放在一個密閉的容器，冷藏可以保存幾個星期以上。

每份含量：11公克脂肪／0公克淨碳水化合物／0公克蛋白質／99大卡

椰子蛋黃醬

作　　法：按照上面的蛋黃醬食譜製作，只是將1/2杯清淡橄欖油替換為1/2杯椰子油，料理前確保椰子油放在室溫下，製作蛋黃醬時，我偏好溫和的壓榨椰子油更勝於初榨椰子油。你也可以只用椰子油做蛋黃醬，不加任何橄欖油，但純椰子油的蛋黃醬一定要立即食用。因為椰子油冷藏後會變硬，如果你將之放入冰箱後就不能再用了，混合油通常可以使蛋黃醬保持柔軟濃稠，即使冷藏也不會變硬。

椰子油醋沙拉醬

總分量：14 湯匙（210 毫升）

材　　料：1/4杯（60毫升）融化的椰子油、1/4杯（60毫升）特級清淡橄欖油、2湯匙（30毫升）水、1/4杯（60毫升）蘋果醋、1/8茶匙鹽、1/8茶匙白胡椒

作　　法：將所有食材放入梅森罐或類似容器，將蓋子蓋好，大力搖晃直到混合均勻，之後置於室溫備用。它可以置於櫥櫃幾天不需冷藏。不過，如果超過幾個星期則要放入冰箱冷藏。當冷藏後，油脂會有點凝固，你可以在食用一個小時前將之置於室溫融化。

*你也可以用MCT油代替椰子油。如果你想，也可以用等量的特級初榨橄欖油來取代等量的椰子油和特級清淡橄欖油。

每 份 含 量：8公克脂肪／0公克淨碳水化合物／0公克蛋白質／72大卡

亞洲風味杏仁醬

總分量：14 湯匙（210 毫升）

材　　料：1/2杯（120毫升）椰子油、1/4杯（25公克）銀色杏仁、1湯匙（15毫升）特級清淡橄欖油、2湯匙（30毫升）醬油膏、1湯匙（15毫升）蘋果醋、1/4茶匙薑末、1/4茶匙鹽

作　　法：將椰子油倒入小鍋中低溫加熱，放入杏仁炒至淺金黃色後關火，置於室溫冷卻。之後將其他的食材放入攪拌。當沙拉醬靜置一會兒，油會浮於上層，杏仁會沉於底部，食用前請再次攪拌，用湯匙舀沙拉醬淋在生菜上，並且確保杏仁也要一起舀出。它可以置於櫥櫃幾天，不需冷藏。不過，如果超過幾個星期則要放入冰箱冷藏。

每湯匙含量：10公克脂肪／0公克淨碳水化合物／0.5公克蛋白質／92大卡

大蒜香草醬

總分量：12 湯匙（180 毫升）

材　　料：2瓣去皮搗碎的大蒜、1茶匙龍蒿、1茶匙馬鬱蘭、1茶匙芥末粉、1/2茶匙鹽、1/4茶匙黑胡椒、1/2杯（120毫升）特級初榨橄欖油、1/4杯（60毫升）紅酒或白酒醋

作　　法：將所有食材放入梅森罐或類似容器，將蓋子蓋好，大力搖晃直到混合均勻，之後置於室溫至少一小時備用，食用前請再次搖勻。

每湯匙含量：9公克脂肪／0公克淨碳水化合物／0公克蛋白質／81大卡

酒醋醬汁

材　　料：1/4杯（60毫升）白酒或紅酒醋、1/4茶匙鹽、1/8茶匙白胡椒、3/4杯（180毫升）特級初榨橄欖油

作　　法：將酒醋、鹽和胡椒放入碗中，用叉子混合，之後將橄欖油加入攪拌均勻即可。

每湯匙含量：10.5公克脂肪／0公克淨碳水化合物／0公克蛋白質／94大卡

鄉村沙拉醬

總分量：4湯匙（60毫升）

這種沙拉醬以酸奶油製成，新鮮的口感最好，所以此份食譜為小分量。

材　　料：3湯匙（45公克）鮮奶油、1湯匙（15毫升）高脂鮮奶油、1/8茶匙洋蔥粉、1/8茶匙蒔蘿籽、1/8茶匙鹽、少許黑胡椒

作　　法：將所有材料混合，此為一份沙拉的用量。

每湯匙含量：3公克脂肪／0.5公克淨碳水化合物／0公克蛋白質／29大卡

早餐、午餐和晚餐

　　對大多數人來說，低碳水化合物飲食最困難的是早餐部分，一般傳統的早餐是高碳水化合物食物，包括熱或冷的麥片、煎餅、鬆餅、法式土司、馬鈴薯泥、馬芬蛋糕、貝果、甜甜圈、烤酥餅、烤麵包加果醬、柳橙汁、巧克力牛奶等等。傳統低碳水化合物早餐的食物只有蛋類、培根、火腿和香腸。你可以利用蛋類做各式早餐——炒蛋、荷包蛋、水煮蛋、魔鬼蛋或煎蛋餅與舒芙蕾，你有許多選擇，此外，你還可以添加肉類和蔬菜以變化多種菜色。含肉類和蔬菜以蛋為主的膳食，優點是其碳水化合物含量往往少於5公克，所以在午餐和晚餐時可以再吃大量的碳水化合物，以下為幾個蛋類食譜。

蛋不僅美味營養，而且還可做成各式各樣的早餐，但是，你應該嘗試其他一般傳統早餐不會吃的食物，例如沙拉、湯、牛肉、雞肉、魚肉和蔬菜。以下食譜可作為早餐、午餐或晚餐。

其中大部分食譜使用的油脂為椰子油，不過你也可以使用奶油、培根油脂、紅棕櫚油或任何你想要的烹調用油，如調合油。椰子油是大多數食譜的指定油脂，因為這是飲食中添加椰子油的最佳途徑。

你不一定要成為一位廚師才能做出美味的低碳水化合物食物，除了沙拉外，最簡單的低碳水化合物飲食包含簡單的煮熟肉類（火烤、烘烤、炸、煮、炒）和一兩份蔬菜。蔬菜可以炒、清蒸、烤、煮或生吃。更簡單的方式是將肉和蔬菜一起煎炒、燜煮或烘烤，好處是烹調簡單，可簡化事後的清理工作，更棒的是肉汁，特別是當與鹽或其他香料混合後，可以為蔬菜帶來絕妙的風味。以下一些食譜會教你如何做出簡單美味的餐點。

從下列食譜中，你可以自行使用更多的油，如果你想確實知道每日究竟吃多少椰子油，你可以以此計算，這樣你就會知道自己攝入多少油脂。當肉類以椰子油烹調時，煮過的油脂會帶有肉汁風味，你可以利用這些肉汁淋在你的肉或蔬菜上，肥肉和帶皮的雞肉可以做出最美味的醬汁。

簡易西式蛋餅　　　　　　　　　　　　　　　總分量：2份

西式蛋餅做法容易，利用不同食材，可以做出十種或以上更多的變化。傳統法式蛋餅的作法有點複雜，不過這個食譜是簡化版本，但味道一樣美味。以下是原味西式蛋餅的作法。

材　　料：2湯匙（30毫升）椰子油、4顆蛋、1/4茶匙鹽、1/8茶匙黑胡椒

作　　法：以中火將椰子油融化，將蛋、鹽和胡椒粉放入碗中打散後，倒入熱鍋中無須翻炒，蓋上鍋蓋直到蛋餅成形，大約需要5分鐘，之後放在盤子上趁熱食用。

每份含量：24公克脂肪／1公克淨碳水化合物／12公克蛋白質／268大卡

香腸蘑菇番茄蛋餅 總分量：2 份

這是一個很好的示範，結合肉類與蔬菜的蛋餅，口味變化請參考以下更多的變化版。

材　　料：2湯匙（30毫升）椰子油、1/4磅（120公克）香腸、2顆蘑菇切片、3顆蛋、1/4茶匙鹽、1/2杯（90公克）切碎番茄

作　　法：將椰子油倒入平底鍋加熱，加入香腸和蘑菇拌炒，直到香腸呈淡棕色。將蛋和鹽放入碗中攪拌後，倒入平底鍋，覆蓋過香腸和蘑菇，然後蓋上鍋蓋，直到蛋餅成形，大約5分鐘之後再加入番茄，蓋上鍋蓋悶燒1分鐘。之後放在盤子上趁熱食用。

每份含量：42.5公克脂肪／3公克淨碳水化合物／19公克蛋白質／466大卡

變　化　版：製作各式蛋餅可使用多種食材，包括火腿、培根、雞肉、香腸、碎牛肉、碎羊肉、蝦仁、蟹肉、洋蔥、茄子、西葫蘆、大蒜、甜椒或辣椒、番茄、 酪梨、蘆筍、綠花椰菜、白花椰菜、菠菜和蘑菇等。肉類和蔬菜大多要煮熟後才可加入蛋液；番茄、酪梨和裝飾類蔬菜，例如香菜和青蔥最好使用新鮮的，並且在煮熟後再加入，此外，也可使用酸奶油作為裝飾，乳酪可以灑在蛋餅上讓它融化。你要記錄所有的成分，這樣你才能計算淨碳水化合物和脂肪的含量。

乳酪蛋餅 總分量：2 份

作　　法：按照上述的方法製作蛋餅，不過在倒入蛋液後，將3/4杯（84公克）的碎乳酪倒在蛋液上端，蓋上鍋蓋直到蛋餅成形與乳酪融化。

每份含量：37.5公克脂肪／1公克淨碳水化合物／30.5公克蛋白質／463大卡

香腸煎餅

這是利用椰子粉、香腸和乳酪做成的蛋煎餅，椰子粉是一種低碳水化合物粉末，可以用來製作低碳水化合物烘焙製品。

材　　料： 6盎司（170公克）切小塊的豬肉香腸、4顆蛋、1/4茶匙洋蔥粉、1/4茶匙鹽、2湯匙（16公克）椰子粉、2茶匙切碎墨西哥辣椒、2盎司（56公克）碎切達乳酪、3湯匙（45毫升）椰子油

作　　法： 將香腸放至鍋中煎至變色，關火待涼。將蛋、鹽和洋蔥粉放入碗中攪拌，然後再放入椰子粉攪拌均勻，拌入墨西哥辣椒、香腸和乳酪。椰子油放入鍋中加熱融化，再將麵糊放入熱鍋中，做出12份2吋半（6公分）的直徑薄餅，將兩面煎至金黃色即可食用（每面大約煎5分鐘，視溫度而定）。

每份含量： 10公克脂肪／0.5公克淨碳水化合物／5公克蛋白質／112大卡

簡易舒芙蕾

舒芙蕾類似蛋餅，作法一開始像蛋餅一樣在爐子上製作，但要透過烤箱完成，帶有獨特的口感和質地。使用室溫下的雞蛋，這可以使成品的量看起來更多，重點是要使用煎烤兩用的鍋子。

材　　料： 4顆蛋（蛋白蛋黃分開）、1/4茶匙鹽、1/8茶匙黑胡椒、3湯匙（45毫升）椰子油

作　　法： 烤箱預熱至350°F（180°C），將四顆蛋黃、鹽和胡椒粉用叉子打散，另一個碗放入蛋白，將蛋白打發成硬性發泡。慢慢先將1/4的蛋白加入蛋黃中攪拌，然後再將全部蛋白加入，不要過度攪拌。之後將油加入鍋中加熱，把蛋混合液倒入熱鍋中1分鐘，然後再將熱鍋放入烤箱烤15分鐘（不要加蓋）或直到舒芙蕾膨脹呈淡褐色。烤好後從烤箱中取出，分成兩半即可食用。和本書其他食譜一樣，你可以自行添加油脂，以增加脂肪含量。你也可以添加乳酪、香腸和其他脂肪材料以提高脂肪含量。

每份含量： 31公克脂肪／0.75公克淨碳水化合物／12公克蛋白質／329大卡

乳酪舒芙蕾

這份食譜要先做乳酪醬，然後將之與蛋白混合，過程中請用煎烤兩用的鍋子。

材　　料： 2湯匙（30毫升）奶油、1/2杯（120毫升）高脂鮮奶油、1又1/4杯（150公克）碎切達乳酪、3顆蛋（蛋白蛋黃分開）、1/4茶匙鹽、1/8茶匙黑胡椒、1湯匙（15毫升）椰子油

作　　法： 用中火將奶油融化，加入鮮奶油和乳酪後，攪拌至乳酪融化。將蛋黃、鹽和胡椒以叉子輕輕攪拌，然後將1/4杯（60毫升）的熱乳酪醬加入蛋黃混合液攪拌，之後馬上將蛋黃混合液倒入熱乳酪醬，以文火煮醬汁，持續攪拌1～2分鐘後關火，靜置室溫。同時間預熱烤箱至350℉（180℃）。用另一個碗將蛋白打至硬性發泡，先將1/4蛋白輕輕加入醬汁中攪拌，然後再將全部一起倒入。不要過度攪拌，不然舒芙蕾無法膨脹。將椰子油倒入鍋中加熱，把混合物倒入鍋內加熱1分鐘，然後移至烤箱烘烤18～20分鐘（不要加蓋），或直到舒芙蕾膨脹。烤好後從烤箱中取出，分成兩半即可食用。

每 份 含 量： 74公克脂肪／3公克淨碳水化合物／28公克蛋白質／790大卡

變　化　版： 作法和準備乳酪舒芙蕾一樣，不過在冷卻乳酪醬前，混合1/4至1/2杯（25～50公克）任何以下材料：煮熟的火腿或香腸、碎培根肉、碎炒雞肝、切絲火腿、碎炒蘑菇、煮熟碎魚肉或貝類、切碎煮熟的蔬菜（甜椒、蘆筍、菠菜、綠花椰菜、白花椰菜、捲心菜、芽甘藍或洋蔥等）。請依照添加的材料調整淨碳水化合物總量。

德國油煎香腸佐高麗菜

總分量：1 份

這個美味的餐點可當作早餐或晚餐享用。

材　　料：2湯匙（30毫升）椰子油、1根德國香腸、1/4杯（40公克）切碎洋蔥、1/4杯（40公克）切碎甜椒、1杯半（112公克）切碎高麗菜、少許鹽和黑胡椒

作　　法：將椰子油加熱，加入德國香腸、洋蔥和甜椒，翻炒至蔬菜脆嫩、香腸變成淺金黃色。加入高麗菜拌炒，直到高麗菜變軟，隨後灑一點鹽和黑胡椒後盛盤，最後將肉汁倒入蔬菜上。

每 份 含 量：48公克脂肪／7.5公克淨碳水化合物／11.5公克蛋白質／504大卡

漢堡排佐蘑菇洋蔥

總分量：2 份

把碎牛肉當成牛排一樣煎烤，並且配上蘑菇和洋蔥當配菜。作法有煎鍋和烤箱兩種選擇。

材　　料：3湯匙（45毫升）椰子油或奶油、8盎司（230公克）碎牛肉、8盎司（230公克）切片蘑菇*、2盎司（60公克）乳酪、1/2中型洋蔥（切片）、少許鹽和黑胡椒

作　　法：**油煎法**——將椰子油加熱後，把牛絞肉分成兩堆，放入鍋中，並且加入洋蔥加熱，將牛絞肉煎至變成褐色翻面，加入蘑菇後直到牛絞肉第二面也變褐色，蘑菇變軟。將乳酪平分兩份，分別放在漢堡上靜待乳酪融化，加一點鹽和胡椒調味盛盤，將肉汁倒在蔬菜上。

烘烤法——烤箱預熱至350℉（180℃），將牛絞肉、切碎蘑菇和洋蔥放在烤盤上，烘烤大約45～50分鐘，之後將乳酪放在漢堡上使其融化，大約再烘烤5分鐘。烤好後從烤箱中取出，食用前加入奶油或椰子油、一點鹽和胡椒。

*除了蘑菇外，你還可以加綠色花椰菜、白色花椰菜、青豆和其他的蔬菜。

每 份 含 量：54公克脂肪／7公克淨碳水化合物／39公克蛋白質／670大卡

豬排佐青豆

總分量：2份

材　　料：2湯匙（30毫升）椰子油或奶油、2塊豬排、1/2杯（80公克）切碎洋蔥、3杯（300公克）青豆、4個蘑菇（切片）、少許鹽和黑胡椒

作　　法：**油煎法——**將椰子油加熱後，把豬排放入鍋中煎至變成褐色翻面，加入洋蔥和青豆後蓋上鍋蓋，直到豬排的另一面也變褐色，蔬菜變軟。放入蘑菇攪拌，直到蘑菇變軟關火，大約需2分鐘。隨後盛盤，將肉汁倒在蔬菜上即可享用。

烘烤法——烤箱預熱至350℉（180℃），將豬排、切碎洋蔥、青豆和蘑菇放在烤盤上，大約烘烤60分鐘。烤好後從烤箱中取出，食用前加入奶油或椰子油、一點鹽和胡椒。

每 份 含 量：33公克脂肪／12公克淨碳水化合物／27.5公克蛋白質／455大卡

椰奶魚片

總分量：2份

材　　料：2湯匙（30毫升）椰子油、1/2中型洋蔥（切碎）、1/2杯切碎甜椒、2杯（200公克）白色花椰菜、2瓣切碎大蒜、2片鰈魚*、1茶匙瑪撒拉綜合香料**、3/4杯（180毫升）椰奶、鹽和黑胡椒少許

作　　法：將椰子油倒入鍋中加熱後，將洋蔥、甜椒、花椰菜和大蒜加入拌炒至軟，將蔬菜置一旁，放入魚排油煎。將瑪撒拉綜合香料加入椰奶攪拌，然後倒入鍋中，蓋上鍋蓋悶煮大約8分鐘後，添加少許鹽和胡椒即可食用。

*這份食譜可以使用任何的魚類代替鰈魚。

**瑪撒拉綜合香料（Garam masala）是印度菜常用的香料，和咖哩粉類似，你可以在大多數的香料店或超市中買到。如果你沒有瑪撒拉綜合香料，你可以使用咖哩粉代替。

每 份 含 量：33公克脂肪／9公克淨碳水化合物／14公克蛋白質／349大卡

雞肉佐綠花椰菜

總分量：2 份

材 料：1/4杯（60毫升）椰子油或奶油、8盎司（230公克）雞肉（雞胸肉、雞腿肉）、8盎司（230公克）綠花椰菜（分成小塊）、1/2中型洋蔥（切片）、少許鹽和黑胡椒

作 法：**油煎法**——將椰子油放入大鍋以中火加熱，放入雞肉，雞皮朝下，蓋上鍋蓋，大約煎20-25分鐘。將雞肉翻面，再繼續煮15分鐘，之後加入花椰菜和洋蔥，蓋上鍋蓋，大約烹調10分鐘或直到蔬菜變軟，雞肉完全煮熟。加入少許鹽和胡椒盛盤，將肉汁淋在花椰菜上即可食用。

烘烤法——烤箱預熱至350℉（180℃），將雞肉、花椰菜和洋蔥放在烤盤上，烘烤大約60分鐘。烤好後從烤箱中取出，食用前加入奶油或椰子油、一點鹽和胡椒。

每份含量：33公克脂肪／5公克淨碳水化合物／39公克蛋白質／473大卡

羊排佐蘆筍

總分量：2 份

材 料：3湯匙（45毫克）椰子油或奶油、2份（8盎司／230公克）羊排*、1磅（450公克）蘆筍、少許鹽和黑胡椒

作 法：**油煎法**——將油加熱後，把羊排放入鍋中煎至變成褐色翻面，加入蘆筍後蓋上鍋蓋，直到羊排第二面也變褐色，蘆筍變軟，羊排全熟後關火。隨後盛盤，將肉汁倒在蘆筍上即可享用。

烘烤法——烤箱預熱至350℉（180℃），將羊排和蘆筍放在烤盤上，烘烤大約60分鐘。烤好後從烤箱中取出，食用前加入奶油、少許鹽和胡椒。

每份含量：41公克脂肪／7.5公克淨碳水化合物／32.5公克蛋白質／529大卡

雞肉炒青蔬

材　　料：1/4杯（60毫升）椰子油、1/2磅（225公克）雞肉（切成小塊）、
1/2杯（80公克）切碎洋蔥、1/2杯（80公克）四季豆（對半切）、
1/2杯（80公克）小白菜、1/2杯（80公克）切碎甜椒、4個蘑菇（切
片）、1/2杯（80公克）竹筍、1～3茶匙（5～15毫升）米醋（自
選）、鹽少許

作　　法：將椰子油倒入鍋中加熱後，將雞肉和蔬菜倒入翻炒，直到蔬菜變
軟，雞肉煮熟後關火，加一些米醋和鹽調味。

每 份 含 量：33公克脂肪／6公克淨碳水化合物／37公克蛋白質／469大卡

無糖藍莓馬芬蛋糕

總分量：6 份

藍莓馬芬是低碳水化合物？可能嗎？沒錯，如果你使用的是椰子粉和低
碳水化合物材料，以下食譜就會教你如何做到！每個馬芬只含2.2公克的
淨碳水化合物，三個馬芬提供相當於三湯匙的脂肪含量。別以為這些馬
芬會和普通馬芬一樣很甜，它們只是微甜，甜度來自甜菊葉，我不建議
使用其他的甜味劑。這一點馬芬甜味已足以讓你嚐到甜頭，但不會啟動
你對甜食的慾望。這個配方可做六份馬芬蛋糕。

材　　料：3顆蛋、1/4杯（60毫升）高脂鮮奶油、5湯匙（70公克）已融化奶
油、1/4茶匙杏仁精、1/4茶匙鹽、30滴甜菊葉萃取、1/4杯（32公
克）椰子粉、1/4茶匙泡打粉、1/3杯（50公克）新鮮藍莓

作　　法：將烤箱預熱至400℉（200℃）。用攪拌器混合雞蛋、鮮奶油、奶
油、杏仁精、鹽和甜菊。將椰子粉和泡打粉混合均勻，拌入混合
物中攪拌直到沒有任何硬塊，麵糊會愈來愈黏稠，所以要馬上加
入藍莓攪拌。藍莓應該是乾燥的，請在放入之前洗淨晾乾。之後
將麵糊舀入杯子蛋糕容器中，放入烤箱烤18～20分鐘，烤好後從
烤箱中取出，靜待冷卻後即可食用。更多低碳水化合物椰子粉食
譜請參考我的書《椰子粉烹調食譜：取代小麥的低碳水化合物、
無麩質的美味》（Cooking with Coconut Flour: A delicious Low-carb, Gluten
Free Alternative to Wheat）。

每 份 含 量：18.5公克脂肪／2.5公克淨碳水化合物／4.5公克蛋白質／194大卡

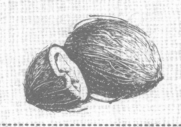

附錄
Appendix

營養計算表

Nutrient Counter

此表列出各種基本食物內含的營養能量數據——淨碳水化合物、脂肪、蛋白質以及碳水化合物含量。淨碳水化合物是指食物中會提供熱量和影響血糖的碳水化合物，它是每個食物中總碳水化合物含量減掉纖維含量所得的數據。

此表中的資訊主要來自美國農業部（USDA）的營養價值資料庫，影響食物營養的因素有許多，包括氣候和生長條件、處理方法、基因、動物飼料、肥料、年份、分析方法、儲存方法和烹調方法等。美國農業部資料庫中的數據往往是以單一數據表示，但現實中，數據其實是根據分析樣品的平均值而來。因此，各種可靠來源提出的營養值可能略有不同，這也是為何你會看到來源不同的同類型食物會有不同數據的原因。

有些營養素列表以0.1公克起跳計算，這或許看似更為精確，但在現實中卻會給人一種假象的準確性。所有的營養值都是平均值，而且來源不同可能會產生公克以上的差異。因此，以0.1公克起跳計算的營養值可能會產生誤導，並且使計算營養攝取量的方法變得更為繁複，但卻不一定更準確。

此表中所有的營養素都是根據美國農業部的資料庫，以0.5公克起跳計算。另外，若在此表中找不到許多食物，例如包裝調理製品和流行餐飲食物等，你可以上網站www.calorieking.com查詢。

食物	含量	淨碳水化合物（公克）	脂肪（公克）	蛋白質（公克）	卡路里（公克）
蔬菜類					
苜蓿芽	1 杯／33 公克	0.5	1	0	11
朝鮮薊	1 中／120 公克 *	6.5	5.5	0.5	86
芝麻葉	1 杯／20 公克	0.5	0	0.5	5
生蘆筍	4 根／1 杯／60 公克	2	0	2	15
酪梨	1 個／173 公克 *	3.5	28	4	282
罐頭竹筍	1 杯／131 公克	2.5	0.5	2	23
豆類／煮熟／脫水					
黑豆	1 杯／172 公克	26	1	15	173
黑眼豆	1 杯／172 公克	15	1	13	121
鷹嘴豆	1 杯／164 公克	34	4	15	232
北方白豆	1 杯／177 公克	26	1	15	173
新鮮青豆	1 杯／100 公克	7	0	2	40
菜豆	1 杯／170 公克	27	1	14	173
濱豆	1 杯／198 公克	30	1	18	201
利馬豆	1 杯／172 公克	24	1	14	161
白豆	1 杯／182 公克	32	1	16	201
黑白斑豆	1 杯／898 公克	24	1	14	161
黃豆	1 杯／172 公克	12	15	29	298
豆芽菜					
煮熟	1 杯／124 公克	2	0	3	20
生	1 杯／104 公克	3	0	3	24
切片甜菜（生）	1 杯／170 公克	8	0	1	36
煮熟甜菜	1 杯／144 公克	5	0	4	36
生花椰菜	1 杯／88 公克	2	0	3	20
煮熟球芽甘藍	1 杯／156 公克	8	1	6	65

*含量是指可以食用的部分，去皮、去核、去梗、去籽。

食物	含量	淨碳水化合物（公克）	脂肪（公克）	蛋白質（公克）	卡路里（公克）
切絲綠色高麗菜					
煮熟	1 杯／150 公克	3	0.5	1	20
生	1 杯／70 公克	2	0	0.5	10
切絲紅色高麗菜					
煮熟	1 杯／150 公克	3	0	1	16
生	1 杯／70 公克	2	0	1	12
白菜					
煮熟	1 杯／170 公克	1	0	2.5	14
生	1 杯／170 公克	1	0	1	8
胡蘿蔔					
煮熟切碎	1 杯／156 公克	10	0	1.5	46
整條生	1 中／72 公克	5	0	0.5	22
生的切絲	1 杯／110 公克	8	0	2	40
胡蘿蔔汁	1 中／246 公克	18	1	2	89
綠色花椰菜					
煮熟	1 杯／124 公克	1.5	0.5	2	19
生的切碎	1 杯／100 公克	2.5	0	2	18
芹菜					
生的整條	8 吋長／40 公克	1	0	0	6
生的切片	1 杯／120 公克	2	0	0.5	10
甜菜					
煮熟	1 杯／175 公克	3.5	0	3	26
生	1 杯／36 公克	1.5	0	0.5	7
切碎細青蔥	1 湯匙／6 公克	0	0	0	1
羽衣甘藍					
煮熟／脫水	1 杯／190 公克	4	0.5	4	36
生的	1 杯／37 公克	0.5	0	1	6
生小黃瓜去皮切片	1 杯／119 公克	3	0	0	14
生白蘿蔔	4 吋／10 公分長	6	0	2	33
生茄子	1 杯／82 公克	2	0	1	12

食物	含量	淨碳水化合物（公克）	脂肪（公克）	蛋白質（公克）	卡路里（公克）
生菊苣	1 杯／50 公克	0.5	0	1	6
生大蒜	1 瓣	1	0	0	4
生菊芋	1 杯／150 公克	24	0	3	104
生豆薯	1 杯／130 公克	5	0	1	24
甘藍煮熟切碎	1 杯／130 公克	3	1	3	33
生海草	1 盎司／28 公克	2	0	1	12
球莖甘藍					
煮熟切片	1 杯／140 公克	7	0	2	36
生的切絲	1 杯／165 公克	9	0	3	48
生京蔥	1 杯／104 公克	13	0	2	60
美式生菜					
Butthead	2 片葉／15 公克	0	0	0	1
Iceberg	1 把／135 公克	1	0	1	8
Iceberg 切絲	1 杯／56 公克	0.5	0	0.5	4
Loose leaf 切碎	1 杯／56 公克	0.5	0	0.5	4
Romaine 切碎	1 杯／56 公克	0.5	0	0.5	4
蘑菇					
煮熟	1 杯／156 公克	4	0.5	3.5	34
生切片	1 杯／70 公克	2.5	0	2.5	20
生的	3 個蘑菇	1	0	1	9
芥菜					
生的	1 杯／60 公克	1	0	1.5	10
煮熟	1 杯／140 公克	0.5	0	3	14
秋葵切片	1 杯／184 公克	12	0	4	64
洋蔥					
生切片	1 杯／115 公克	8	0	1	36
生切碎	1 杯／160 公克	11	0	2	52
生中型整顆	直徑 2 吋／6.4 公分	10	0	1	46
生荷蘭芹切碎	1 湯匙／4 公克	0	0	0	1

食物	含量	淨碳水化合物（公克）	脂肪（公克）	蛋白質（公克）	卡路里（公克）
生防風草切碎	1 杯／110 公克	17.5	0.5	1.5	80
豌豆					
煮熟 Edible-pod	1 杯／160 公克	7	0.5	5.5	54
青豆	1 杯／160 公克	7	0	4	44
紅豆	1 杯／196 公克	31	1	16	197
椒類					
生辣椒	半杯／68 公克	3	0	1	17
罐頭墨西哥辣椒	半杯／68 公克	1	0	1	8
生甜椒	1 杯／50 公克	2	0	1	10
生甜椒	中型 1 顆	4	0	1	20
馬鈴薯					
帶皮烤馬鈴薯	中型 1 顆／202 公克	46	0	5	204
去皮烤馬鈴薯	中型 1 顆／156 公克	32	0	3	140
加牛奶馬鈴薯泥	1 杯／210 公克	34	1	4	162
油煎馬鈴薯泥	1 杯／156 公克	41	18	5	344
罐裝南瓜	1 杯／245 公克	15	0.5	2.5	75
生紅色小蘿蔔	10 條／45 公克	1	0	0	7
生大黃	1 杯／122 公克	3.5	0	1	18
煮熟蕪菁切碎	1 杯／170 公克	12	0	2	58
罐頭德國泡菜帶水	1 杯／236 公克	6	0	2	32
青蔥					
生切碎	半杯／50 公克	3	0	1	16
生的一根	4 吋／10 公分長	1	0	0	5
生紅蔥頭切碎	1 湯匙／10 公克	1	0	0	7
菠菜					
煮熟／脫水	1 杯／180 公克	3	0	5	32
生切碎	1 杯／56 公克	1	0	2	13
冬季瓜類					
生長條南瓜切片	1 杯／180 公克	5	1	2	36

食物	含量	淨碳水化合物（公克）	脂肪（公克）	蛋白質（公克）	卡路里（公克）
生扇貝型南瓜切片	1 杯／113 公克	3	0	1	18
生節瓜切片	1 杯／180 公克	3	0	1	16
夏季瓜類					
烤橡果型南瓜泥	1 杯／245 公克	29	0	3	128
烤奶油南瓜泥	1 杯／245 公克	19	0	2	84
烤 Hubbard 南瓜泥	1 杯／240 公克	20	1	6	113
烤義大利麵南瓜	1 杯／155 公克	6	0	1	28
烤中型番薯	4 盎司／114 公克	25	0	2.5	110
芋頭					
切片煮熟芋頭	1 杯／104 公克	24	0	2	104
生芋頭葉切碎	1 杯／28 公克	1	0	1	9
豆腐	半杯／126 公克	1	5	10	88
番茄					
煮熟／燜煮	1 杯／240 公克	10	1	3	61
生的切碎	1 杯／180 公克	5	0	2	28
生的切片	0.25 吋／6 公分厚	1	0	0	4
中型整顆生的	4.3 盎司／123 公克	4	0	1	22
大型整顆生的	6.4 盎司／181 公克	5	0	2	28
櫻桃番茄	中型 2 顆／1.2 盎司／34 公克	1	0	0	6
義大利番茄	中型 1 顆／2.2 盎司／62 公克	2	0	1	11
番茄果汁	1 杯／244 公克	8	0	2	42
番茄糊	半杯／131 公克	19	1	5	105
番茄醬	半杯／122 公克	7	0	3	40
生蕪菁塊根	1 個中型	6	0	1	28
蕪菁葉	1 杯／55 公克	1.5	0	0.5	12
荸薺切片	半杯／70 公克	7	0	0.5	30
生水田芥切碎	半杯／17 公克	0	0	0	2
烤地瓜	1 杯／150 公克	36	0	2	152

食物	含量	淨碳水化合物（公克）	脂肪（公克）	蛋白質（公克）	卡路里（公克）
水果					
蘋果					
生的	1 顆／138 公克 *	18	0	0.5	76
蘋果果汁	1 杯／248 公克	29	0	0	116
不甜蘋果醬	1 杯／244 公克	24	0	0	98
杏桃					
生的	1 顆	3	0	0.5	16
罐裝含果糖糖漿	1 杯／258 公克	51	0	1.5	213
香蕉	1 條／114 公克 *	25	0.5	1	109
新鮮黑莓	1 杯／144 公克	8	1	1	45
新鮮藍莓	1 杯／145 公克	17	1	1	83
冷凍波森莓	1 杯／132 公克	9	0	1	40
哈密瓜	半顆／267 公克	19	1	2	94
新鮮櫻桃	10 顆／68 公克	9.5	0	0.5	40
蔓越莓					
生的	1 杯／95 公克	7	0	0	44
罐裝整顆蔓越莓醬	1 杯／277 公克	102	0	1	410
生棗子					
整顆無籽	10 顆／83 公克	54	0	2	228
切碎	1 杯／178 公克	116	1	4	489
生接骨木果	1 杯／145 公克	16.5	0.5	1	75
無花果	10 顆／187 公克	101	2	6	446
生醋栗	1 杯／150 公克	9	1	1	49
生葡萄柚	1 半／91 公克	7	0	1	34
葡萄					
湯普森無籽葡萄	10 顆／50 公克	8	0	0	35
美國葡萄	10 顆／50 公克	4	0	0	18
罐裝果汁	1 杯／236 毫升	37	0	0	150

食物	含量	淨碳水化合物（公克）	脂肪（公克）	蛋白質（公克）	卡路里（公克）
冷凍濃縮果汁	1 杯／236 毫升	31	0	0	126
甘露	1 杯／6 盎司／170 公克 *	14	0	1	60
生奇異果	1 顆／76 公克 *	8	0.5	1	38
生檸檬	1 顆	4	0	0.5	18
檸檬汁	1 湯匙／15 毫升	1	0	0	4
生萊姆	1 顆	3	0	0	12
萊姆汁	1 湯匙／15 毫升	1	0	0	4
冷凍楊莓	1 杯／147 公克	11	0.5	2	57
柑橘					
罐裝果汁	1 杯／250 公克	22	0	1.5	94
罐裝含果糖糖漿	1 杯／250 公克	39	0	1	160
生芒果	1 顆／207 公克 *	28	1	1	125
生桑椹	1 杯／138 公克	11	0.5	2	57
生油桃	1 顆／136 公克 *	13	0.5	1.5	63
橄欖					
黑橄欖	10 顆	2	4	0	44
綠橄欖	10 顆	1	5	0	49
柳橙					
生柳橙	1 顆／248 公克 *	12	0	1	52
新鮮果汁	1 杯／236 毫升	25	0.5	1.5	110
濃縮冷凍果汁	1 杯／236 毫升	27	0	12	115
木瓜切片	1 杯／140 公克 *	12	0	1	52
桃子					
整顆生的	1 顆／87 公克 *	8	0	1	37
切片	1 杯／153 公克	14	0.5	1.5	66
罐裝含高果糖糖漿	1 杯／256 公克	48	0	1	196
罐裝果汁	1 杯／248 公克	26	0	2	112
梨子					
生	1 顆／166 公克 *	20	0.5	1	89

食物	含量	淨碳水化合物（公克）	脂肪（公克）	蛋白質（公克）	卡路里（公克）
罐裝含高果糖糖漿	1 杯／255 公克	45	0	1	184
罐裝果汁	1 杯／248 公克	28	0	1	116
柿子	1 顆	8.5	0	0	34
鳳梨					
新鮮切塊	1 杯／155 公克	17	1	1	81
罐裝切塊含高果糖糖漿	1 杯／255 公克	50	0	1	204
罐裝切塊搗泥果汁	1 杯／250 公克	37	0	1	152
煮熟車前草切片	1 杯／154 公克 *	41	0	1	168
李子	1 顆／66 公克 *	7.5	0	0.5	34
梅子					
梅子乾	10 顆／84 公克	45	0	2	188
梅子汁	1 杯／236 毫升	42	0	2	176
葡萄乾	1 杯／145 公克	106	1	5	431
新鮮覆盆莓	1 杯／123 公克	6	0.5	1	33
草莓					
整顆	1 顆	1	0	0	3
切半	1 杯／153 公克	8	0	1	36
切片	1 杯／167 公克	9	0	1	41
新鮮蜜桔	1 顆／84 公克 *	7.5	0	0.5	32
西瓜					
切片	1 吋／2.5 公分	33	0.5	3	149
球形	1 杯／160 公克	11	0	1	47

堅果和種籽類 ··

杏仁					
切片	1 杯／95 公克	9	47	20	539
整顆	1 盎司／28 公克	3	15	6	171
杏仁醬	1 湯匙／16 公克	2	9	2	97
巴西堅果	1 盎司／28 公克	1.5	19	4	193

食物	含量	淨碳水化合物（公克）	脂肪（公克）	蛋白質（公克）	卡路里（公克）
腰果					
切半和整顆	1 杯／137 公克	37	63	21	799
整顆	1 盎司／28 公克	6	14	5	170
腰果醬	1 湯匙／16 公克	3	8	3	94
椰子					
新鮮	2×2 吋／5×5 公分	2	15	2	153
新鮮切絲	1 杯／80 公克	3	27	3	267
乾燥不加糖	1 杯／78 公克	7	50	5	498
乾燥加糖	1 杯／93 公克	35	33	3	449
榛果					
整顆	1 盎司／28 公克	2	18	4	186
整顆	1 杯／118 公克	11	72	15	752
夏威夷果					
整顆	1 盎司／28 公克	1.5	22	2	212
整顆或切半	1 杯／134 公克	7	102	10.5	988
花生					
油烤	1 杯／144 公克	14	71	38	846
油烤	1 盎司／28 公克	3	14	7	164
花生醬	1 湯匙／16 公克	2	8	4	94
生胡桃					
切半	1 杯／108 公克	5	73	8	709
切半	1 盎司／28 公克	3	19	2	191
整顆松子	1 盎司／28 公克	3	17	3	177
開心果					
整顆烘烤	1 盎司／28 公克	6	14	6	174
整顆烘烤	1 杯／128 公克	21	68	19	772
南瓜籽					
整顆	1 盎司／28 公克	3	12	9	154
整顆	1 杯／227 公克	11	50	39	650

食物	含量	淨碳水化合物（公克）	脂肪（公克）	蛋白質（公克）	卡路里（公克）
芝麻					
整顆	1 湯匙／9.5 公克	1	4.5	1.5	51
芝麻醬	1 湯匙／15 公克	2	8	3	92
大豆堅果	1 盎司／28 公克	5	5	9	101
葵花籽去殼	1 湯匙／8.5 公克	1	4	2	47
核桃					
黑核桃	1 盎司／28 公克	1	16	7	176
切碎黑核桃	1 杯／125 公克	4	71	30	775
英國核桃	1 盎司／28 公克	3	18	4	190
切碎英國核桃	1 杯／120 公克	8	74	17	766
穀物和麵粉類・・・・・・・・・・・・・・・・・・・・・					
莧菜籽／全穀	1 杯／192 公克	100	13	28	629
葛粉	1 湯匙／8.5 公克	7	0	0	27
大麥					
生的去皮大麥	1 杯／200 公克	127	2	16	590
煮熟去皮大麥	1 杯／157 公克	40	1	4	183
大麥粉	1 杯／124 公克	95	2	15	458
喬麥					
全穀	1 杯／175 公克	112	4	23	576
喬麥粉	1 杯／98 公克	73	4	15	388
小麥片					
全穀煮熟	1 杯／182 公克	23	0	6	116
小麥麵粉	1 杯／140 公克	75	2	17	386
椰子粉	1 杯／114 公克	24	16	24	336
玉米					
玉米粒	1 杯／210 公克	38	1	5	181
小型玉米	6 吋／15 公分長	12	1	3	69
中型玉米	7 吋／18 公分長	15	1	3	81
大型玉米	8.5 吋／22 公分長	23	2	5	90

食物	含量	淨碳水化合物（公克）	脂肪（公克）	蛋白質（公克）	卡路里（公克）
粗粒玉米粉／生的	1 杯／156 公克	122	2	14	562
粗粒玉米粉加水煮熟	1 杯／240 公克	30	1	3	140
玉米粉／乾	1 杯／122 公克	81	4	10	400
玉米澱粉	1 湯匙／8.5 公克	7	0	0	28
米爆玉米花	1 杯／8.5 公克	5	0	1	24
罐裝碾碎玉米	1 杯／260 公克	20	2	2	106
粟米					
未煮	1 杯／200 公克	129	7	22	667
煮熟	1 杯／240 公克	54	2	8	266
燕麥					
煮熟	1 杯／234 公克	21	2	6	126
未煮	1 杯／100 公克	46	5	11	269
燕麥麩	1/4 杯／25 公克	13	2	4	86
藜麥					
未煮	1 杯／170 公克	98	10	24	578
煮熟	1 杯／184 公克	34	4	8	204
米					
煮熟糙米	1 杯／195 公克	42	2	5	206
煮熟白米	1 杯／205 公克	56	1	6	257
即食米	1 杯／165 公克	34	1	3	157
野生米	1 杯／164 公克	32	1	4	153
糙米粉	1 杯／159 公克	114	4	11	536
白米粉	1 杯／159 公克	123	2	9	546
黑麥麵粉	1 杯／102 公克	64	2	10	314
粗粒小麥粉	1 杯／167 公克	115	2	21	562
黃豆粉	1 杯／88 公克	24	6	41	314
木薯					
乾粉圓	1 杯／152 公克	133	0	3	544
木薯粉	1 湯匙／8 公克	7	0	0	26

食物	含量	淨碳水化合物（公克）	脂肪（公克）	蛋白質（公克）	卡路里（公克）
小麥					
白麥粉	1 杯／128 公克	92	1	13	429
白麥粉	1 湯匙／8 公克	6	0	1	28
全麥粉	1 杯／120 公克	72	2	16	370
全麥粉	1 湯匙／7.5 公克	5	0	1	24
小麥麩	半杯／30 公克	11	1	5	73

麵包和烘焙製品 ·····················

食物	含量	淨碳水化合物	脂肪	蛋白質	卡路里
貝果					
白麥粉製成	每個 3.7 盎司／105 公克	57	2	12	294
全麥製成	每個 4.5 盎司／128 公克	64	3	14	339
麵包					
黑麥麵包	1 片	13	1	3	73
全麥麵包	1 片	11	1	4	69
白麵包	1 片	12	1	2	65
葡萄乾麵包	1 片	13	1	2	69
漢堡麵包	1 份	20	2	4	114
熱狗麵包	1 份	20	2	4	114
硬麵包	1 份	29	2	6	158
薄脆餅乾					
鹽脆	1 份	2	0	0	9
小麥	1 份	1	0	0	5
乳酪	1 份	1	0	0	5
英國馬芬	1 份	24	1	4	121
煎餅	直徑 4 吋／10 公分	13	5	3	108
塔皮					
白麥麵粉	1 份	32	1	5	157
全麥麵粉	1 份	31	2	6	166
玉米餅					
玉米粉	1 份／6 吋／15 公分	11	1	2	61

食物	含量	淨碳水化合物（公克）	脂肪（公克）	蛋白質（公克）	卡路里（公克）
麵粉	1 份／8 吋／20 公分	22	4	4	140
麵粉	1 份／10.5 吋／27 公分	34	5	6	205
餛飩皮	1 份／3.5 吋／9 公分	5	0	1	23

麵食 ⋯⋯⋯⋯⋯⋯⋯⋯⋯⋯⋯⋯⋯⋯⋯⋯⋯⋯

煮熟通心粉

食物	含量	淨碳水化合物	脂肪	蛋白質	卡路里
白麵粉	1 杯／140 公克	38	1	8	193
全麥麵粉	1 杯／140 公克	35	1	8	181
玉米粉	1 杯／140 公克	32	1	4	153

煮熟麵條

食物	含量	淨碳水化合物	脂肪	蛋白質	卡路里
冬粉	1 杯／190 公克	39	0	1	160
雞蛋麵	1 杯／160 公克	36	2	8	194
蕎麥麵	1 杯／113 公克	19	0	6	100
米粉	1 杯／175 公克	42	0	2	176

義大利麵

食物	含量	淨碳水化合物	脂肪	蛋白質	卡路里
白麵粉	1 杯／140 公克	38	1	7	189
全麵粉	1 杯／140 公克	32	1	7	165
玉米粉	1 杯／140 公克	32	1	4	153

乳製品 ⋯⋯⋯⋯⋯⋯⋯⋯⋯⋯⋯⋯⋯⋯⋯⋯⋯⋯

食物	含量	淨碳水化合物	脂肪	蛋白質	卡路里
杏仁奶	1 杯／236 毫升	7	3	1	59
奶油	1 湯匙／14 公克	0	12	0.5	110
奶酪	1 杯／236 毫升	12	8	8	152

乳酪（硬式）

食物	含量	淨碳水化合物	脂肪	蛋白質	卡路里
American ／切片	1 盎司／28 公克	0.5	9	6	107
Cheddar ／切片	1 盎司／28 公克	0.5	9	7	111
Cheddar ／切絲	1 杯／113 公克	1.5	37	28	451
Colby ／切片	1 盎司／28 公克	0.5	9	7	111
Colby ／切絲	1 杯／113 公克	3	36	27	444
Edam ／切片	1 盎司／28 公克	0.5	8	7	101
Edam ／切絲	1 杯／113 公克	1.5	29	26	371

食物	含量	淨碳水化合物（公克）	脂肪（公克）	蛋白質（公克）	卡路里（公克）
Gruyere ／切片	1 盎司／ 28 公克	0	9	8	113
Gruyere ／切絲	1 杯／ 113 公克	0.5	35	32	445
Monterey ／切片	1 盎司／ 28 公克	0	9	7	108
Monterey ／切絲	1 杯／ 113 公克	1	34	28	421
Mozzarella ／切片	1 盎司／ 28 公克	0.5	6	6	80
Mozzarella ／切絲	1 杯／ 113 公克	2.5	25	25	335
Muenster ／切片	1 盎司／ 28 公克	0	8	7	100
Muenster ／切絲	1 杯／ 113 公克	1	33	26	405
Parmesan ／切片	1 盎司／ 28 公克	1	7	10	107
Parmesan ／切絲	1 杯／ 113 公克	0	2	2	25
Swiss ／切片	1 盎司／ 28 公克	1.5	8	8	110
Swiss ／切絲	1 杯／ 113 公克	6	30	29	305
乳酪（軟式）					
Brie	1 盎司／ 28 公克	1	8	6	100
Camembert	1 盎司／ 28 公克	0	7	6	87
Cottage ／脫脂	1 杯／ 226 公克	9.5	0.5	15	102
Cottage ／ 2% 低脂	1 杯／ 226 公克	8	4	31	192
奶油乳酪／原味	1 湯匙／ 14 公克	0.5	5	1	51
奶油乳酪／低脂	1 湯匙／ 14 公克	1	3	1.5	37
Feta ／切碎	1 盎司／ 28 公克	1	6	4	75
Ricotta ／全脂	1 盎司／ 28 公克	1	3.5	3	44
Ricotta ／全脂	1 杯／ 246 公克	7.5	31.5	27.5	424
Ricotta ／部分脫脂	1 盎司／ 28 公克	1.5	2	3	36
Ricotta ／部分脫脂	1 杯／ 246 公克	12.5	19	27.5	331
罐裝椰奶	1 杯／ 236 毫升	7	50	5	498
盒裝椰奶	1 杯／ 236 毫升	7	5	1	77
鮮奶油					
高脂	1 杯／ 236 毫升	6.5	89	5	847
半脂	1 杯／ 236 毫升	10.5	28	7	322
酸奶油	1 湯匙／ 28 公克	0.5	2.5	0.5	26

食物	含量	淨碳水化合物（公克）	脂肪（公克）	蛋白質（公克）	卡路里（公克）
羊奶	1 杯／236 毫升	11	10	9	170
牛奶					
脫脂	1 杯／236 毫升	12	0.5	8.5	86
1%	1 杯／236 毫升	12	2.5	8.5	104
2%	1 杯／236 毫升	11.5	4.5.	8	119
全脂／3.3%	1 杯／236 毫升	11	8	8	148
酸牛奶	1 杯／236 毫升	9	5	9	117
米漿					
原味	1 杯／236 毫升	23	3	1	123
香草	1 杯／236 毫升	26	3	1	135
豆漿	1 杯／236 毫升	7	4	6	88
優酪乳					
原味脫脂	1 杯／227 公克	19	0.5	14	136
原味低脂	1 杯／227 公克	16	3	12	139
原味全脂	1 杯／227 公克	12	8.5	0	160
香草低脂	1 杯／227 公克	31	3	11	195
水果口味低脂	1 杯／227 公克	43	2.5	10	234

肉類和蛋類 ·

食物	含量	淨碳水化合物	脂肪	蛋白質	卡路里
牛肉	3 盎司／85 公克	0	18	21	246
雞蛋	1 大顆	0.5	5	6	71
蛋黃	1 大顆	0.5	5	3	59
蛋白	1 大顆	0	0	4	17
魚類					
鱸魚	3 盎司／85 公克	0	3	21	111
鱈魚	3 盎司／85 公克	0	1	19	87
比目魚	3 盎司／85 公克	0	1	21	93
黑線鱈	3 盎司／85 公克	0	1	19	87
Pollock 鱈魚	3 盎司／85 公克	0	1	20	89
鮭魚	3 盎司／85 公克	0	5	17	113

食物	含量	淨碳水化合物（公克）	脂肪（公克）	蛋白質（公克）	卡路里（公克）
罐裝沙丁魚（去水）	3 盎司／85 公克	0	11	21	183
鱒魚	3 盎司／85 公克	0	4	22	124
罐裝鮪魚	3 盎司／85 公克	0	1	25	109
羊排	3 盎司／85 公克	0	20	25	280
家禽類					
雞腿肉	1 杯／140 公克	0	14	38	278
雞腿肉	3 盎司／85 公克	0	8	23	164
雞胸肉	1 杯／140 公克	0	6	43	226
雞胸肉	3 盎司／85 公克	0	4	26	140
鴨子	1/2 隻／221 公克	0	108	73	1264
火雞腿肉	3 盎司／85 公克	0	6	24	150
火雞胸肉	3 盎司／85 公克	0	3	25	127
火雞肉碎片	3 盎司／85 公克	0	12	21	192
豬肉					
醃培根	3 片	0.5	13	10	159
加拿大風味培根	2 片	1	4	11	84
豬排	3 盎司／85 公克	0	19	24	267
未醃新鮮切片	3 盎司／85 公克	0	13	10	157
火腿	3 盎司／85 公克	1	14	18	202
香腸					
法蘭克福牛肉／豬肉	1 份／57 公克	1	17	6	181
法蘭克福雞肉	1 份／45 公克	3	9	6	117
法蘭克福火雞肉	1 份／45 公克	1	8	6	100
臘腸	1 份／70 公克	2	20	10	228
蒜味燻腸	1 份／26 公克	1	7	3	79
波蘭臘腸	1 份／28 公克	0	8	4	88
煙燻香腸（大）	1 份／68 公克	1	21	9	229
煙燻香腸	1 份／13 公克	0	4	3	48
薩拉米香腸牛肉／豬肉	2 片／57 公克	1	11	8	135

食物	含量	淨碳水化合物（公克）	脂肪（公克）	蛋白質（公克）	卡路里（公克）
貝殼類					
罐裝蛤蜊	3 盎司／ 85 公克	4	2	22	122
煮熟螃蟹	1 杯／ 135 公克	0	2	27	126
煮熟龍蝦	1 杯／ 145 公克	2	1	30	137
煮熟淡菜	1 盎司／ 28 公克	2	1	7	45
生蠔	1 杯 248 公克	10	6	18	166
扇貝	3 盎司／ 85 公克	1	1	20	93
煮熟蝦子	3 盎司／ 85 公克	0	1	18	81
野味（鹿肉）	3 盎司／ 85 公克	0	3	26	131

其他 ·····································

食物	含量	淨碳水化合物（公克）	脂肪（公克）	蛋白質（公克）	卡路里（公克）
泡打粉	1 茶匙／ 9 公克	0	0	0	0
番茄醬					
一般	1 湯匙／ 15 公克	4	0	0	15
低碳水化合物	1 湯匙／ 15 公克	1	0	0	5
脂肪和油脂	1 湯匙／ 14 公克	0	14	0	122
明膠	1 張／ 7 公克	0	0	6	23
魚露	1 湯匙／ 15 毫升	0.5	9	1	11
香草和香料	1 湯匙／ 5 公克	2	0	0	9
蜂蜜	1 湯匙／ 21 公克	17	0	0	68
辣根醬	1 湯匙／ 15 公克	1.5	0	0	5
楓糖漿	1 湯匙／ 15 毫升	13.5	0	0	54
美乃滋	1 湯匙／ 14 公克	0	10	0	90
糖蜜	1 湯匙／ 20 公克	15	0	0	58
赤糖糊	1 湯匙／ 20 公克	12	0	0	47
芥末					
黃芥末醬	1 湯匙／ 15 公克	0	1	1	12
第戎芥末醬	1 湯匙／ 15 公克	0	0	0	5

食物	含量	淨碳水化合物（公克）	脂肪（公克）	蛋白質（公克）	卡路里（公克）
煎餅糖漿	1 湯匙／ 15 公克	15	0	0	58
醃黃瓜					
中型	1 條 65 公克	3	0	1	12
切片	1 片／ 0.2 盎司／ 6 公克	1	0	0	5
中型甜味	1 條／ 35 公克	11	0	0	44
甜味醃黃瓜醬	1 湯匙／ 15 公克	5	0	0	20
塔塔醬	1 湯匙／ 15 公克	2	8.5	0	85
莎莎醬	1 湯匙／ 15 公克	1	0	0	5
醬油	1 湯匙／ 15 毫升	1	0	1	8
糖					
白砂糖	1 湯匙／ 11 公克	12	0	0	48
紅砂糖	1 湯匙／ 8 公克	9	0	0	35
糖粉	1 湯匙／ 8 公克	8	0	0	32
醋					
蘋果醋	1 湯匙／ 15 毫升	0	0	0	3
陳年醋	1 湯匙／ 15 毫升	2	0	0	8
紅酒醋	1 湯匙／ 15 毫升	0	0	0	3
米醋	1 湯匙／ 15 毫升	0	0	0	3
辣醬油	1 湯匙／ 15 毫升	3	0	0	12

參考資料（註）
References

Chapter 1—The Undiet Diet

1. McGee, C.T. *Heart Frauds: Uncovering the Biggest Health Scam in History.* Piccadilly Books, Ltd: Colorado Springs, CO, 2001.
2. Prior, I.A., et al. Cholesterol, coconuts, and diet on Polynesian atolls: a natural experiment: the Pukapuka and Tokelau Island studies. *Am J Clin Nutr* 1981;34:1552.

Chapter 2—Big Fat Lies

1. Vigilante, K. and Flynn, M. *Low-Fat Lies: High-Fat Frauds and the Healthiest Diet in the World.* Life Line Press: Washington, DC, 1999.

Chapter 3—Are You In Need of An Oil Change?

1. Cleave, T.L. *The Saccharine Disease.* Keats Publishing: New Canaan, CT, 1973.
2. Raloff, J. Unusual fats lose heart-friendly image. *Science News 1996;*150(6):87.
3. Kummerow, F.A. *Federation Proceedings* 1975;33:235.
4. Mensink, R.P. and Katan, M.B. Effect of dietary trans fatty acids on high-density and low-density lipoprotein cholesterol levels in healthy subjects. *N Eng J Med* 1990;323(7):439.
5. *Science News.* Trans fats: worse than saturated? 1990;138(8):126.
6. Willett, W.C., et al. Intake of trans fatty acids and risk of coronary heart disease among women. *Lancet* 1993;341(8845):581.
7. Thampan, P.K. *Facts and Fallacies About Coconut Oil.* Asian and Pacific Coconut Community: Jakarta, 1994.
8. Booyens, J. and Louwrens, C.C. The Eskimo diet. Prophylactic effects ascribed to the balanced presence of natural cis unsaturated fatty acids and to the absence of unnatural trans and cis isomers of unsaturated fatty acids. *Med Hypoth* 1986;21:387.
9. Kritchevsky, D., et al. *Journal of Atherosclerosis Research* 1967;7:643.
10. Gutteridge, J.M.C. and Halliwell, B. 1994. *Antioxidants in Nutrition, Health, and Disease.* Oxford University Press: Oxford, 1994.

11. Addis, P.B. and Warner, G.J. *Free Radicals and Food Additives*. Aruoma, O.I. and Halliwell, B. eds. Taylor and Francis: London, 1991.

12. Loliger, J. 1991. *Free Radicals and Food Additives*. Aruoma, O.I. and Halliwell, B. eds. Taylor and Francis: London, 1991.

Chapter 4: Cholesterol and Saturated Fat

1. White, P.D. *Prog. Cardiovascular Dis* 1971;14:249.

2. *Statistical Abstracts of the United States*. United States Department of Commerce. Cited by McGee, C.T. *Heart Frauds: Uncovering the Biggest Health Scam in History*. Piccadilly Books, Ltd: Colorado Springs, CO, 2001.

3. McCully, K.S. *The Homocysteine Revolution*. Keats Publishing: New Canaan, CT, 1997.

4. McGee, C.T. *Heart Frauds: Uncovering the Biggest Health Scam in History*. Piccadilly Books, Ltd: Colorado Springs, CO, 2001.

5. Liebman, B. Solving the diet-and-disease puzzle. *Nutrition Action Health Letter* 1999:26(4):6.

6. Rosenberg, H. *The Doctor's Book of Vitamin Therapy*. G.P. Putnam's Sons: New York, 1974.

7. Krumholz, H.M. Lack of association between cholesterol and coronary heart disease and morbidity and all-cause mortality in persons older than 70 years. *JAMA* 1994;272:1335.

8. Addis, P.B. and Warner, G.J. *Free Radicals and Food Additives*. Aruoma, O.I. and Halliwell, B. eds. Taylor and Francis: London, 1991.

9. Gutteridge, J.M.C. and Halliwell, B. 1994. *Antioxidants in Nutrition, Health, and Disease*. Oxford University Press: Oxford, 1994.

10. Napier, K. Partial absolution. *Harvard Health Letter* 1995;20(10):1.

11. Siri-Tarino, P.W., et al. Meta-analysis of prospective cohort studies evaluating the association of saturated fat with cardiovascular disease. *Am J Clin Nutr* 2010;91:535-546.

12. Ramsden, C.E., et al. Use of dietary linoleic acid for secondary prevention of coronary heart disease and death: evaluation of recovered data for the Sydney Diet Heart Study and updated meta-analysis. *BMJ* 2013 Feb 4;346:e8707. doi:10.1136/bmj.e8707.

13. Calder, P.C. Old study sheds new light on the fatty acids and cardiovascular health debate. *BMJ* 2013 Feb 4;346:f493. doi:10.1136/bmj.f493.

14. Chowdhury, R., et al. Association of dietary, circulating, and supplement fatty acids with coronary risk: a systematic review and meta-analysis. *Ann Intern Med* 2014;160:398-406.

15. Watkins, B.A. and Seifert, M.F. Food lipids and bone health *Food Lipids and Health*, R.E. McDonald and D.B. Min (eds). Marcel Dekker, Inc.: New York, NY, 1996.

16. Corliss, R. Should you be a vegetarian? *Time Magazine*, July 15, 2002.

17. Kabara, J..J. *The Pharmacological Effects of Lipids*. The American Oil Chemist's Society: Champaign, IL, 1978.

18. Cohen, L.A., et al. Dietary fat and mammary cancer. II. Modulation of serum and tumor lipid composition and tumor prostaglandins by different dietary fats: association with tumor incidence patterns. *J Natl Cancer Inst* 1986;77:43.

19. Nanji, A.A., et al. Dietary saturated fatty acids: a novel treatment for alcoholic liver disease. *Gastroenterology* 1995;109(2):547-54.

20. Cha, Y.S. and Sachan, D.S. Opposite effects of dietary saturated and unsaturated fatty acids on ethanol-pharmacokinetics, triglycerides and carnitines. *J Am Coll Nutr* 1994;13(4):338-43.

21. Carroll, K.K. and Khor, H.T. Effects of level and type of dietary fat on incidence of mammary tumors induced in female sprague-dawley rats by 7, 12-dimethylbenzanthracene. *Lipids* 1971;6:415.

22. Fife, B. *Stop Alzheimer's Now! How to Prevent and Reverse Dementia, Parkinson's, ALS, Multiple Sclerosis, and Other Neurodegenerative Disorders*. Piccadilly Books, Ltd.: Colorado Springs, CO, 2011.

23. Yamori, Y., et al. Pathogenesis and dietary prevention of cerebrovascular diseases in animal models and epidemiological evidence for the applicability in man. In: Yamori Y., Lenfant C. (eds.) *Prevention of Cardiovascular Diseases: An Approach to Active Long Life*. Elsevier Science Publishers: Amsterdam, the Netherlands, 1987.

24. Ikeda, K.., et al. Effect of milk protein and fat intake on blood pressure and incidence of cerebrovascular disease in stroke-prone spontaneously hypertensive rats (SHRSP). *J Nutr Sci Vitaminol* 1987;33:31.

25. Kimura, N. Changing patterns of coronary heart disease, stroke, and nutrient intake in Japan. *Prev Med* 1985;12:222.

26. Omura, T., et al. Geographical distribution of cerebrovascular disease mortality and food intakes in Japan. *Soc Sci Med* 1987;24:40.

27. McGee, D., et al. The relationship of dietary fat and cholesterol to mortality in 10 years. *Int. J. Epidemiol.* 1985;14:97.

28. Gillman, M. W., et al. Inverse association of dietary fat with development of ischemic stroke in men. *JAMA* 1997;278(24):2145.

Chapter 5: Good Carbs, Bad Carbs

1. Applel, L.J., et al. Effects of protein, monounsaturated fat, and carbohydrate intake on blood pressure and serum lipids: results of the OmniHeart randomized trial. *JAMA* 2005;294:2455-2464.

2. Hu, F.B. and Malik, V.S. Sugar-sweetened beverages and risk of obesity and type 2 diabetes: epidemiologic evidence. *Physiol Behav* 2010;100:47-54.

3. Stranahan, A.M., et al. Diet-induced insulin resistance impairs hippocampal synptic plasticity and cognition in middle-aged rats. *Hippocampus* 2008;18:1085-1088.

4. Cao, D., et al. Intake of sucrose-sweetened water induces insulin resistance and exacerbates memory deficits and amyloidosis in a transgenic mouse model of Alzheimer disease. *J Biol Chem* 2007;282:36275-36282.

5. Sanchez, A., et al. Role of sugars in human neutrophilic phagocytosis. *Am J Clin Nurt* 1973;26:1180-1184.

6. Higginbotham, S., et al. Dietary glycemic load and risk of colorectal cancer in the Women's Health Study. *Journal of the National Cancer Institute* 2004;96:229-233.

7. Reiser, S., et al. 1985. Indices of copper status in humans consuming a typical American diet containing either fructose or starch. *Am. J. Clin. Nutr* 42(2):242-251.

8. Forristal, L.J. The murky world of high fructose corn syrup. *Wise Traditions* 2001;2(3):60-61.

9. Ouyang, X., et al. Fructose consumption as a risk factor for non-alcoholic fatty liver disease. *J Hepatol* 2008;48:993-999.

10. Abdelmalek, M.F., et al Increased fructose consumption is associated with fibrosis severity in patients with nonalcoholic fatty liver disease. *Hepatology* 2010;51:1961-1971.

11. Bocarsly, M.E., et al. High-fructose corn syrup causes characteristics of obesity in rats: increased body weight, body fat and triglyceride levels. *Pharmacol Biochem Behav* 2010;97:101-106.

12. Stoddard, M.N. *The Deadly Deception.* Aspartame Consumer Safety Network, http://www.aspartamesafety.com.

13. Qin, X. What made Canada become a country with the highest incidence of inflammatory bowel disease: Could sucralose be the culprit? *Can J Gastroenterol* 2011;25:511.

14. Roberts, J.J. *Aspartame (NutraSweet), Is it Safe?* Aspartame Consumer Safety Network, http://www.aspartamesafety.com/

Chapter 6: Carbohydrates Make You Fat

1. Swithers, S.E. and Davidson, T.L. A role for sweet taste: calorie predictive relations in energy regulation by rats. *Behav Neurosci* 2008;122:161-173.

2. Davidson, T.L., et al. Intake of high-intensity sweeteners alters the ability of sweet taste to signal caloric consequences: implications for the learned control of energy and body weight regulation. *Q J Exp Psychol (Hove)* 2011;64:1430-1441.

3. Swithers, S.E., et al. High-intensity sweeteners and energy balance. *Physiol Behav* 2010;100:55-62.

4. Magalle, L., et al. Intense sweetness surpasses cocaine reward. *PLoS One* 2007;8:e698.

5. Gearhardt, A.N., et al. Neural correlates of food addiction. *Arch Gen Psychiatry* 2011;68:808-816.

Chapter 7: Not All Calories are Equal

1. Allee, G.I., et al. Metabolic consequences of dietary medium chain triglycerides in the pig. *Proc Soc Exp Biol Med* 1972;139:422-427.

2. Takase, S., et al. Long-term effect of medium-chain triglyceride in hepatic enzymes catalyzing lipogenesis and cholesterogenesis in rats. *J Nutr Sci Vitaminol* 1977;23:43-51.

3. Bocarsly, M.E., et al. High-fructose corn syrup causes characteristics of obesity in rats: increased body weight, body fat and triglyceride levels. *Pharmacol Biochem Behav* 2010;97:101-106.

4. Alzamendi A., et al. Fructose-rich diet-induced abdominal adipose tissue endocrine dysfunction in normal male rats. *Endocrine* 2009;35:227–232.

5. Melanson K.J., et al. High-fructose corn syrup, energy intake, and appetite regulation. *Am J Clin Nutr* 2008;88:1738S–1744S.

6. Shapiro A., et al. Fructose-induced leptin resistance exacerbates weight gain in response to subsequent high-fat feeding. *Am J Physiol Regul Integr Comp* Physiol 2008;295:R1370–1375.

7. http://en.wikipedia.org/wiki/Walter_Hudson_(1944%E2%80%931991).

Chapter 8: Eat Fat and Grow Slim

1. Pennington, A.W. Obesity. *Times* 1952;80:389-398.

2. Kekwick, A. and Pawan, G.L.S. Calorie intake in relation to body weight changes in the obese. *Lancet* 1956;2:155.

3. Kekwick, A. and Pawan, G.L.S. Metabolic study in human obesity with isocaloric diets high in fat, protein or carbohydrate. *Metabolism* 1957;6:447-460.

4. Benoit, F., et al. Changes in body composition during weight reduction in obesity. *Archives of Internal Medicine*, 1965;63:604-612.

5. Vigilante, K. and Flynn, M. *Low-Fat Lies: High-Fat Frauds and the Healthiest Diet in the World.* Life Line Press: Washington, DC, 1999.

6. Eyton, A. *The F-Plan Diet.* Crown Publishers, Inc.: New York, NY, 1983.

7. Rolls, B.J. and Miller, D.L. Is the low-fat message giving people a license to eat more? *Journal of the American College of Nutrition* 1997;16:535.

8. Furuse, M., et al. Feeding behavior in rats fed diets containing medium chain triglyceride. *Physiol Behav* 1992;52:815.

9. Rolls, B.J., et al. Food intake in dieters and nondieters after a liquid meal containing medium-chain triglycerides. *Am J Clin Nutr* 1988;48:66-71.

10. Stubbs, R.J. and Harbron, C.G. Covert manipulation of the ration of medium- to long-chain triglycerides in isoenergetically dense diets: effect on food intake in ad libitum feeding men. *Int J Obes* 1996;20:435-444.

11. Van Wymelbeke, V., et al. Influence of medium-chain and long-chain triacylglycerols on the control of food intake in men. *Am J Clin Nutr* 1998;68:226-234.

12. St-Onge, M.P. and Jones, P.J. Physiological effects of medium-chain triglycerides: potential agents in the prevention of obesity. *J Nutr* 2002;132:329-332.

13. McManus, K., et al. A randomized controlled trial of a moderate-fat, low-energy diet compared with a low-fat, low-energy diet for weight loss in overweight adults. *Int. J Obes Relat Metab Disord* 2001:25(10):1503-11.

14. Gardner, C.D., et al. Comparison of the Atkins, Zone, Ornish, and LEARN diets for change in weight and related risk factors among overweight premenopausal women: the A to Z weight loss study: A randomized trial. *JAMA*, 2007;297:969-977.

15. Yancy, W.S. Jr., et al. A low-carbohydrate, ketogenic diet versus a low-fat diet to treat obesity and hyperlipidemia: a randomized, controlled trial. *Ann Intern Med* 2004;140:769-777.

16. Westman, E.C., et al. Low-carbohydrate nutrition and metabolism. *Am J Clin Nutr* 2007;86:276-284.

17. Sharman, M.J., et al. Very low-carbohydrate and low-fat diets affect fasting lipids and postprandial lipemia differently in overweight men. *J Nutr* 2004;134:880-885.

Chapter 9: Dietary Ketosis

1. Leiter, L.A. and Marliss, E.B. Survival during fasting may depend on fat as well as protein stores *JAMA* 1982;248:2306-2307.

2. Reger, M.A., et al. Effects of beta-hydroxybutyrate on cognition in memory-impaired adults. *Neurobiol Aging* 2004;25:311-314.

3. VanItallie, T.B., et al. Treatment of Parkinson disease with diet-induced hyperketonemia: a feasibility study. *Neurology* 2005;64:728-730.

4. Duan, W., et al. Dietary restriction normalizes glucose metabolism and BDNF levels, slows disease progression, and increases survival in huntingtin mutant mice. *Proc Natl Acad Sci USA* 2003;100:2911-2916.

5. Zhao, Z., et al. A ketogenic diet as a potential novel therapeutic intervention in amyotrophic lateral sclerosis. *BMC Neuroscience* 2006;7:29.

6. Veech, R.L. The therapeutic implications of ketone bodies: the effects of ketone bodies in pathological conditions: ketosis, ketogenic diet, redox states, insulin resistance, and mitochondrial metabolism. *Prostaglandins, Leukotrienes and Essential Fatty Acids* 2004;70:309-319.

7. Kashiwaya, Y., et al Substrate signaling by insulin: a ketone bodies ratio mimics insulin action in heart. *Am J Cardiol* 1997;80:50A-60A.

8. Yancy, W.S., et al. A low-carbohydrate, ketogenic diet versus a low-fat diet to treat obesity and hyperlipidemia: a randomized, controlled trial. *Ann Intern Med* 2004;140:769-777.

9. Cahill, G.F. Jr. and Veech, R.L. Ketoacids? Good Medicine? *Transactions of the American Clinical and Climatological Association* 2003;114:149-163.

10. Heinbecker, P. Studies on the metabolism of Eskimos. *J Biol Chem* 1928;80:461-475.

11. McClellan, W.S. and DuBois, E.F. Clinical calorimetry. XLV. Prolonged meat diets with a study of kidney function and ketosis. *J Biol Chem* 1930;87:651-667.

12. Stefansson, V. *Human Nutrition Historic and Scientific, Monograph III.* International Universities Press: NY, 1960.

13. Westman, E.C., et al. Low-carbohydrate nutrition and metabolism. *Am J Clin Nutr* 2007;86:276-284.

14. Maki, K.C., et al. Effects of a reduced-glycemic-load diet on body weight, body composition, and cardiovascular disease risk markers in overweight and obese adults. *Am J Clin Nutr* 2007;85:724-734.

15. Boden, G., et al. Effect of a low-carbohydrate diet on appetite, blood glucose levels, and insulin resistance in obese patients with type 2 diabetes. *Ann Intern Med* 2005;142:403-411.

16. Nickols-Richardson, S.M., et al Perceived hunger is lower and weight loss is greater in overweight premenopausal women consuming a low-carbohydrate/high-protein vs high-carbohydrate/low-fat diet. *J Am Diet Assoc* 2005;105:1433-1437.

17. Velasquez-Mieyer, P.A., et al. Suppression of insulin secretion is associated with weight loss and altered macronutrient intake and preference in a subset of obese adults. *Int J Obes Relat Metab Disord* 2003;27:219-226.

18. Patel, A., et al. Long-term outcomes of children treated with the ketogenic diet in the past. *Epilepsia* 2010;51:1277-1282.

19. Sharman, M.J., et al. Very low-carbohydrate and low-fat diets affect fasting lipids and postprandial lipemia differently in overweight men. *J Nutr* 2004;134:880-885.

20. Yancy, W.S., Jr., et al. A low-carbohydrate, ketogenic diet versus a low-fat diet to treat obesity and hyperlipidemia: a randomized, controlled trial. *Ann Intern Med* 2004;140:769-777.

21. Westman, E.C., et al. Low-carbohydrate nutrition and metabolism. *Am J Clin Nutr* 2007;86:276-284.

22. Westman, E.C., et al. A review of low-carbohydrate ketogenic diets. *Curr Atheroscler Rep* 2003;5:476-483.

23. Westman, E.C., et al. The effect of a low-carbohydrate, ketogenic diet versus a low-glycemic index diet on glycemic control in type 2 diabetes mellitus. *Nutr Metab (Lond)* 2008;5:36.

24. Sharman, M.J., et al. Very low-carbohydrate and low-fat diets affect fasting lipids and postprandial lipemia differently in overweight men. *J Nutr* 2004;134:880-885.

25. Gardner, C.D., et al. Comparison of the Atkins, Zone, Ornish, and LEARN diets for change in weight and related risk factors among overweight premenopausal women: The A to Z Weight Loss Study: A randomized trial. *JAMA* 2009;297:969-977.

26. Volek, J.S. and Sharman, M.J. Cardiovascular and hormonal aspects of very-low-carbohydrate ketogenic diets. *Obes Res* 2004;12 Suppl 2:115S-123S.

27. Foster, G.D., et al. Weight and metabolic outcomes after 2 years on a low-carbohydrate versus low-fat diet: A randomized trial. *Ann Intern Med* 2010;153:147-157.

28. Schwartzkroin, P.A. Mechanisms underlying the anti-epileptic efficacy of the ketogenic diet. *Epilepsy Res* 1999;37:171-180.

29. Fife, B. *Stop Autism Now! A Parent's Guide to Preventing and Reversing Autism Spectrum Disorders*. Piccadilly Books, Ltd: Colorado Springs, CO, 2012.

30. Husain, A.M., et al. Diet therapy for narcolepsy. *Nuerology* 2004;62:2300-2302.

31. Reger, M.A., et al. Effects of beta-hydroxybutyrate on cognition in memory-impaired adults. *Neurobiol Aging* 2004;25:311-314.

32. VanItallie, T.B., et al. Treatment of Parkinson disease with diet-induced hyperketonemia: a feasibility study. *Neurology* 2005;64:728-730.

33. Duan, W., et al. Dietary restriction normalizes glucose metabolism and BDNF levels, slows disease progression, and increases survival in huntingtin mutant mice. *Proc Natl Acad Sci USA* 2003;100:2911-2916.

34. Zhao, Z., et al. A ketogenic diet as a potential novel therapeutic intervention in amyotrophic lateral sclerosis. *BMC Neuroscience* 2006;7:29.

35. Prins, M.L., et al. Increased cerebral uptake and oxidation of exogenous βHB improves ATP following traumatic brain injury in adult rats. *J Neurochem* 2004;90:666-672.

36. Suzuki, M., et al. Beta-hydroxybutyrate, a cerebral function improving agent, protects rat brain against ischemic damage caused by permanent and transient focal cerebral ischemia. *Jpn J Phamacol* 2002;89:36-43.

37. Yeh, Y.Y. and Zee, P. Relation of ketosis to metabolic changes induced by acute medium-chain triglyceride feeding in rats. *J Nutr* 1976;106:58-67.

38. Tantibhedhyangkul, P., et al. Effects of ingestion of long-chain and medium-chain triglycerides on glucose tolerance in man. *Diabetes* 1967;16:796-799.

39. Kashiwaya, Y., et al Substrate signaling by insulin: a ketone bodies ratio mimics insulin action in heart. *Am J Cardiol* 1997;80:50A-60A.

40. Fife, B. *Coconut Cures: Preventing and Treating Common Health Problems with Coconut*. Piccadilly Books, Ltd: Colorado Springs, CO, 2005.

41. Poplawaki, M.M., et al. Reversal of diabetic nephropathy by a ketogenic diet. *PLoS ONE* 2011;6:e18604.

42. Lardy, H.A. and Phillips, P.H. Studies of fat and carbohydrate oxidation in mammalian spermatozoa. *Arch Biochem* 1945;6:53-61.

43. Mavropoulos, J.C., et al. The effects of a low-carbohydrate, ketogenic diet on the polycystic ovary syndrome: a pilot study. *Nutrition and Metabolism (London)* 2005;2:35.

44. Seyfried, T.N., et al. Role of glucose and ketone bodies in the metabolic control of experimental brain cancer. *British Journal of Cancer* 2003;89:1375-1382.

45. Nebeling, L.C., et al. Effects of a ketogenic diet on tumor metabolism and nutritional status in pediatric oncology patients: two case reports. *J Am Coll Nutr* 1995;86:202-208.

46. Kashiwaya, Y., et al Substrate signaling by insulin: a ketone bodies ratio mimics insulin action in heart. *Am J Cardiol* 1997;80:50A-60A.

47. Fontana, L. Neuroendocrine factors in the regulation of inflammation: excessive adiposity and calorie restriction. *Exp Gerontol* 2009;44:41-45.

48. Veech, R.L., et al. Ketone bodies, potential therapeutic uses. *IUBMB Life* 2001;51:241-247.

49. Chance, B., et al. Hydroperoxide metabolism in mammalian organs. *Physiol Rev* 1979;59:527-605.

Chapter 10: Is Your Thyroid Making You Fat?

1. Derry, D.M. *Breast Cancer and Iodine*. Trafford Publishing: Victoria, BC, 2001.

2. Wolfe. W.S. and Campbell, C.C. Food pattern, diet quality, and related characteristics of school children in New York State. *J Am Diet Assoc* 1993;93:1280-1284.

3. Fernandez-Real, J.M., et al. Thyroid function is intrinsically linked to insulin sensitivity and endothelium-dependent vasodilation in healthy euthyroid subjects. *J Clin Endocrinol Metab* 2006;91:3337-3343.

4. Roos, A., et al. thyroid function is associated with components of the metabolic syndrome in euthyroid subjects. *J Clin Endocrinol Metab* 2007;92:491-496.

5. Gobatto, C.A, et al. The monosodium glutamate (MSG) obese rat as a model for the study of exercise in obesity. *Res Commun Mol Pathol Pharmacol* 2002;111:89-101.

6. Peat, R. *Ray Peat's Newsletter* 1997, p.2-3.

7. Sarandol, E., et al. Oxidative stress and serum paraoxonase activity in experimental hypothyroidism: effect of vitamin E supplementation. *Cell Biochem Funct* 2005;23:1-8.

8. Karatas, F., et al. Determination of free malondialdehyde in human serum by high-performance liquid chromatography. *Anal Biochem* 2002;311:76-79.

9. Arthur, J.R., et al. Selenium deficiency, thyroid hormone metabolism, and thyroid hormone deiodinases. *Am J Clin Nutr* 1993;57 Suppl:236S-239S.

10. Ullrich, I.H., et al. Effect of low-carbohydrate diets high in either fat or protein on thyroid function, plasma insulin, glucose, and triglycerides in healthy young adults. *J Am Coll Nutr* 1985;4:451-459.

11. Deshpande, U.R., et al. Effect of antioxidants (vitamin C, E and turmeric extract) on methimazole induced hypothyroidism in rats. *Indian J Exp Biol* 2002;40:735-738.

12. Inouse, A., et al. Unesterified long-chain fatty acids inhibit thyroid hormone binding to the nuclear receptor. Solubilized receptor and the receptor in cultured cells. *Eur J Biochem* 1989;183:565-572.

13. Duntas, L.H. and Orgazzi, J. Vitamin E and thyroid disease: a potential link that kindles hope. *Biofactors* 2003;19:131-135.

14. Sondergaard, D. and Olsen, P. The effect of butylated hydroxytoluene (BHT) on the rat thyroid. *Toxicol Lett* 1982:10:239-244.

Chapter 11: Iodine and Your Health

1. Anderson, M., et al. Current global iodine status and progress over the last decade towards the elimination of iodine deficiency. *Bulletin of the World Health Organization* 2005;83:518-525.

2. Stadel, B.V. Dietary iodine and risk of breast, endometrial and ovarian cancer. *Lancet* 1976;1:890-891.

3. Venturi, S., et al. Role of iodine in evolution and carcinogenesis of thyroid, breast, and stomach. *Adv Clin Path* 2000;4:11-17.

4. Foster, H.D. The iodine-selenium connection: Its possible roles in intelligence, cretinism, sudden infant death syndrome, breast cancer and multiple sclerosis. *Medical Hypothesis* 1993;40:61-65.

5. Bretthauer, E. Milk transfer comparisons of different chemical forms of radioiodine. *Health Physics* 1972;22:257.

6. Derry, D.M. *Breast Cancer and Iodine*. Trafford Publishing, Victoria, BC, 2001.

7. Eskin, B.A. Iodine and mammary cancer. *Adv Exp Med Biol* 1977;91:293-304.

8. http://www.thyroid.org/.

9. Hollowell, J.E., et al. Iodine nutrition in the United States. Trends and public health implications: Iodine excretion data from National Health and Nutrition Examination Surveys I and III (1971-74 and 1988-94). *J Clin Endocrinol Metab* 1998;83:3401-3408.

10. Pavelka, S. Metabolism of bromide and its interference with the metabolism of iodine. *Physiol Res* 2004;53 Supple 1:S81-S90.

11. Hattersley, J.G. Fluoridation's defining moment. *J Orthomol Med* 1999;14:1-20.

12. Lu, Y., et al. Effect of high fluoride water on intelligence in children. *Fluoride* 2000;33:74-78.

13. Kimura, S., et al. Development of malignant goiter by defatted soybean with iodine-free diet in rats. *Gann* 1976;67:763-765.

14. Chorazy, P.A., et al. Persistent hypothyroidism in an infant receiving a soy formula: case report and review of the literature. *Pediatrics* 1995;96:148-150.

15. Pinchers, A., et al. Thyroid refractoriness in an athyreotic cretin fed soybean formula. *New Eng J Med* 1965;265:83-87.

16. Ishizuki, Y., et al. The effects on the thyroid gland of soybeans administered experimentally to healthy subjects. *Nippon Naibunpi Gakkai Zasshi* 1991;67:622-629.

17. Divi, R.L., et al. Identification, characterization and mechanisms of anti-thyroid activity of isoflavones from soybean. *Biochem Pharmacol* 1997;54:1087-1096.

18. Fort, P., et al. Breast and soy-formula feedings in early infancy and the prevalence of autoimmune thyroid disease in children. *J Am Clin Nutr* 1990;9:164-167.

19. Nagata, C., et al. Decreased serum total cholesterol concentration is associated with high intake of soy products in Japanese men and women. *J Nutr* 1998;128:209-213.

20. Samuels, M.H., et al. Variable effects of nonsteroidal antiinflammatory agents on thyroid test results. *Journal of Clinical Endocrinology and Metabolism* 2003;88:5710-5716.

21. Aceves, C. Is iodine a gatekeeper of the integrity of the mammary gland? *J of Mammary Gland Biol and Neoplasia* 2005;10:189-196.

22. Berson, S.A., et al. Quantitative aspects of iodine metabolism. The exchangeable organic iodine pool and the rates of thyroidal secretion, peripheral degradation and fecal excretion of endogenously synthesized organically bound iodine. *J Clin Invest* 1954;33:1533-1552.

23. Abraham, G.E., et al. Orthoiodosupplementation: Iodine sufficiency of the whole human body. *The Original Internist* 2002;9:30-41.

24. Sang, Z., et al. Exploration of the safe upper level of iodine intake in euthyroid Chinese adults: a randomized double-blind trial. *Am J Clin Nutr* 2012;143:2038-2043.

25. http://www.nutridesk.com.au/iodine-and-breast-health.phtml.

26. Brownstein, D. *Iodine: Why You Need It, Why You Can't Live Without It, 2ⁿᵈ Ed.* Medical Alternatives Press: West Bloomfield, MI, 2006.

27. Abraham, G.E. Iodine supplementation markedly increases urinary excretion of fluoride and bromide. *Townsend Letter* 2001;238:108-109.

28. Abraham, G.E. The historical background of the iodine project. *The Original Internist* 2005;12:57-66.

Chapter 12: Thyroid System Dysfunction

1. Samuels, M.H. and McDaniel, P.A. Thyrotropin levels during hydrocortisone infusions that mimic fasting-induced cortisol elevations: a clinical research center study. *J Clin Endocrinol Metab* 1997;82:3700-3704.

2. Opstad, K. Circadian rhythm of hormones is extinguished during prolonged physical stress, sleep and energy deficiency in young men. *Eur J Endocrinol* 1994;131:56-66.

Chapter 13: Supercharge Your Metabolism

1. Fushiki, T. and Matsumoto, K. Swimming endurance capacity of mice is increased by chronic consumption of medium-chain triglycerides. *Journal of Nutrition* 1995;125:531.

2. Applegate, L. Nutrition. *Runner's World* 1996;31:26.

3. Ogawa A., et al. Dietary medium-and long-chain triacylglycerols accelerate diet-induced thermogenesis in humans. *Journal of Oleo Science* 2007; 6: 283-287.

4. Baba, N. Enhanced thermogenesis and diminished deposition of fat in response to overfeeding with diet containing medium chain triglyceride. *Am J of Clin Nutr* 1982;35:678-682.

5. Papamandjaris, A.A., et al. Endogenous fat oxidation during medium chain versus long chain triglyceride feeding in healthy women. *Int J Obes Relat Metab Disord* 2000;24:1158-1166.

6. Murry, M.T. *American Journal of Natural Medicine* 1996;3(3):7.

7. Hill, J.O., et al. Thermogenesis in man during overfeeding with medium chain triglycerides. *Metabolism* 1989;38:641-648.

8. Seaton, T.B., et al. Thermic effect of medium-chain and long-chain triglycerides in man. *Am J Clin Nutr* 1986;44:630-634.

9. Scalfi, L., et al. Postprandial thermogenesis in lean and obese subjects after meals supplemented with medium-chain and long-chain triglycerides. *Am J Clin Nutr* 1991;53:1130-1133.

10. Dulloo, A.G., et al. Twenty-four-hour energy expenditure and urinary catecholamines of humans consuming low-to-moderate amounts of medium-chain triglycerides: a dose-response study in human respiratory chamber. *Eur J Clin Nutr* 1996;50:152-158.

11. St-Onge, M.P., et al. Medium-chain triglycerides increase energy expenditure and decrease adiposity in overweight men. *Obes Res* 2003;11:395-402.

12. Tsuji, H., et al. Dietary medium-chain triacylglycerols suppress accumulation of body fat in a double-blind, controlled trial in healthy men and women. *J Nutr* 2001;131:2853-2859.

13. St-Onge, M.P. and Bosarge, A. Weight-loss diet that includes consumption of medium-chain triacylglycerol oil leads to a greater rate of weight and fat mass loss than does olive oil. *Am J Clin Nutr* 2008;87:621-626.

14. St-Onge, M.P., et al. Medium-versus long-chain triglycerides for 27 days increases fat oxidation and energy expenditure without resulting in changes in body composition in overweight women. *Int J Obes Relat Metab Disord* 2003;27:95-102.

15. Crozier, G., et al. Metabolic effects induced by long-term feeding of medium-chain triglycerides in the rat. *Metabolism* 1987;36:807-814.

16. Geliebter, A., et al. Overfeeding with medium-chain triglyceride diet results in diminished deposition of at. *Am J Clin Nutr* 1983;37:1-4.

17. Lavau, M.M. and Hashim, S.A. Effect of medium chain triglycende on lipogenesis and body fat in the rat. *J Nutr* 1978;108:613-620.

18. Baba, N., et al. Enhanced thermogenesis and diminished deposition of fat in response to overfeeding with diet containing medium chain triglyceride. *Am J Clin Nutr* 1982;35:678-682.

19. St-Onge, M.P. and Jones, P.J. Physiological effects of medium-chain triglycerides: potential agents in the prevention of obesity. *J Nutr* 2002;132:329-332.

20. Seaton, T.B., et al. Thermic effect of medium-chain and long-chain triglycerides in man. *Am J Clin Nutr* 1986;44:630-634.

21. Papamandjaris, A.A., et al. Medium chain fatty acid metabolism and energy expenditure: obesity treatment implications. *Life Sci* 1998;62:1203-1215.

22. Han, J.R., et al. Effects of dietary medium-chain triglyceride on weight loss and insulin sensitivity in a group of moderately overweight free-living type 2 diabetic Chinese subjects. *Metabolism* 2007;56:985-991.

23. Kasai, M., et al. Effect of dietary medium - and long ± chain triacylglycerols (MLCT) on accumulation of body fat in healthy humans. *Asia Pacific J Clin Nutr* 2003;12(2):151-160.

24. St-Onge M.P., et al. Medium-chain triglycerides increase energy expenditure and decrease adiposity in overweight men. Obesity Research 2003;11:395-402.

25. Beermann, C., et al. Short term effects of dietary medium-chain fatty acids and n-3 long-chain polyunsaturated fatty acids on the fat metabolism of healthy volunteers. *Lipids Health Dis* 2003;2:10.

26. St-Onge M.P. and Jones, P.J.H. Greater rise in fat oxidation with medium-chain triglyceride consumption relative to long-chain triglyceride is associated with lower initial body weight and greater loss of subcutaneous adipose tissue. *International Journal of Obesity* 2003;27:1565-1571.

27. St-Onge M.P. and Bosarge, A. Weight-loss diet that includes consumption of medium-chain triacylglycerol oil leads to a greater rate of weight and fat mass loss than does olive oil. *Am J Clin Nutr* 2008;87:621-626.

28. Xue, C., et al. Consumption of medium- and long-chain triacylglycerols decreases body fat and blood triglyceride in Chinese hypertriglyceridemic subjects. *Eur J Clin Nutr* 2009;63:879-886.

29. Rollisco, C.C. and Carlos-Raboca, J. The effect of virgin coconut oil on weight and lipid profile among overweight, healthy individuals. *Phil J Inter Med* 2008;46:45-44.

30. Assuncao, M.L., et al. Effects of dietary coconut oil on the biochemical and anthropometric profiles of women presenting abdominal obesity. *Lipids* 20090;44:593-601.

31. Nagao, K. and Yanagita, T. Medium-chain fatty acids: functional lipids for the prevention and treatment of the metabolic syndrome. *Pharmacol Res* 2010;61:208-212.

32. Turner, N., et al. Enhancement of muscle mitochondrial oxidative capacity and alterations in insulin action are lipid species-dependent: Potent tissue-specific effects of medium chain fatty acids. *Diabetes* 2009;58:2547-2554.

33. St-Onge, M.P. and Jones P.J.H. Psysiological effects of medium-chain triglycerides: potential agents in the prevention of obesity. *J Nutr* 2002;132:329-332.

34. Alvarez, J.A. and Ashraf, A. Role of vitamin D in insulin secretion and insulin sensitivity for glucose homeostasis. *Int J Endocrinol* 2010;2010:351385.

35. Roos, P.A. Light and electromagnetic waves: the health implications. *Journal of the Bio-Electro-Magnetics Institute.* 1991;3(2):7-12.

36. Garland, F.C., et al. Occupational sunlight exposure and melanoma in the U.S. Navy. *Archives of Environmental Health.* 1990;45:261-267.

37. Editorial. Excessive sunlight exposure, skin melanoma, linked to vitamin D. *International Journal of Biosocial and Medical Research.* 1991;13(1):13-14.

38. Ahuja, K.D.K., et al. Effects of chili consumption on postprandial glucose, insulin, and energy metabolism. *Am J Clin Nutr* 2006;84:63-69.

39. Chaiyasit, K., et al. Pharmacokinetic and the effect of capsaicin in Capsicum frutesscens on decreasing plasma glucose level. *J Med Assoc Thai* 2009;92:108-113.

40. Yoshioka, M., et al. Effects of red pepper on appetite and energy intake. *Br J Nutr* 1999;82:115-123.

Chapter 14: Drink More, Weigh Less

1. Kleiner, S.M. Water: an essential but overlooked nutrient. *American Dietetic Association Journal* 1999;99(2):200-206.

2. Dauterman, K.W., et al. Plasma specific gravity for identifying hypovolemia. *J Diarrhoeal Dis. Res.* 1995;13:33-38.

3. Ershow, A.G., et al. Intake of tapwater and total water by pregnant and lactating women. *Am. J. Public Health* 1991;81:328-334.

4. Dauterman, K.W., et al. Plasma specific gravity for identifying hypovolaemia. *J Diarrhoeal Dis. Res.* 1995;13:33-38.

5. Torranin, C., et al. The effects of acute thermal dehydration and rapid rehydration on isometric and isotonic endurance. *J. Sports Med. Phys. Fitness* 1979;19:1-9.

6. Armstrong, L.E., et al. Influence of diuretic-induced dehydration on competitive running performance. *Med. Sci. Sports Exerc.* 1985;17:456-461.

7. Sawka, M.N. and Pandolf, K.R. Effects of body water loss on physiological function and exercise performance. In: Gisolfi C.V. and Lamb, D.R. eds. *Fluid Homeostasis During Exercise*. Benchmark Press: Carmel, Ind, 1990.

8. Sansevero, A.C. Dehydration in the elderly: strategies for prevention and management. *Nurse Pract.* 1997;22(4):41-42, 51-57, 63-66 passim.

9. Sagawa, S., et al. Effect of dehydration on thirst and drinking during immersion in men. *J. Appl. Physiol.* 1992;72:128-134.

10. Gopinathan, P.M., et al. Role of dehydration in heat stress-induced variations in mental performance. *Arch Environ Health* 1988;43:15-17.

11. Torranin, C., et al. The effects of acute thermal dehydration and rapid rehydration on isometric and isotonic endurance. *J Sports Med Phys Fitness* 1979;19:1-9.

12. Armstrong, L.E., et al. Influence of diuretic-induced dehydration on competitive running performance. *Med Sci Sports Exerc* 1985;17:456-461.

13. Sagawa, S., et al. Effect of dehydration on thirst and drinking during immersion in men. *J Appl Physiol* 1992;72:128-134.

14. Curhan, G.C. and Curhan, S.G. Dietary factors and kidney stone formation. *Comp Ther* 1994;20:485-489.

15. Goldfarb, S. The role of diet in the pathogenesis and therapy of nephrolithiasis. *Endocrinol Metab Clin North Am* 1990;19:805-820.

16. Stamford, B. Muscle cramps: untying the knots. *Phys Sportsmed* 1993;21:115-116.

17. Boschmann, M., et al. Water-induced thermogenesis. *JCEM* 2003;88:6015.

18. Miller, W.D. Extrathyroidal benefits of iodine. *J Am Physicians Surgeons* 2006;11:106-110.

19. Stolarz-Skrzypek, K., et al. Fatal and nonfatal outcomes, incidence of hypertension, and blood pressure changes in relation to urinary sodium excretion. *JAMA* 2011;4:1777-1785.

20. Garg, R., et al. Low-salt diet increases insulin resistance in healthy subjects. *Metabolism Clinical and Experimental* 2011;60:965-968.

21. O'Donnell, M.J., et al. Urinary sodium and potassium excretion and risk of cardiovascular events. *JAMA* 2011;306:2229-2238.

22. Stolarz-Skrzypek, K., et al. Fatal and nonfatal outcomes, incidence of hypertension, and blood pressure changes in relation to urinary sodium excretion *JAMA* 2011;305:1777-1785.

23. Elliott, P. Commentary: role of salt intake in the development of high blood pressure. *International Journal of Epidemiology* 2005;34:975-978.

24. Rauws, AG. Pharmacokinetics of bromine ion—an overview. *Food Chem Toxicol* 1983;21:379-382.

25. Sensenbach, W.J. Bromide intoxication. *AMA Journal* 1944;125:769-772.

Chapter 15: Low-Carb, High-Fat Eating Plan

1. Gordon, N. and Newton, R.W. Glucose transporter type 1 (GLUT) deficiency. *Grain Dev* 2003;25:477-480.

2. Brighenti, F., et al. Effect of neutralized and native vinegar on blood glucose and acetate responses to a mixed meal in healthy subjects. *Eur J Clin Nutr* 1995;49:242-247.

3. Johnston, C.S., et al. Vinegar improves insulin sensitivity to a high-carbohydrate meal in subjects with insulin resistance or type 2. diabetes. *Diabetes Care* 2004;27:281-282.

4. Hollis, J.F., et al. Weight loss during the intensive intervention phase of the weight-loss maintenance trial. *Am J Prev Med* 2008;35:118-126.

5. Naylor, G.J., et al. A double blind placebo controlled trial of ascorbic acid in obesity. *Nutr Health* 1985;4:25-28.

國家圖書館出版品預行編目資料

椰子生酮飲食代謝法：促進新陳代謝、提高甲狀腺功能、減掉多
餘脂肪 / 布魯斯・菲佛 (Bruce Fife) 著；郭珍琪譯 .
　-- 初版 . -- 臺中市：晨星，2016.01
　　面；　公分 . --（健康與飲食；97）
　譯自：The coconut ketogenic diet

　　　ISBN 978-986-443-077-2（平裝）

　　1. 椰子油　2. 健康飲食

411.3　　　　　　　　　　　　　　　104021788

可掃描 QRC
至線上填回函！

健康與飲食 97

椰子生酮飲食代謝法：
促進新陳代謝、提高甲狀腺功能、減掉多餘脂肪

作者	布魯斯・菲佛 (Bruce Fife)
譯者	郭珍琪
編審	謝嚴谷
主編	莊雅琦
編輯	張德芳
校對	張德芳、游薇蓉
美術排版	曾麗香
封面設計	柳佳璋

創辦人	陳銘民
發行所	晨星出版有限公司
	407 台中市西屯區工業 30 路 1 號 1 樓
	TEL：04-23595820　FAX：04-23550581
	行政院新聞局版台業字第 2500 號
法律顧問	陳 思 成 律師
初版	西元 2016 年 1 月 15 日
再版	西元 2021 年 3 月 25 日（八刷）

總經銷	知己圖書股份有限公司
	（台北公司）106 台北市大安區辛亥路一段 30 號 9 樓
	TEL：02-23672044 / 23672047　FAX：02-23635741
	（台中公司）407 台中市西屯區工業 30 路 1 號 1 樓
	TEL：04-23595819　FAX：04-23595493
	E-mail：service@morningstar.com.tw
	網路書店 http://www.morningstar.com.tw

讀者專線	04-23595819 # 230
郵政劃撥	15060393（知己圖書股份有限公司）
印刷	上好印刷股份有限公司

定價 399 元
ISBN 978-986-443-077-2

THE COCONUT KETOGENIC DIET: SUPERCHARGE YOUR METABOLISM,
REVITALIZE THYROID FUNCTION, AND LOSE EXCESS WEIGHT by BRUCE
FIFE Copyright: © 2014, BRUCE FIFE
This edition arranged with Piccadilly Books, Ltd.
through Big Apple Agency, Inc., Labuan, Malaysia.
Traditional Chinese edition copyright:
2016　MORNING STAR PUBLISHING INC.
All rights reserved.

◆ 讀 者 回 函 卡 ◆

以下資料或許太過繁瑣，但卻是我們瞭解您的唯一途徑
誠摯期待能與您在下一本書中相逢，讓我們一起從閱讀中尋找樂趣吧！

姓名：_____　　性別：□男　□女　　生日：　　／　　／

教育程度：□ 小學 □ 國中 □ 高中職 □ 專科 □ 大學 □ 碩士 □ 博士

職業：□ 學生 □ 軍公教 □ 上班族 □ 家管 □ 從商 □ 其他 _____

月收入：□ 3萬以下 □ 4萬左右 □ 5萬左右 □ 6萬以上

E-mail：_____　　聯絡電話：_____

聯絡地址：□□□_____

購買書名： 椰子生酮飲食代謝法：促進新陳代謝、提高甲狀腺功能、減掉多餘脂肪

・請問您是從何處得知此書？

□書店 □報章雜誌 □電台 □晨星網路書店 □晨星健康養生網 □其他_____

・促使您購買此書的原因？

□封面設計 □欣賞主題 □價格合理 □親友推薦 □內容有趣 □其他_____

・看完此書後，您的感想是？

_____

・您有興趣了解的問題？ (可複選)

□ 中醫傳統療法 □ 中醫脈絡調養 □ 養生飲食 □ 養生運動 □ 高血壓 □ 心臟病

□ 高血脂 □ 腸道與大腸癌 □ 胃與胃癌 □ 糖尿病 □內分泌 □ 婦科 □ 懷孕生產

□ 乳癌／子宮癌 □ 肝膽 □ 腎臟 □ 泌尿系統 □攝護腺癌 □ 口腔 □ 眼耳鼻喉

□ 皮膚保健 □ 美容保養 □ 睡眠問題 □ 肺部疾病 □ 氣喘／咳嗽 □ 肺癌

□ 小兒科 □ 腦部疾病 □ 精神疾病 □ 外科 □ 免疫 □ 神經科 □ 生活知識

□ 其他_____

□ 同意成為晨星健康養生網會員

以上問題想必耗去您不少心力，為免這份心血白費，請將此回函郵寄回本社或傳真
至（04）2359-7123，您的意見是我們改進的動力！

晨星出版有限公司 編輯群，感謝您！

享健康 免費加入會員・即享會員專屬服務：
【駐站醫師服務】免費線上諮詢Q&A！
【會員專屬好康】超值商品滿足您的需求！
【每周好書推薦】獨享「特價」＋「贈書」雙重優惠！
【VIP個別服務】定期寄送最新醫學資訊！
【好康獎不完】每日上網獎紅利、生日禮、免費參加各項活動！

郵票

請黏貼 8 元郵票

407
台中市工業區30路1號

晨星出版有限公司

請沿虛線摺下裝訂，謝謝！

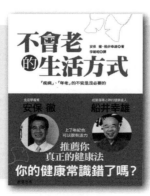
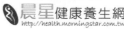
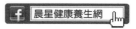